周富明

ZHOUFUMING YIXUEJINGYAN JIYAO

医学经验辑要

审 定　周富明

编 著　费德升　张忠贤　李玉卿

中国中医药出版社

·北 京·

图书在版编目（CIP）数据

周富明医学经验辑要 / 费德升，张忠贤，李玉卿编著 . —北京：中国中医药出版社，2017.11

ISBN 978-7-5132-4546-3

Ⅰ.①周…　Ⅱ.①费…②张…③李…　Ⅲ.①中医临床—经验—中国—现代　Ⅳ.① R249.7

中国版本图书馆 CIP 数据核字（2017）第 254602 号

中国中医药出版社出版

北京市朝阳区北三环东路 28 号易亨大厦 16 层
邮政编码　100013
传真　010-64405750
廊坊市三友印务装订有限公司印刷
各地新华书店经销

开本 710×1000　1/16　彩插 0.5　印张 18.25　字数 323 千字
2017 年 11 月第 1 版　2017 年 11 月第 1 次印刷
书号　ISBN 978-7-5132-4546-3

定价　75.00 元
网址　www.cptcm.com

社 长 热 线　010-64405720
购 书 热 线　010-89535836
维 权 打 假　010-64405753

微信服务号　zgzyycbs
微商城网址　https://kdt.im/LIdUGr
官方微博　http://e.weibo.com/cptcm
天猫旗舰店网址　https://zgzyycbs.tmall.com

如有印装质量问题请与本社出版部联系（010-64405510）

周富明，浙江省平湖市中医院主任医师，兼职教授。专业技术岗位二级（二级教授）。1954年农历十一月初十出生于浙江省海盐县官堂乡（今秦山街道）许油车村委东南方的南周漾村。

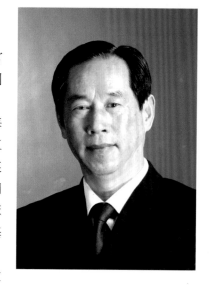

1977年8月毕业于浙江中医学院。曾在海盐县人民医院工作七年。长期从事内科临床工作，擅长内科疑难杂病的诊治，尤精于肾脏疾病的中医、中西医结合诊疗。主持开创的平湖市中医院肾内科先后被确定为嘉兴市首批临床医学重点学科、浙江省中医重点专科、全国基层医疗机构特色专科建设单位。

2012年被人事部、国务院学位委员会、教育部、卫生部、国家中医药管理局确定为第五批全国老中医专家学术经验继承工作指导老师。

2014年被国家中医药管理局确定为全国名老中医专家传承工作室项目专家。

历任平湖市中医院业务院长、学术委员会主任，中华中医药学会肾脏病分会委员，浙江省中医药学会理事，浙江省中医风湿病分会第一届副主委，浙江省中医肾病分会委员，嘉兴市中医药学会理事，嘉兴市中医、中西医结合学会肾病分会名誉主任，平湖市中医药学会秘书长，《嘉兴中医药杂志》副主编，《平湖中医》主编。

曾任嘉兴市五届、六届人大代表，平湖市政协九届委员，平湖市政协十、十一、十二届常委，平湖市科协六届、七届、八届常委。

先后被聘任为浙江中医药大学、安徽中医学院、江西中医学院、江西中医药大学科技学院兼职教授。

先后被评为浙江省中医临床骨干，浙江省中医药先进工作者，嘉兴市名中医，嘉兴市第一至第四批、平湖市第一至第三批专业技术带头人，嘉兴市第五批、平湖市第四和第六批有突出贡献的优秀专业人才，平湖市首届十佳科技工作者。

主持完成省、市级科研课题9项，分别获奖。发表学术论文100余篇。主编出版《王孟英医案校注》《平湖中医菁华》《肾病诊治发微》《溺毒证治概要》专著4部，参编《古今中医肾病辨治精要》1部。主编《平湖县卫生志》，参编《平湖县志》。

先后被收入《知名中青年中医药师名录》《中国当代中医名人志》《平湖市近现代名人》。

序

  我与周富明主任医师相识于十余年前在浙江嘉兴举办的一次中医学术会议上，君子之交，一见如故。

  周先生早年毕业于浙江中医学院，任职于平湖市中医院，长期坚持临床，精研医著，学术造诣精深，被人力资源和社会保障部、国家中医药管理局确定为第五批全国老中医药专家学术经验继承工作指导老师。

  《周富明医学经验辑要》着重介绍了周先生治疗慢性肾小球肾炎、肾病综合征、慢性肾衰等疾病的诊治经验。其长期致力于肾脏病的临床研究，见解独特，确有建树。如认为溺毒（慢性肾衰）的基本病机是脾肾衰败，二便失司，湿浊毒邪不得由尿液排出，滞留于体内而成，并拟定了治疗溺毒十法。对肾性贫血则提出用自拟加味保元煎治之。加味保元煎由《景岳全书》保元汤加枸杞子、当归、薏仁、大黄组成。方中参、芪、草益气温阳以固元，杞、归补肾益精以生血，再佐以薏仁、大黄利水泄毒，全方标本兼顾，配伍精当。

  周先生虚心学习前人经验。其对江浙名家叶天士、王孟英的学术思想精研有素，为了熟悉叶天士的脾虚证治，将《临证指南医案》《未刻本叶氏医案》中的脾虚证医案247则进行归类研究，从理法方药上提炼出叶氏脾虚病证治精华。对王孟英的生平、医著、学术思想、诊治特色做了深入的研究，对王氏联句"读书明理，好学虚心""近人情是谓真学问，知书味即是活人仙"推崇备至，并身体力行。周先生尊敬师长，继承并总结出老师蒋文照、李学铭、周亨德等教授的临床经验，使之薪火相传、发扬光大。

  总之，《周富明医学经验辑要》中医特色鲜明，全面体现了周先生的临证经验和学术思想，必将对中医学术传承起到有力的推动作用，故乐而为之序。

连建伟 于杭州无我斋

2017 年 9 月 5 日

  （连建伟教授，主任医师，博士生导师，浙江省名中医，中华中医药学会方剂学分会名誉主任委员，全国政协第十、十一届委员，浙江中医药大学原副校长）

前　言

　　周富明主任医师，是第五批全国老中医药专家学术经验继承工作指导老师，全国名老中医学术经验传承工作室项目专家，从事内科临床40年，熟悉基础医学理论，擅长疑难杂证辨治，融会中西医，精于肾脏疾病的中医、中西医结合临床诊疗和学术研究。有着高超的学术造诣和丰富的临床经验，其归纳的"强调整体，衷中参西，增效减毒，固元泄浊"独特的肾脏病诊疗理念，为业内所推崇。周师崇尚经典，治学严谨；博采众长，思路宽泛；医德高尚，谦逊耿直，皆为后学所楷模。本着传承周老临床经验，弘扬周老学术思想，我们作为周老师的学术继承人，结合"周富明全国名老中医专家传承工作室"任务要求，通过随师侍诊抄方、临床查房，并收集老师历年发表的学术论文、临证治验，编辑成册，定名为《周富明医学经验辑要》。

　　为较全面系统地反映周师学术思想和临床经验，一方面，我们将日常所亲历随师临证，三级查房，以及指导我们开展课题研究等经验加以梳理归纳、研究整理成文；另一方面，我们收集了周老几十年来所发表的学术论著、临证心得，包括西医学的临床体会等百余篇学术论文、既往出版的专著，及其临床笔记等；同时，周师从医40年，积累有大量的门诊原始留底处方，这些都是临证实录，资料非常珍贵，但考虑到数量之多，而书的容量又有限，所以我们随机选择不同时间段的处方底方，计约21000余张处方，从中筛选出疗程较为齐全、理法方药较为完整的病案近200例，再经精研细揣，遴选医案100例，予以整理并加按语。根据上述资料，再进行分门别类，条分缕析，拟订纲目，最终由周富明老师亲自审定，全书总计收文85篇，医案80则。

　　全书分上、下两篇及附录，上篇临证经验录，根据周师临床经验，又分为肾脏病专论、内科临证经验、妇儿科临证经验及验案选载。在肾脏病论治中，除慢性肾小球肾炎、肾病综合征、溺毒（慢性肾衰）的证治经验三篇是我们根据老师临床临证经验，给予系统总结外，其余均为老师对肾脏疾病证治的经验论述；内科临证经验、妇儿科临证经验，是周师以往在中医科门诊期间的心得和学术见解；验案选载，是我们随机选择老师不同时间段的临证实录，计 52 种病证 80 则医案，并加按语。下篇为医学传薪录，分为医理求真、医家发挥、医著探赜、师承传薪。其中医理求真，旨在探求医学真谛，包含周师颇有见地的学术探讨，收录老师系列论文 8 篇；医家发挥是老师对历代医家学术思想、临证治法等的研究并加以阐发的论文，选入 8 篇；医著探赜则选录老师研读古代医著并加以评析的论文，收载 8 篇；师承传薪又分为两个子目，一为师稿存真，是周老师总结其老师的学术经验，选收 8 篇；二为侍诊心悟，是我们作为老师的学生，在跟随老师临证抄方、查房等过程中，心有所悟，并加以整理总结而成的文章，选录 9 篇。附录为实践探索，是老师主持开展的医学研究的课题论文，选载 8 篇。

本书内容丰富，突出中医，融汇中西，注重临床，反映学术，基本体现了周富明老师的临证特色和学术思想。

限于篇幅，凡原稿中的摘要、关键词、参考文献等均予删除；由于文献年代跨度较大，行文措词不一，特在每篇文末加注著述年份；为尊重原作者，在每篇文末加注原著者姓名，多位作者的限前三位（验案选载部分除外）。

由于编者水平有限，加之资料年代跨度较大，编著时间仓促，错漏在所难免，敬请读者不吝指正。

本书在编写和出版过程中，著名中医学家、中华中医药学会方剂学分会名誉主任委员、浙江中医药大学原副校长连建伟教授欣然为之作序；中国中医药出版社王秋华主任对书稿的整体设计提出了意见建议，并为书籍的出版给予大力支持；平湖市中医院的领导为本书的出版给予重视与支持；"周富明全国名老中医专家传承工作室"团队的其他成员丁伟伟、蓝小琴、陈美雪、陈迪、沈佳红、沈晓昀等积极参与稿件的组织与资料的整理，在此一并致以衷心的感谢！

编者

2017 年 9 月

目　录

上篇　临证经验录

下篇　医学传薪录

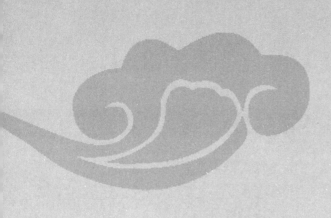

上篇　临证经验录

一、肾脏病专论

慢性肾小球肾炎临证经验

慢性肾小球肾炎简称慢性肾炎，是由多种原因引起的、多种病理类型组成的、原发于肾小球的一组疾病，以蛋白尿、血尿、水肿、高血压为基本临床表现，病情迁延，病程长，呈缓慢进展过程，可有不同程度的肾功能减退，最终将发展为慢性肾衰竭。据国内相关资料研究指出，在引起终末期肾功能衰竭的各种病因中，慢性肾炎居于首位，占64.1%。现代医学对于慢性肾炎的治疗除常规治疗外尚缺乏满意疗法，一旦进入终末期肾功能衰竭则须行肾脏替代治疗，但替代治疗仍是一种死亡率高、花费高的治疗方式。而中医临床方药丰富，治法多样，其特色和优势是中医理论指导下的辨病、辨证论治及个体化治疗，显示了很多的优势，其发掘潜力很大。

虽然中医学中无"慢性肾炎"的病名，但从其临床的特点来看该病属于"水肿""尿血""虚劳"等范畴。我院周富明主任医师从事中医、中西医结合内科临床近40年，近25年致力于肾脏病的中医、中西结合临床研究，对各类肾脏疾病的证治有其丰富的临床经验和独特的诊疗思路。我们根据本病的特点，以中医理论为指导，结合周富明主任的临床经验，进行了比较全面系统地归纳，有助于丰富诊疗思路，规范诊疗流程，在治疗中扬长避短，发挥中医治疗慢性肾炎的优势。

1. 对病因病机的认识 周师认为慢性肾炎发生的主要因素可归纳为内因和外因两个方面。内因：先天禀赋、劳倦内伤、七情过极、饮食不节；外因：风、湿、热以及其病理产物水湿和瘀血。患者禀赋不足，或年老体弱，或久病正虚，或久病致脏腑功能受损，正气亏虚，为外感六淫之邪所犯而发病。湿浊瘀血是人体受某种致病因素作用后，在疾病过程中所形成的病理产物，又能反过来直接或间接地作用于人体的某一脏腑组织，引发病症，因此它又是致病因素。

从发病特点可以看出，虚、瘀、湿贯穿本病的整个发病过程，虚是发病根源，瘀、湿是病理产物，其病程是虚实夹杂、虚瘀湿相兼为患的过程，致使病情迁延难愈。

（1）脏腑虚损是本病的发病基础：周师认为，脏腑功能虚损是肾脏病发病的基础。中医认为肾主水，脾主运化，在水液和精微运化、输布方面起到非常重要的作用。肾虚，则蒸化、开合不利；脾虚不能运化，水液泛滥，发为水肿。周老认为本病的发生除脾肾外，还涉及心、肝、肺、三焦等脏器。如肝主疏泄、调畅气机，肺主宣降，三焦主升降诸气和通行水液，共同维持气机升降出入有序。水不自行，赖气以动。若肝主疏泄失常，气机郁结紊乱，津液输布失常，不循常道，停于内则为饮为痰，泛于外则为肿。

（2）外邪为主要的诱发因素：周师常说，慢性肾炎患者脏腑亏虚，正气不足，不能抵抗外邪，外感之邪乘虚而入，伤及脏腑，使病情在基本稳定的情况下加重或迁延反复，经谓"邪之所凑，其气必虚"即是此意。如外感风邪，侵袭肺卫，肺气失于宣畅，不能通调水道，或风水相搏，发为水肿。或外感水湿，湿邪内侵，困遏脾阳，脾失升清，水无所制，发为水肿。周富明主任医师认为慢性肾炎在病邪方面，与肾风、湿热、瘀血有关。脾、肾等脏腑功能失调，从而影响水液代谢，导致水湿内停，内渍脏腑，外溢肌肤发为水肿；或湿热蕴结下焦，膀胱气化不利，湿热扰动，肾关不固，大量蛋白从小便排出；湿热灼伤血络，而致血尿等。

（3）水湿、浊毒是疾病缠绵难愈要因：周师认为，慢性肾病缠绵难愈与水湿、瘀浊有关。临床所见，慢性肾病以水肿、疲乏、腹胀、便溏，病情时轻时重，缠绵反复为特征，我们分析其发病发展的各个环节，水湿在其中起着不可忽视的作用。肾主水的生理功能异常及肾失制水是导致的体内水邪潴留为患的主要病机特点。湿为阴邪，其性重浊趋下，肾为阴中之少阴，位居下焦，亦是湿邪易犯之处。《素问·至真要大论篇》"湿气大来，土之胜也，寒水受邪，肾病生焉"，说明湿邪也是肾病的重要病因。素体脏腑虚损，正气不足，外感水湿，或因肺失通调，脾失健运，肾失开合导致湿从内生。脾肾亏虚，湿邪不化，阻滞日久，容易热化，而酿为湿热或浊毒。或失治误治，发汗、下利太过，耗伤阴液，滋生内热；或过服温补，阳复太过；或用激素等药物，每易生热；热与水湿相合而成湿热。徐灵胎云："有湿必有热，虽未必尽然，但湿邪每易化热"。水湿、湿热、浊毒在本病的发生发展过程中，相互影响，彼此促进，加重病情。

水湿作为外感邪气时只是一种诱发因素或加重病情的因素，而水湿作为病理产物，则是脏腑功能失调、津液代谢障碍所致，是慢性肾炎的根本原因，脏腑功能失调以脾、肾两脏为主。水湿与热邪互结，是反复慢性感染和产生炎症主要因素，使人体免疫力低下，继之出现肾气不足、膀胱气化功能失常、水湿内停等；湿热内阻，蕴久化热，灼伤血络，使血不循常道则尿血；湿热蕴肾，浊毒内生，肾虚精关不固而外泄形成蛋白尿，潜血。

（4）血瘀是加重病情的重要因素：周师常谓，久病无不入络成瘀，这在肾脏病中表现得尤为突出。本病日久，迁延不愈，"久病入络"则出现瘀血阻滞。或水湿日久，化热生浊，阻滞气机，气血运行不畅；或气虚体弱，血液运行乏力；或专事收涩止血；或过用温燥；津血损伤，均可致瘀。现代医学表明，慢性肾炎一般存在高凝状态及静脉血栓的危险，这些病理状态与中医"瘀"的概念是相符的。由于本病病程较长，病情迁延易致阴阳两虚损及五脏，导致气血失调，病旷日持久，久病必瘀。其基本病理特征如下：其一，久病入络，气机不利，血流不畅成为瘀血；其二，气虚不能行血而血滞，血滞久而成瘀，瘀血不去，新血不生；其三，血虚则气无所附而耗散，形成阴阳气血俱虚、瘀血内生、虚实夹杂之证。《血证论·阴阳水火气血论》云："瘀血化水，亦发水肿，是血病而兼水也。"对水肿的治疗常合活血化瘀法，乃取"血行水亦行"之意。水肿迁延日久，脏腑功能失常，气机失于流畅，血行迟缓，形成瘀滞，即久病入络、久病必瘀，导致气虚血瘀。气虚迫血妄行而出现尿血，而血瘀又是加重血尿的因素。故气虚血瘀是慢性肾炎病理变化的重要环节。慢性肾炎发展过程中存在瘀血内停、瘀浊阻滞之病机，而瘀血又是致病因素。即所谓"血不利则为水"，瘀血内停、瘀浊阻滞与热邪互结，影响精微物质的输布使其外泄发为蛋白尿。而瘀血内停、瘀浊阻滞与热邪互结进一步发展，又是肾功能持续减退的重要因素。

本病程迁延日久，病机错综复杂，呈现表里夹杂、寒热错综、虚实并见的病机特点，但脏腑虚损是其病机关键之所在；邪为主要的诱发因素，水湿、浊毒、血瘀是疾病缠绵难愈、是加重病情的重要因素。

2. 临床表现

（1）症状

水肿：在慢性肾炎的整个疾病过程中，多数患者有不同程度的水肿，轻者仅见于面部、眼睑、踝部等组织疏松部位，晨起比较明显，傍晚减轻，逐渐发展至下肢；重者全身水肿，并可有腹（胸）水、鼓胀等。

高血压：部分患者以高血压为首发症状，高血压的程度差异较大，轻者140~160/95~100mmHg，重者达到或超过200/110mmHg。持续高血压容易导致心功能受损，加速肾功能恶化，其程度与预后关系密切。

尿异常改变：是慢性肾炎的基本标志。尿量：水肿期间尿量减少，无水肿者，尿量接近正常，至尿毒症期即可出现少尿（<400mL/d）或无尿（<100mL/d）。比重：常有夜尿及低比重尿，尿比重（禁水1~2h）不超过1.020。蛋白尿：有不同程度的尿蛋白，一般在1~3g/24h，也可呈大量蛋白尿（>3.5g/d）；蛋白尿多呈非选择性；尿沉渣可见颗粒管型和透明管型。

血尿：不同程度的血尿，在急性发作期可出现镜下血尿甚至肉眼血尿。贫血：早期患者无贫血，到疾病中后期，部分患者出现贫血，表明肾单位损坏及肾功能损害已很严重，发展到终末期出现重度贫血。患者可有头晕，乏力，心悸，面色苍白，唇甲色淡等症。

肾功能异常：主要表现为肾小球滤过率（GFR）下降，肌酐清除率（Ccr）降低。轻中度肾功能受损患者可无任何临床症状，当Ccr低于15mL/min，临床上可见少尿或者无尿，恶心呕吐，纳呆，乏力，嗜睡，皮肤瘙痒等症。

（2）体征：患者具有贫血貌，唇甲苍白，眼睑及颜面甚至双下肢浮肿，严重者可有胸水、腹水。

（3）理化检查

①实验室检查

尿液检查：尿常规检查有尿蛋白，镜下血尿及（或）管型尿；尿比重降低，圆盘电泳为中分子型蛋白尿为主，红细胞形态为变（畸）形红细胞。

血常规检查：常见轻度贫血，肾功能衰竭时出现较严重贫血。

肾功能测定：肾功能不同程度受损，血尿素氮、血肌酐升高，内生肌酐清除率下降，浓缩稀释功能异常。

②影像学检查B超：早期肾脏大小正常，发展到后期，双肾可见不同程度缩小，双肾实质病变。

③肾活检病理检查：诊断不明确时，可行肾活检确诊。

（4）诊断要点

①起病缓慢，病情迁延，时轻时重，肾功能逐步减退，后期出现贫血、电解质紊乱，血尿素氮、血肌酐升高等。

②有不同程度的水肿、蛋白尿、血尿、管型尿、贫血及高血压等表现。

③病程中可因呼吸道感染等原因诱发急性发作，出现类似急性肾炎的表现。

（5）分级病情的轻重判断：主要从患者尿蛋白、肾功能、水肿、高血压、血瘀证等方面判断。

轻度：尿蛋白持续（＋）~（＋＋），或 24h 尿蛋白定量持续在 1g 以下，肾功能正常。浮肿不明显或无，血压正常。

中度：尿蛋白检查持续（＋＋）~（＋＋＋），或 24h 尿蛋白定量持续在 1~2g 之间，肾功能正常。浮肿可轻可重，可有高血压。

重度：尿蛋白检查持续（＋＋＋）~（＋＋＋＋），或 24h 尿蛋白定量在 2.1~3.5g 之间，血清白蛋白低于 30g/L。肾功能异常（血肌酐 ≥ 133~442μmol/L）。明显浮肿及高血压。有明显血瘀证表现：①面色黧黑或晦暗；②腰痛固定或呈刺痛，肌肤甲错或肢体麻木；③舌色紫暗或瘀点、瘀斑；④脉象细涩；⑤尿纤维蛋白降解产物（FDP）含量增高；⑥血液流变学检测全血黏度、血浆黏度升高。

3. 辨证论治

周富明主任临证重视整体，强调辨证论治，认为辨证与辨病相结合是肾病诊治理想模式。因此周师临证辨治慢性肾炎时，立足本虚，重视脏腑，同时分清脏腑气血阴阳的亏损。其次，在正虚的基础上辨明是否有兼夹证，如外感、水湿、湿热、瘀血等。在辨证治疗时将正虚与邪实相结合，分清正虚邪实之轻重，辨别标本之缓急，也可在辨证的基础上灵活随证加减变化。根据患者在不同阶段表现，常分为 5 型，再根据兼证灵活加减。

（1）脾肾气虚证：腰脊酸痛，疲倦乏力，浮肿，纳少或脘腹胀满，大便溏薄，尿频或夜尿多，舌质淡红、有齿痕，舌苔薄白，脉细。

治法：补脾益肾。

方药：玉屏风散合六味地黄丸加减：生黄芪 30g，炒党参 15g，白术 10g，防风 10g，生地黄 10g，山茱萸 10g，山药 10g，茯苓 15g，丹皮 10g，丹参 15g，杜仲 15g，当归 15g，泽泻 9g。

加减：纳差，加谷芽 15g，麦芽 15g；咽痛，加桔梗、麦冬各 15g。

（2）脾肾阳虚证：全身浮肿，面色苍白，畏寒肢冷，腰脊冷痛或酸痛，纳少或便溏或泄泻或五更泄泻，腰酸腿软，食少纳呆，神倦怠，足跟作痛，大便溏薄，舌质淡胖，边有齿痕，脉沉偏细或沉迟无力。

治法：温补脾肾，行气利水。

方药：济生肾气丸加减：生地黄 10g，山药 10g，山茱萸 10g，泽泻 10g，茯苓 15g，怀牛膝 10g，车前子 30g，黄芪 30g，益母草 30g，淫羊藿 10g，巴戟天 10g。

加减：夹有瘀血，加益母草 18g，丹参 15g；浮肿少尿，加车前子（包煎）18g，大腹皮 15g。

（3）肺肾气虚证：颜面浮肿或肢体肿胀，疲倦乏力，少气懒言，易感冒，腰脊酸痛，面色萎黄，舌淡、苍白润，有齿痕，脉细弱。治法：补益肺肾。

方药：防己黄芪汤加减（或四君子合六味地黄汤）：防己 15g，黄芪 30g，白术 10g，枇杷叶 9g，桑白皮 15g，金樱子 20g，菟丝子 15g，玉米须 15g。

加减：畏冷，加桂枝 3g；面、唇、爪甲、舌质等暗红，舌下脉络迂曲，加桃仁 10g，红花 9g，川芎 10g。

（4）肝肾阴虚证：目睛干涩或视物模糊，头晕耳鸣，五心烦热，或手足心热，口干咽燥，腰脊酸痛，遗精，滑精，或月经失调，舌红少苔，脉弦细或细数。

治法：滋补肝肾，滋阴清热。

方药：一贯煎合六味地黄丸加减。处方：沙参 10g，麦冬 30g，川楝子 10g，生地黄 10g，当归 10g，枸杞子 10g，山药 10g，山茱萸 10g，茯苓 20g，泽泻 10g。加减：头痛头晕剧烈，加川芎 9g，葛根 15g，防己 9g；失眠，加酸枣仁 10g；耳鸣，加磁石 20g，桑寄生 10g。

（5）气阴两虚证：面色无华，少气乏力，或易感冒，午后低热，手足心热，腰痛或浮肿，口干咽燥或咽部暗红，咽痛，舌质红或偏红，少苔，脉细或弱。

治法：益气养阴，调补肾气。

方药：参芪地黄汤加减：黄芪 50g，党参 15g，生地黄 15g，山药 15g，茯苓 15g，牡丹皮 9g，泽泻 15g，山茱萸 9g，北沙参 15g，麦冬 9g，五味子 9g。黄芪入肺补气、入表实卫，用量宜大。

加减：兼湿浊，纳呆，恶心或呕吐，身重困倦，或精神萎靡，加半夏 9g，竹茹 9g，砂仁 6g。

4. 辨症论治

（1）蛋白尿

病因病机：周师认为，蛋白尿是慢性肾炎的主要临床表现之一，蛋白质作为构成人体和维持生命活力的基因物质，与中医理论中的"精微"物质相似，中医学中没有对蛋白尿的专门论述，但据慢性肾炎的临床表现及病理机制，周老认为蛋白尿的根本病机为脾肾亏虚，精微不摄。肾为先天之本，主藏精而调和全身阴阳，脾为后天之本，主运化而统摄一身气血，两者相辅相成，共同完成水谷精微物质的运化与封藏。脾虚不能升清，精气下流，精微下注，肾虚失于封藏，精气不固，下泄尿中而成蛋白尿。

与此同时，周老强调风（寒）、湿（浊）、瘀往往是蛋白尿发生和加重的诱发因素。脾肾亏虚，正气不足，外邪容易入侵。太阳主表，内合膀胱，与肾相表里。风邪袭表，太阳气化不利，影响于肾；或风邪循经入里，直接伤肾，肾脏气化失司，水湿泛溢，外发浮肿，内则精微不能固藏，以致产生蛋白尿。《伤寒杂病论》所谓"风为百病之长……中于项，则下太阳，甚则入肾"是也。如前所述，人体内水液的运行，依靠脾、肾二脏功能为主，也可以涉及他脏，由于各种致病因素侵袭人体，引起脾、肾功能失职，则体内水液运行发生障碍，水湿内停，阻塞气机，阳气不宣。久之则阳虚寒盛，寒湿凝滞，影响气血运行，从而导致气血瘀滞。湿瘀互为因果，终致湿瘀互结，壅滞三焦，气机升降失常，清气不升，精微下泄而为蛋白尿。

治法：健脾补肾，收敛固摄。

方药：周老自拟固精化浊汤。由生黄芪30g，炒白术10g，茯苓20g，薏苡仁30g，芡实15g，炒山药10g，菟丝子10g，川芎10g，丹参15g，鹿衔草30g等组成。方中黄芪、白术、山药、芡实健脾益气固本，具有扶助正气、固扶本元作用；而黄芪、白术合用能补益肺脾之气，脾气健运，清阳得升，肺气充足，精微得布。现代研究认为，黄芪有扩张血管、降压利尿作用，能降低蛋白尿和减轻脂肪组织过氧化对肾脏的损害；白术具有增强免疫功能、抗凝作用，并有提高机体对自由基的清除能力；山药健脾益气，助黄芪鼓舞正气；芡实益肾固精，与茯苓、薏苡仁健脾渗湿相伍，使肾气开合有度，分消清浊，以达到固本祛邪的目的；菟丝子入肾脾经，补肾益精；鹿衔草甘温入肾、益肾补虚，兼具活血化瘀作用；丹参一味，功同四物，既能活血，又能养血，与川芎配合，加强活血祛瘀作用，也符合蛋白尿、慢性肾炎患者有高凝状态的特点。现代药理研究，丹参能降低血液黏稠度，改善微循环，抗凝血，并有改善肾功能，保护缺血性肾损害的作用，且能阻止肾功能恶化。综观全方，具有益气固本、健脾补肾、行瘀化浊之功。如伴见水肿明显者加车前草、马鞭草以利水消肿；伴咽喉肿痛或扁桃体肿大者可加贯众、蝉蜕以清热解毒、祛风利咽；伴血尿者加仙鹤草、小青草益气凉血；若舌有瘀斑、脉涩者，加地龙、生水蛭等以通络行瘀。其中地龙配合益气药物更适用于气虚血瘀之证，水蛭则有破血、逐瘀及利水之功，《本经》称其"主逐恶血、瘀血……利水道"。现代药理研究认为，水蛭唾液中含有一种抗凝血物质——水蛭素，其具有较强的抗凝作用，因为水蛭素存在于水蛭的唾液中，因而临床用生水蛭为宜。

（2）血尿

病因病机：血尿是慢性肾炎的常见临床表现之一，当属中医学"尿血"范畴。血尿之病机，基本上可分为血热妄行与气不摄血两类。血热分虚实，实者多为外感风热燥火或蕴热内蕴等，虚者多为阴虚火旺；气不摄血，多为脾肾不足、固摄无权而精血下泄所致。

周老认为湿热是肾病血尿的主要病理因素，又是病情加重且缠绵难愈的关键病理因素，在临证血尿之时，周师着眼于湿热，分清虚实。实者清热利湿止血，方用小蓟饮子加减；虚者滋阴清热凉血，方用知柏地黄汤加减。临床上，慢性肾炎血尿患者以虚者为多见，慢性肾炎是迁延进展性疾病，长期的血液流失，势必导致阴液的亏损，复因水湿、湿热、瘀血等直接或间接地损伤阴液，故阴虚是慢性肾炎血尿的基本病理因素。血尿的产生总归于肾之血络受损，因此，周老在临证之时，立本于肾虚，着眼于湿热。

治法：滋阴补肾，清热利湿，凉血止血

方药：知柏地黄汤加减。知母10g，黄柏10g，生地10g，泽泻10g，茯苓15g，山药15g，山茱萸10g，丹皮10g，白茅根30g，茜草15g。加减化裁：患者眼睑颜面浮肿较甚者，加姜皮、陈皮；下肢浮肿较甚者，加益母草、白术、猪苓；尿中泡沫多者，加萆薢；咽喉肿痛者，加玄参、桔梗、西青果；感冒者，加金银花、连翘；腰痛者，加杜仲、川断；阴虚甚者加女贞子、旱莲草；脾胃虚弱甚者，加党参、白术；容易感冒者，加白术、防风；若浮肿明显，畏寒肢冷，纳呆或便溏，脉沉迟无力者，加仙茅、淫羊藿、补骨脂；若身痒者，加地肤子、丹皮、赤芍、白鲜皮；尿频尿急尿痛，尿检见白细胞者，加瞿麦、萹蓄、蒲公英；苔中部黄腻者，加黄柏、苍术、薏苡仁；若尿常规见蛋白尿者，加金樱子、芡实；若湿热不显者，去知母、黄柏；若血尿反复者，加小蓟、蒲黄、藕节。

总之，周师认为，在辨证中分清虚实，确立滋阴清热止血为大法。组方上，滋阴补肾为本，并用凉血止血、收敛止血之品，随证加减，灵活变通。若血尿反复，或湿热之邪较重，则用滋阴清热利湿法，加小蓟、藕节、蒲黄，每获良效。

（3）水肿：

病因病机：水肿病机，《内经》即有"其本在肾，其末在肺""诸湿肿满，皆属于脾"之说，可见在《内经》时代已认识到水肿的发病与肺、脾、肾相关。宋·严用和提出"阴水"，开补虚治水肿之先河，其治水肿，多从脾肾论治。至明代李士材、张介宾，强调肺、脾、肾相干。《景岳全书·肿胀》篇云："凡水肿等证，乃肺、脾、肾三脏相干之病，盖水为至阴，其本在肾；水化于气，故其标在肺；水唯畏土，故其制在脾。今肺虚则气不化精而化水，脾虚则土不制水而反克，肾虚则水无所主而妄行。"观今日临床水肿之概况，仍崇此说，可谓见地深远。

周师认为水肿之病机固然多与肺脾肾三脏功能失调相关，依法治之往往可获良效，但临证审机之时勿忘于肝。一者，水不自行，赖气以动，肝主疏泄，调畅气机，维持气机升降出入有序。若肝主疏泄失常，气机郁结，津液输布失常，不循常道，停于内则为饮为痰，泛于外则为肿。二者，血藏于肝，其运行赖肝之疏泄，气机通畅，血流达于全身。若肝气郁结，气滞而血瘀，瘀血阻络，气机不畅，津液不布而化为水。相反，水肿日久，水湿停积，一则久病入络，气机不利，血流不畅而致血瘀；二则阳气受损，血失温运而滞留。正如《血证论》所云："病血者，未尝不病水，病水者，未尝不病血。"然其瘀者，当责之于肝也。三者，《灵枢·经脉》云："足少阴之脉……其直者，从肾上贯肝膈。"指出了肝肾的关系。肝为乙木，肾为癸水，肾精肝血，一损俱损，一荣俱荣，休戚相关。

治法：在治疗上，周师通常根据患者的不同临床表现，分急性期和慢性期两个阶段，慢性期又根据脾虚、肾虚、气虚、阴虚以及兼证，分八种方法进行辨证论治。

周师认为，急性肾炎水肿，或慢性肾炎急性加重而出现水肿，起病较急，病势凶猛时，归属于风水范围。是由于外邪侵袭所致，风寒之邪外袭皮毛，或风之邪从口鼻而入，或湿热之邪郁蒸肌肤等，使肺先受病，肺宣降功能失调，不能通调水道，水液不能下输膀胱，发生尿少浮肿。临床发病急，面浮肢肿，伴有发热咽痛，咳嗽等外感表证，亦有部分病人出现发热、口苦、尿少等湿热阻滞表现。周师认为此时水肿多属实证，但在临床治疗过程中应辨清寒与热之不同。根据临床发病情况分析，以热证者居多，故在治疗此类水肿时，强调病邪在表以宣肺利水、疏解清利为主，往往能收到较为满意的效果。临证常选用越婢加白术加减，麻黄、生姜宣肺解表以利水，白术健脾利水，石膏清肺胃之郁热，大枣、甘草补益肺胃兼调和诸药。

针对脾虚水肿者，周师强调应分别属于气虚还是阳虚。脾气虚者症见面浮肢肿，身体沉重，倦怠乏力，纳少便溏，腹胀腹大，舌淡胖苔白滑，脉沉缓。治宜健脾利水。方如参苓白术散加减。方中四君补脾胃之气以化水湿；扁豆、山药、薏苡仁健脾助运以化水；砂仁行滞启中；桔梗开宣肺气以利水，起到提壶揭盖之功。若在脾气虚的基础上兼有畏寒肢冷等阳虚表现，则应辨为脾阳虚水肿，治宜温阳健脾利水，实脾饮加减。

肾虚水肿应区别阳虚和阴虚。肾阳虚水肿，症见全身高度水肿，或伴胸腹水，腰以下肿甚，按之凹陷如泥，颜面虚浮、㿠白，畏寒肢冷，腰膝酸痛治宜温肾利水。方如加味真武汤（加泽泻、牛膝、车前子等）。肾阴虚水肿常见于素体阴虚或由于大量使用激素后伤阴而水肿不消者，伴见口渴、烦热、手足心热、腰膝酸软、眩晕耳鸣、舌红少津或无苔，脉细数等。治宜滋阴利水。方如猪苓汤加味，或六味地黄汤加牛膝、车前子等。周师强调对阴虚水肿应辨别二者的主次，若阴虚较重者则宜侧重养阴，兼以利水；若水肿较重者宜少佐桂附以化气，有助于利水消肿，可仿济生肾气汤义。针对肾阳衰败，脾阳虚衰，阴浊毒邪内郁，水湿日久不化者，周师治疗上采用温阳泄浊法治之，方用温脾汤加味。

若湿阻血瘀而致湿瘀互结，病人出现瘀血征象，如面色灰滞、唇黯舌紫，或舌有瘀斑，月经不调等。治宜活血化瘀利水。方用桂枝茯苓丸加红花、水蛭出入。桂枝、茯苓通行血脉、渗利水湿；丹皮、桃仁、赤芍、红花、水蛭助桂、苓活血、化瘀利水。

（4）高血压：西医学认为慢性肾炎高血压的发病机制主要有两方面的因素。①水、钠潴留，血容量增加，引起容量依赖性高血压；②肾素分泌增多，肾实质缺血刺激肾素——血管紧张素分泌增加，引起肾素依赖性高血压。其中，慢性肾炎高血压多数为容量依赖性，少数为肾素依赖性，临床上两型高血压常混合存在，很难截然分开。

周老认为容量依赖性高血压，辨证当属水湿内停，这部分病人临床并无明显症状；而肾素依赖性高血压，辨证当属肝肾阴虚，这部分病例多有头晕、眼花、耳鸣、头痛等症状。两种证型常同时存在。据此，周师临床上在整体辨证的基础上，常加怀牛膝、车前子两药。怀牛膝补肝肾、利水通淋、引血下行，车前子利尿通淋、清肝明目，两药相合，能补肝肾之虚，清肝经之热，祛水湿之盛，下引上行之血，有降压之效。

5. 西医治疗

（1）一般治疗：注意休息，避免激烈运动；充足的热量供应，低脂饮食和合理的蛋白质饮食，控制盐的摄入。每天 2~3gNaCl 摄入应该是合理的，适当补充各种维生素，尤其活性维生素 D、B 族维生素的补充，适当补充钙盐等其他矿物质。

（2）对症治疗：对于严重水肿及胸、腹水，影响到循环系统、呼吸系统和消化系统的功能，应该给予利尿剂。一般来说袢利尿剂更为常用，如速尿，也可选用噻嗪类和保钾利尿剂合用。

（3）抗凝治疗：常用的抗凝药物，如潘生丁为最常用的血小板拮抗剂，常用量为 100~200mg/d，口服。或阿魏酸哌嗪片 100mg，一天 3 次，口服。

（4）免疫抑制治疗：免疫抑制治疗参考 2012 年改善全球肾脏病预后组织（Kidney Disease：Improving Global Outcomes，KDIGO）制订的临床实践指南规范使用。

（费德升　丁伟伟　蓝小琴 2016 年 6 月）

肾病综合征临证经验

肾病综合征是一种临床综合征，概括了多种肾脏病理损害所致的大量蛋白尿，及其伴随的一组临床症候群。肾病综合征不是一个病，而是不同肾脏疾病引起的具有共同临床表现、病理生理和代谢变化的综合征。对于肾病综合征的确立，我国的标准为 24 小时蛋白定量≥3.5g，同时血浆白蛋白（ALB）≤30g/L；伴或不伴有高度水肿、高脂血症等。

肾病综合征是现代医学的病名，根据其临床表现，属中医"水肿""腰痛""尿浊"范围。我院周富明主任医师从事中医、中西医结合内科临床近 40 年，近 20 多年致力于肾脏病的中医、中西结合临床研究，对各类肾脏疾病的证治有其丰富的临床经验和独特的诊疗思路。为此，我们根据本病的特点，以中医理论为指导，结合周富明主任的临床经验，作一比较全面系统的归纳。

1. 对肾病综合征要明确疾病的诊断　周老常说，现代中医诊病，应该具备"五诊"，即望、问、闻、切、检，这样才能辨证正确，辨病明确。周老根据肾脏疾病的特点，总结出的"重视整体、衷中参西，增效减毒，固元泄浊"的诊疗理念。其认为，总体把握患者的整体情况，对病情的了解务必全面；临床治疗坚持中西医结合，优势互补，相辅相成；在西药尤其是免疫抑制治疗出现毒副作用时，用中医药辨证论治以减少其副作用而增加其正作用；对于尿毒症患者，既要保护肾脏残余功能，又要去除有毒物质，以延缓肾衰竭的进展，这既是特色，也是我们的优势所在。周老尝谓，就肾病综合征而言，临床诊断并不困难，符合"三高一低"，即大量蛋白尿（24 小时蛋白定量≥3.5g）、高度水肿、高脂血症和低蛋白血症等，关键是大量蛋白尿和低蛋白血症。但要明确是原发性还是继发性，还得要了解本病的特点。原发性肾病综合征主要是指原发性肾小球肾炎所致，引起肾病综合征的主要原发性肾小球肾炎病理类型有肾小球微小病变、系膜增生性肾小球肾炎、局灶节段性硬化、膜性肾炎、系膜毛细血管增生性肾炎等。成人可能以系膜增生性肾炎占第一位，儿童以微小病变最常见。经验提示，原发性肾病综合征以青少年多见，而老年人则以继发性偏多。在临床，常需要靠排除继发性肾小球疾病来确立原发性肾病综合征的诊断。引起继发性肾病综合征的疾病很多，常见的有系统性疾病，如系统性红斑狼疮、混合结缔组织病、干燥综合征、类风湿性关节炎、多动脉炎、坏死性血管炎、过敏性紫癜性肾炎、淀粉样变等；代谢性疾病，如糖尿病、黏液性水肿等；感染性疾病，如细菌性感染、病毒感染（乙型肝炎、传染性单核细胞增多症、巨细胞病毒感染等）；及其他原因所致者，如肿瘤以及药物等。当然，要明确病理类型，还需作肾活检方能确诊。肾病综合征临床表现和病理类型之间无肯定的关联。

2. 中医对肾病综合征病因病机的认识 周老认为，肾病综合征根据其临床表现，属中医"水肿""腰痛""尿浊"范围。中医学对本病的认识是以典型的临床症状和病变过程为依据的。其病因，有外感与内伤之分。外感病因中，常见的有体虚邪盛、风寒湿热外袭，或劳汗当风，露卧潮湿，水湿浸渍，或疮毒内归等。内伤病因中，则以素禀薄弱，烦劳过度，或饮食不节，或情志劳欲等为常见。上述诸因素导致脏腑紊乱，三焦水道不畅，封藏失司，精质外泄，蛋白尿、水肿，甚至于腹大气喘等诸恙蜂起而发为本病。

（1）脏腑功能失调是肾病综合征的基础：周老尝谓，中医学非常重视人体的正气，认为内脏功能正常，正气旺盛，气血充盈，卫外固密，病邪难以侵入，则疾病无从发生，所谓"正气存内，邪不可干"。就肾病综合征临床表现而言，是在人体正气相对虚弱，卫外不固，抗病无力的情况下，病邪乘虚而入，使人体阴阳失调，脏腑功能紊乱，以致蛋白尿、低蛋白质血症、水肿等肾病综合征症候群发生，此所谓"邪之所凑，其气必虚"。这与现代医学认为肾病综合征的发病有相吻合之处——就目前所知，肾病综合征的发病大部分与免疫有关，而感染等往往是其诱发因素。其发病又以脏腑功能失调，尤其是肺脾肾三脏失司为关键。肺主治节，通调水道，因邪遏肺，肺失清肃，水气壅滞，为肿为胀。脾主运化，又主统摄，健运失职，肿满屡作；其统摄无权，中气下陷，精质外漏，则蛋白尿反复不已。肾藏精主气化，与膀胱为表里，能通调三焦水道，维持人体正常水液代谢。当肾失气化，表里隔阂，三焦水道不畅，则浮肿、气喘交作；由于封藏失职，精质不固，蛋白质从尿液丢失。膀胱气化失司，以致水液代谢紊乱，水湿内停，精微外泄，亦发为本病。

（2）湿浊瘀血交织是肾病综合征的根本：周老认为，湿浊瘀血是人体受某种致病因素作用后在疾病过程中所形成的病理产物，这些病理产物形成之后，又能直接或间接地作用于人体的某一脏腑组织，引发多种病证，故其又是致病因素之一。在肾病综合征的病程中，往往会因病程缠绵，病情反复，脾肾之气愈虚，三焦功能失常，气化紊乱，湿浊内生。湿浊困于脏腑，阻于皮肉，以致肢体沉重，疲乏无力，浮肿反复。而本病往往病程较长，"久病必虚""久病必瘀"，由于脏腑功能失调，脏腑之气愈亏，正气不足，气血运行无力，凝滞不畅，入络成瘀。瘀血阻滞脉络，不通则痛，以致腰酸腰痛，面色黧黑萎黄。而瘀浊交织又加剧了肾病综合征的病理变化。现代临床研究认为，肾病综合征的高凝状态、高黏滞血症、纤维蛋白在肾小球内沉积、毛细血管内血小板聚集、肾静脉微血栓形成等病理改变，正是中医"湿浊、瘀血"证的内涵。其不仅存在于肾病综合征的水肿期，而且在临床的任何阶段都有可能存在。《金匮要略》谓："血不利，则为水。"《血证论》云："积血化水，亦为水肿。"可见瘀浊贯穿于肾病综合征始终，因而认为湿浊瘀血交织是肾病综合征的根本，似乎也不为过。

此外，周老认为，由于肾病综合征病程冗长，病情易反复，且经多方治疗，尤其是激素、细胞毒药物的应用，常常会出现心烦失眠、咽干口燥、舌红少津、脉弦细数等，周老认为这是由于激素为阳刚燥热之品，服用剂量大，时间长，势必导致阳亢，阳亢则耗阴，出现阴虚火旺证候；而细胞毒药物的应用，还会出现白细胞下降、疲倦乏力、少气懒言、食欲不振等，是由于细胞毒药物在抑制免疫、祛邪的同时，也耗伤正气，损及脾胃，继而出现脾肾气虚之证。

（3）中医对肾病综合征辨证论治的认识：周老常说，肾病综合征其病位在肾，涉及广泛，包括肺、脾、胃、三焦、膀胱及气血阴阳等。故治疗的原则是标本同治，所谓"标"是指诱因、症状、体征及并发症；"本"是指病因、发病机理及内在的病变。在用药方面，考虑中西结合为宜。实践证明，对本病的中西医结合治疗，其疗效远高于西医治疗，也高于单纯的中医治疗。因此，周老强调，西药激素、细胞毒药物治疗，必须规范，既要考虑到作用和疗效，又要注意到副作用。与此同时，中医药的治疗，应将宏观辨证与微观辨证有机结合起来，针对使用激素等药物治疗的情况，综合考虑激素、细胞毒药物的应用对疾病本身临床征象的改变，尽最大可能减少激素的副作用，充分发挥其正作用，以此来缩短疗程，减复发率，提高疗效，即达到增效减毒作用。

3. 辨证论治　根据肾病综合症临床表现属中医"水肿""腰痛""尿浊"范畴，因病机复杂，故而治疗也棘手。周老认为，棘手的原因多与正气亏损、湿浊壅滞、脾肾俱虚有关。其病程迁延日久，病本为虚，而久病无不入络成瘀，故形成虚瘀夹杂之证，因而表现为本虚标实征象。其常见证型：

（1）脾虚湿困：肢体浮肿，尿少便溏，面色萎黄，神疲乏力，舌质淡，苔白滑，脉沉缓。乃由脾肾气虚、湿浊内阻所致。治宜益气健脾，化浊利湿。常用胃苓汤加减：白术、苍术、陈皮、厚朴、茯苓、山药、黄芪、太子参、甘草等。

（2）脾肾阳虚：面浮身肿，腰以下尤甚，面色苍白，形寒肢冷，精神萎靡，甚或胸水、腹水，乃至胸闷气急，大便溏薄，舌淡胖，苔白，脉细沉。常由脾肾阳虚、水湿泛滥而起。治宜温补脾肾，通阳利水。常用实脾饮合真武汤加减：制附子、淡干姜、炒白术、川厚朴、白芍、茯苓、大枣、甘草、生黄芪、车前草等。

（3）肝肾阴虚：浮肿反复，腰膝酸软，头晕耳鸣，心烦少寐，咽干口燥，小便短涩，大便干结，舌偏红，苔薄白或薄黄，脉细弦或滑数。常因肝肾不足、湿热留恋所致。治宜滋补肝肾、清利湿热。常用知柏地黄丸加味：知母、黄柏、地黄、山药、萸肉、丹皮、泽泻、茯苓、栀子、车前草等。

（4）瘀血内阻：面浮肢肿，迁延日久，肌肤甲错，或现红丝赤缕，瘀斑瘀点，腰痛尿赤，舌淡，舌边布瘀，苔薄黄，脉细涩。乃因久病致瘀、浊邪内停所致。治宜活血祛瘀、化浊行水。常用桃红四物汤加味：熟地、桃仁、红花、当归、川芎、白芍、黄芪、枸杞子、仙灵脾、虎杖等。

4. 配合激素分阶段论治　结合多年临床实践，周老认为，肾病综合征在激素治疗的同时，根据辨证与辨病相结合的原则，大致可分为三个阶段进行论治。

（1）激素初始治疗阶段：在肾病综合征应用激素治疗的初始阶段，此时由于激素疗效尚未显露，低蛋白血症尚未纠正，水肿明显，面色苍白，畏寒怯冷，舌质淡，脉沉细等脾肾阳虚征象明显，治以温阳利水法，自拟"肾病1号方"：制附子、桂枝、黄芪、白术、茯苓、车前草、杜仲、玉米须、川芎等。方取真武汤意（制附子、白术、茯苓）温肾散寒，健脾行水；加车前草利水消肿；加桂枝辛温，入肺与膀胱经，旨在加强温阳之力而有发散寒邪之功。《金匮要略》有"腰以上肿以发散为主，腰以下肿以利水为主"之说，此桂枝与车前相合，宣上利下，相得益彰；杜仲温肾扶正、玉米须利水泄浊，配合运用，扶正祛邪；更以川芎活血行气，为血中之气药，具祛风行气、活血化瘀之功，对肾病综合征高凝状态现象有针对性作用。全方组合，有温肾脾，行水气，化瘀血作用。若高度浮肿，腹满甚则阴囊肿大者，加地蝼蛄、马鞭草以利水消肿活血和络；若气虚甚者，加大黄芪剂量至50g，以加强补气固本，并有"扩张血管、降血压"和"利水退肿"作用；如血尿明显者，则去桂枝动血之品，并以花蕊石止血化瘀。

（2）激素大剂量应用后至撤减阶段：在激素大剂量应用至撤减初期，病人往往出现药源性肾上腺皮质机能亢进的表现，如面色潮红、口干、烦热，精神亢奋、夜眠不佳、舌红、脉弦或细数等阴虚火旺、肝阳上亢之证。治宜滋阴降火，自拟"肾病2号方"：知母、黄柏、生地、丹皮、茯苓、枸杞、旱莲草、女贞子、虎杖、赤芍等。方取知柏地黄汤滋阴降火之意，合二至、枸杞子同为养肝益肾，共起"壮水之主以制阳光"作用；加赤芍味苦微寒，清热凉血，活血化瘀；虎杖利湿化浊，活血通络。全方组合，共奏滋阴降火、清热利湿、凉血化瘀之功。夜眠不佳者，加枣仁、合欢皮以养心宁神；精神亢奋甚至通晓达旦者，加煅牡蛎、珍珠母以重镇安神。此阶段，如仍见大量蛋白尿者，属于精气下泄，精质外漏，应在上述治疗的同时，采取塞流、澄源、复本的针对性治疗措施。塞流，就是消除或减少尿蛋白的丢失，常用芡实、覆盆子、金樱子等；澄源，是指消除发生蛋白尿的病因，以祛风利湿、活血化瘀等法，择鹿含草、络石藤、雷公藤、牛膝、虎杖等；复本，是对疾病引起蛋白尿等精微物质耗伤所采取的补救措施，可加入龟甲、鳖甲、首乌等血肉有情之品，最终达到复本目的。

（3）激素撤减后期及维持阶段：由于长期大量的激素运用，抑制丘脑—垂体—肾上腺轴，从而出现疲倦乏力，腰膝酸软，体胖懒言，脉细，舌淡红等脾肾气虚现象。同样，细胞毒药物的应用，也会出现上述脾肾气虚的证候。治宜补益脾肾之气，自拟"肾病3号方"：黄芪、太子参、白术、山药、茯苓、芡实、薏仁、丹参、仙灵脾等。方中芪、术、山药、苓益气健脾，鼓舞正气；薏仁健脾渗湿，芡实益肾固精，一开一合，固本达邪；丹参一味，功同四物，既能养血，又能活血，祛瘀生新，两全齐美；太子参性味甘平，气阴两补，为善后良药。在激素撤减的时候，尤其是减量至生理剂量时，很容易出现"反跳"现象，因此应适当配合温阳之品，既能巩固疗效，又能阻止撤减激素后所引起的"反跳"复发现象，加仙灵脾辛温祛风、温肾助阳即是此意。诸药合用，益气固本、养血和络，阴阳平补，以善其后。若口干咽燥，舌质偏红者，加石斛、芦根以养阴生津；若伴腰膝酸软、耳鸣眩晕者，加杜仲、枸杞、首乌等以滋肾充髓。

5. 西医治疗　肾病综合征活动期时应该卧床休息，避免激烈运动；充足的热量供应，低脂饮食和合理的蛋白质饮食对于肾病综合征也甚为重要。还需严格控制盐的摄入，保持每天2~3g的盐摄入量。在限盐和合理使用利尿剂的同时，水分的限制则不必太严格。适当补充维生素、钾盐、钙盐等其他矿物质，钙盐和维生素D的补充对肾病综合征患者尤为必要，特别是正在使用糖皮质激素治疗的患者和儿童患者。

（1）营养及支持治疗：

饮食治疗：低蛋白血症是肾病综合征初始期的主要症状之一，因为大量的白蛋白不断从尿液中丢失，势必会造成低蛋白血症与营养不良，因此合理的蛋白摄入是必须的。但肾病综合征患者摄入高蛋白会导致蛋白尿增加，加重肾小球损害，而血浆白蛋白水平没有增加。因此，建议蛋白摄入量为1g/kg/d，再加上每日尿内丢失的蛋白质量。然而，必须强调，除蛋白质外，每日摄入热量必须充分，每日摄入1g蛋白，必须同时摄入非蛋白热量33kcal。供给的蛋白质应为优质蛋白，如鱼、肉类等。

必要时静脉滴注白蛋白：静脉滴注白蛋白，在1~2天内即经肾脏从尿中丢失，故只能维持很短期的疗效，而且费用昂贵。同时，大量输注白蛋白还会造成一系列的副作用。因此，应严格掌握输注白蛋白的适应症：①严重的全身水肿，而静脉注射速尿不能达到利尿消肿时；②使用速尿利尿后病人出现血浆容量不足的临床表现。

（2）水肿的治疗：①限制钠的摄入。限制钠的摄入应以病人能耐受、不影响其食欲为度。通常饮食中食盐的含量为3~5g/d为宜。②使用利尿剂以增加钠的排出，首选的利尿药是速尿，其主要作用机理是抑制髓袢升支对氯和钠的重吸收，是治疗NS水肿最强有力的利尿药，一般可用速尿20mg，一日2次，口服。须注意速尿长期使用（7~10天）后利尿作用会减弱，故以间歇用药为宜。亦可与其他利尿药如拮抗醛固酮利尿药（安体舒通等）联合应用，可防止低钾血症的发生。

（3）抗凝治疗：肾病综合征患者由于凝血因子改变而处于高凝状态，尤其当血浆白蛋白低于20~25g/L时，即有静脉血栓形成可能。因而，抗凝是不可忽视的治疗内容之一。常用的抗凝药物有肝素，目前常以低分子肝素钙皮下注射，每日一次。尿激酶直接激活纤溶酶原导致纤溶，常用量2~8万U/d。潘生丁为最常用的血小板拮抗剂，常用量为100~200mg/d，一般高凝状态的静脉抗凝时间为2~8周，后改口服。也可使用氯吡格雷，常用量75mg/d，口服。

（4）降脂降压治疗：降脂治疗视情况而定，若以血清甘油三脂增高为主者，应首选衍生物纤维酸类治疗，如非诺贝特0.1g，一日3次，口服；或吉非罗齐600mg，一日2次，口服，其降甘油三脂作用强于降胆固醇。若以血清胆固醇增高为主者，用3羟-3-甲基戊二酰辅酶A（HMG—CoA）还原酶抑制剂类，宜选他丁类降脂药，如洛伐他汀20mg，一日2次，口服；或瑞舒伐他汀5mg，一日2次，口服。降压类药物常用血管紧张素转换酶抑制剂（ACEI）、钙离子拮抗剂及血管紧张素 Ⅱ 受体拮抗药等，此类药物在降血压的同时又有降低蛋白尿作用。

（5）激素治疗：到目前为止，NS 的各种治疗方案中，仍以激素为首选药物。一般认为皮质激素是通过非特异性抗炎，调节机体的免疫反应，抑制白细胞趋化，稳定溶酶体及抗体补体作用等改善肾小球滤过膜的通透性，并能增强肾小球系膜的活性，从而减少尿蛋白漏出。

皮质激素治疗 NS 的原则：首量要足，成人 1mg/kg/d，儿童 1.5~2.0mg/kg/d，清晨一次顿服；减量要慢足量 8~12 周后再行减量，每 2 周减少原剂量的 10%；维持要长，在撤减至 20mg 时，当以维持至半年至 1 年，甚至更长。

病理类型为微小病变或轻度系膜增生性者，可试用甲基强的松龙冲击治疗，0.5~1.0g 溶于 5%GS 中静脉滴注，隔日 1 次，共 3 次。

（6）雷公藤制剂的应用：雷公藤多苷可与糖皮质激素合用，常用剂量为 1~1.5mg/kg/ 天。使用雷公藤应注意其副作用，常见副作用有：肝损害、骨髓抑制、性腺抑制和肾损害，停药后均可消失。

（7）免疫抑制剂的应用：细胞毒类药物每与激素同时应用，其目的为：①有可能减少激素的用量和疗程，从而减少激素的副作用；②经激素治疗不能完全缓解者，加用之有可能得到缓解，虽然可能性并不很大。

环磷酰胺（CTX）：主要是通过杀伤免疫细胞，阻止其繁殖而抑制免疫反应。本药主要用于经常复发的和激素依赖型患者。其推荐剂量为：2~3 mg/kg/d，以静滴或静注为宜，累计总量为 150mg/kg 为宜。

苯丁酸氮芥：常用量为每日 0.15~0.2mg/kg，服用 8~10 周，累积量为 10~15mg/kg 停药。

环孢霉素 A（CsA）：是一种有效的细胞免疫抑制剂，临床上以微小病变、膜性肾病和膜增生性肾炎疗效较肯定。其最大优点是减少蛋白尿及改善低蛋白血症疗效可靠。但此药有肾、肝毒性副作用，长期应用可导致间质纤维化，故不宜长期用此药治疗本病，更不宜轻易将此药作为首选药物。其推荐剂量为 3~5mg/kg/d，疗程一般为 3~6 个月。

骁悉：推荐剂量为 30 mg/kg/d，分 2~3 次口服。其疗程为 6 个月至一年，或更长。

周富明主任对肾病综合征之证治，强调辨证论治，衷中参西，有其独特的个人见解和丰富的实践经验。我们本着传承和发扬周老的学术思想，特对周老诊治肾病综合征从中医对本病病因病机的认识、中医对肾病综合征辨证论治的认识、配合激素分阶段治疗以及西医药治疗的选择等方面加以整理归纳，相信我们的整理，对从事肾病专业的同道能有所启迪。

（李玉卿　陈美雪　沈晓昀 2016 年 6 月）

溺毒（慢性肾衰）证治经验

溺毒，作为一个病证名，首见于清·何廉臣《重订广温热论》，其中的描述，与现代医学的慢性肾功能不全、尿毒症的症状相似。因此，近二三十年来，溺毒作为慢性肾功能不全、尿毒症的中医诊断病名已为中医、中西医结合界所认可。但对溺毒进行系统研究的文献，在医学期刊中还是颇为鲜见，除周富明主任的"溺毒证治心得"外，似无其他文章查及。

（一）病因病机的认识

周老认为，溺毒的基本病机是脾肾衰败，二便失司，湿浊毒邪不得由尿液排出，滞留于体内而产的一种病证。溺毒之"毒"，可作危害、病邪解，"溺"有沉迷不悟、过分之意，"溺毒"，即过多的毒邪、病邪。溺毒是多种因素导致肾脏为病，肾病日久不复，因虚致瘀，脾肾之气衰败，失于分清泌浊，清气不升，湿浊不降，三焦壅塞，水湿代谢功能紊乱，使湿浊瘀邪难以下输水道排出体外，毒邪潴留，重戕正气，危证丛生，变证叠见，甚则成痰、生瘀、化热、动风等的一类的症候群。

1. 外感风邪水湿　周老认为，肾病日久不已，正气愈虚，复遭外邪，或为风邪，首先犯肺，肺失宣散，不能通调水道，三焦气化不利，湿浊阻滞，伤及于脾；或因涉水冒雨，或因久居潮湿之地，水湿内侵，阻滞中焦，脾为湿困，脾阳受遏，或因脾损及肾，脾肾阳虚，水湿浊邪不得运化，留滞体内而变生诸证。刘完素《素问病机气宜保命集·虚损论》："虚损之疾，寒热因虚而感也。感寒则损阳，阳虚则阴盛，损自上而下……感热则损阴，阴虚则阳盛，故损自下而上……感此病者，皆损之病也，渐渍之深，皆虚劳之疾也。"说明在脏腑虚弱时，由于外感之邪不同，可寒化伤阳，可热化伤阴，导致阴虚或阳虚证的发生。

2. 内伤情欲劳倦　周老尝谓，怒则伤肝，惊恐伤肾。若因情志不悦，怒则伤肝，肝气郁结、气机不畅，横逆犯脾，脾失健运，水湿不化而内蕴；气机失畅，气血运行不利，则易气滞血瘀而壅塞；肝郁日久，郁而化火，灼肾伤阴而致肝肾阴虚。若因惊恐所害，惊则伤肾，恐则气下，耗及肾气，肾失封藏而精质下漏致气随精脱。或劳力过度损脾伤肾，或情欲无节耗精伤肾，以致脾肾之阳耗散，湿浊之邪内聚，命门火衰，真阴败竭，元海无根，以致病势日深，而水肿、腰痛、乏力、虚劳甚或喘息乃至神昏等证叠见。李东垣《脾胃论》有"形体劳役则脾病"之说，《素问·生气通天论》有"因劳强力，肾气乃伤"之训，乃劳倦内伤所致，脾病累及于肾，或因过度劳力，径伤肾气致肾病。尝谓"其志为恐，恐伤肾，思胜恐"（《素问·五运行大论》），《灵枢·本神》亦谓"恐惧而不解则伤精，精伤则骨酸痿厥，精时自下"，认为情绪失控，或受惊恐都会引起伤肾损精。

3.饮食失节或失治误治 周老指出，饮食失洁失节损伤脾土，或恣食肥甘，湿浊内生，加之辛辣炙搏，以致湿热内蒸，伤及脏腑，累及脾肾，或过食生冷，寒湿阻中，皆可损伤脾阳，而脾阳日损伤及肾阳，以致脾肾两虚，脾虚运化失司而水湿内停；肾虚开阖不利、气化失常而湿浊内阻。溺毒之证既可由肾病日久而致，亦由其他杂症影响肾脏而致。原发病治疗不当，迁延日久而加重；或因杂药乱投，过用苦寒损伤脾阳，脾失健运，累及肾阳；或妄投辛热，灼津耗阴，导致气阴两亏；或因毒药中伤，脾肾受损，健运失职，气化失司，湿浊内阻，浊毒内生，甚或出现痰浊化热，内陷心包、心阳欲脱、阴阳离决，而危候迭现。李东垣在《内外伤辨惑论》中说："饮食失节，寒温不适，则脾胃乃伤。"《景岳全书·杂证谟》曰："酒色伤肾，情欲伤精，以致阳不守舍，故脉浮气露，亢极如此。此则真阴败竭，元海无根，是诚亢龙有悔之象，最为危候也。"提出了饮食有节的重要和酒色伤肾之危害。

综合溺毒之病因病机，周老认为，外感风邪水湿，内伤情欲劳倦，加之饮食失节，引起肺失通调，脾失健运，肾失开阖，导致湿浊瘀毒之邪壅塞三焦，脏腑衰败，升降失调而诸证迭起。其病位在脾、肾，波及五脏及胃肠和膀胱，因而，脾肾虚衰是溺毒产生的根本，瘀浊内阻是溺毒恶化的基础。

（二）临床表现及类证释义

溺毒证作为一个综合症候群，临床表现庞杂，如倦怠乏力，腰膝酸软，形寒怯冷，少尿或无尿，浮肿，厌食或呕吐，甚则惊厥、抽搐、癫狂等。有认为慢性肾衰竭归属关格、癃闭等，周老认为，以溺毒证来概括西医的慢性肾衰的临床表现是恰当的，而关格、癃闭、水肿等，只是溺毒证中某一个阶段或某一个变症而已。

1.关格 病症名，是指小便不通与呕吐不止并见的病症。小便不通名关，呕吐不已为格。《寿世保元》中说："溺溲不通，非细故也，期朝不通，便令人呕，名曰关格。"系癃闭的严重阶段。多由脾肾不足，水浊湿邪逗留，郁而化热上攻所致。周老认为是溺毒后期存在脾肾衰惫，浊毒内蕴，甚至出现阴阳格拒，与"关格"之病机相似。且溺毒所致消化道反应及二便不畅等症状与"关格"所表现的症状也相似，但不能因此而将二者等同。关格的出现，仅仅是溺毒中某一个阶段的一个症状。

2. 癃闭 病症名，出自《素问·五常政大论》。《灵枢·本输》称为"闭癃"。《类证治裁·闭癃遗溺》："闭者小便不通，癃者小便不利。"指排尿困难，点滴而下，甚则闭塞不通的病症。实证者多因肺气壅滞，气机郁结或水道瘀浊阻塞；虚证多因脾肾阳虚，津液不得输化所致。周老认为，癃闭症状局限，仅仅以排尿困难为主，与溺毒综合症候群比较，癃闭只是其中的一个症状而已。

3. 水肿 周老认为，水肿既是病症名，又是一个独立症状，可见于多种疾病，因而，水肿不能包含溺毒，而溺毒中常有水肿症状的出现。

4. 肾风 病名。根据《素问·风论》，一指肾受风邪所致的疾患，一指肾水亏乏、虚阳化风的证候。所以，周老认为肾风是肾受风邪，或为溺毒中的一个兼证，也是溺毒某个阶段的一个危候重证。

5. 肾劳 因劳损伤肾所致的病症。《诸病源候论·虚劳病诸候》："肾劳者，背难以俯仰，小便不利，色赤黄而有余沥……"以腰痛、小便不利或有余沥等为主症。是肾元持续受伤，由虚损而致劳衰的结果。是溺毒的症状之一。

6. 肾病 五脏病候之一。见《素问·藏气法时论》等篇。泛指肾脏发生的多种病症，是肾脏疾病的总称。肾病以虚证为多，所谓实证，亦多为本虚标实。溺毒只是肾脏疾病发展至终末阶段的综合症候群。

（三）临证治疗

1. 基本治则 在治疗方面，周老强调一要防于传变之前。所谓"治未病"，即未病先防，既病防变。包含预防疾病、早期治疗、防止传变等。二要扶助正气，恢复脏腑功能。溺毒的发生，根本原因是正气虚弱，脏腑功能失调，气机升降失常，产生水湿浊毒。所以扶助正气，改善脏腑功能，恢复气机升降是阻断溺毒诸邪产生的关键，是延缓溺毒进展的根本方法。三要祛邪浊，恢复体内生态。湿浊瘀毒既是溺毒的致病因素，又是溺毒的病理产物。因而祛除邪浊，恢复机体内原生态环境是正气恢复、升降有序的关键。祛邪浊的方法颇多，根据辨证，或以专方专药论治，亦可内服外治并进。辨明病邪性质，并针对用药，有效祛除病邪，每每能改善症状、恢复脏腑功能，延缓病情，使预后改观。

2. 基本治法　周老认为，溺毒的治法，除了辨证立法，选用内服的方药外，还有水疗、浴疗、薰蒸等许多行之有效的方法。本篇重点介绍内服治法。辨证论治是认识疾病和治疗疾病的基本原则，是中医学对疾病的一种特殊的研究和处理方法，既不同于"对症治疗"，也不同于现代医学的"辨病治疗"。由于一个疾病的不同阶段可以出现不同的证候，而不同的疾病有时在其发展过程中，却可以出现相同的证候。因此，同一疾病由于证候不同治疗也就不同，而不同的疾病，只要出现相同的证候，就可以采用相同的治疗方法。这就是"同病异治"或"异病同治"的道理。这种针对疾病发展过程中，不同质的矛盾用不同方法去解决的做法，就是辨证论治。周老尝谓，就溺毒而言，虽为同一疾病，但在不同阶段有不同症状出现，因此其治疗方法亦不尽相同。滋就周老临证所得，归纳为十法，供临证参考。

（1）补脾益肾法：适用于溺毒脾气虚弱，肾气不足所致者。症见倦怠乏力，气短懒言，纳呆脘胀，腰酸膝软，或大便溏薄，或夜尿清长，舌质淡，苔薄，脉细或沉等。方取参苓白术散合金匮肾气丸意，前者补气健脾，后者温补肾阳；加活血祛瘀药，是因"久病无不入络成瘀"，符合病机。

（2）滋养气阴法：适用于溺毒脾肾气阴不足者。症见面色少华，神疲短气，手足心热，口干唇燥，大便干结，小便色黄或夜尿清长，舌淡或尖红，边有齿痕，脉沉或弦细等。方取参芪地黄汤以益气滋阴鼓舞正气；合大补元煎治肾虚精亏之证；加虎杖根活血解毒。

（3）化浊安中法：适用于溺毒脾阳不振而致湿浊内阻、中焦升降失司者。症见恶心呕吐，纳呆乏味，脘腹胀满，神情倦怠，大便欠畅，苔厚腻，舌边齿痕明显，脉沉细无力等。方取小半夏汤合苓桂术甘汤出入，达到温中降逆、健脾化浊之目的。

（4）温补脾肾法：适用于溺毒脾肾阳衰、浊毒壅滞者。症见面色萎顿，神疲肢倦，腹胀纳呆，大便秘结，口中黏腻无味，呼吸带有溺臭，舌胖，苔厚腻，脉细无力等。方取温脾汤温补脾阳、攻下冷积之意，攻下湿浊瘀邪；合黄连温胆汤以清降浊邪。

（5）温阳逐瘀法：适用于溺毒脾肾衰败、瘀浊交阻者。症见面色晦暗或黧黑，神情萎顿，胸腹胀满，甚或气急，肢肿尿少，口唇发紫，苔腻，舌淡胖边有齿痕，或有瘀斑，脉沉细或细涩等。方选右归饮温补肾阳，合血府逐瘀汤活血化瘀。

（6）温肾填精法：适用于溺毒命门火衰，肾精不足者。症见头晕耳鸣，怯冷肢厥，腰酸腿软，心悸气短，口干尿少，舌质淡，苔光而干，脉沉细无力或虚大等。以地黄饮子加减。

（7）益气行水法：适用于溺毒脾肾气虚、气化不利者。症见肢体浮肿，颜面少华，形寒畏冷，神疲乏力，苔薄舌胖，脉细沉等。方选实脾饮加减。

（8）气血双补法：适用于溺毒脾肾不足、气血两虚者。症见颜面苍白或萎黄，短气乏力，心悸眩晕，舌质谈，脉细弱等，宜大补元煎、十全大补汤等。

（9）温阳化瘀、泄浊软坚法：适用于溺毒脾肾阳虚、瘀浊内阻者。症见倦怠乏力，气短懒言，纳少腹胀，腰酸腿软，夜尿清长，恶心呕吐，苔薄根腻，舌淡而布瘀，脉细沉或细涩等。选用溺毒清合剂加味。

（10）温阳填精，益气养血法：适用于溺毒脾肾衰败、气血两虚者。症见疲倦乏力，气短懒言，腰酸腿软，面色萎黄，肢体浮肿，苔薄舌淡，脉细等。宜择加味保元煎（党参、黄芪、肉桂、甘草、枸杞子、当归、大黄、薏仁等）加减。

（四）兼证辨治

慢性肾功能不全患者往往病情复杂，在病变及治疗过程中常可兼见不同的临床症状，需根据患者的情况灵活加减，本小节主要就周师对溺毒之常见兼证、变证辨治进行简要归纳：

1. 皮肤瘙痒　慢性肾衰竭患者因氮质代谢产物刺激，皮脂腺汗腺的萎缩，电解质代谢的紊乱，易出现皮肤瘙痒。皮肤瘙痒在一定程度上影响患者的生存质量，严重者可见烦躁不安，不能入睡。周老认为，这是"瘀血"所致，气血亏虚，推动无力，血滞成瘀阻络而致肌肤失养，风从内生。症见患处抓痕累累，瘙痒无度，夜间尤甚，搔抓之处，常有紫红色条索状痕迹，伴舌质紫暗，或有瘀斑，脉象涩滞。治以活血化瘀、祛风止痒。周师常于方中加用地肤子、白鲜皮、紫草等。其中地肤子、白鲜皮为临床常用之药对。周老认为，白鲜皮味苦，性寒，《本草正义》谓其"气味甚烈，故能彻上彻下，通利关节，胜湿除热，无微不至也"；地肤子则"去皮肤中积热，除皮肤外湿痒"（《本草原始》）；二者合用，祛风用胜湿、清热利络，为祛风止痒之要药。

2. 恶心呕吐　临床上常可见溺毒患者恶心呕吐，甚至不能闻食物之味。因此周老认为，有效解决恶心呕吐，改善临床症状，既能开启脾胃，增进食欲，又能使患者增强治病信心，为进一步从本论治创造条件。鉴于恶心呕吐常为积聚在体内的尿素氮、肌酐等尿毒症毒素等"浊邪""浊毒"刺激胃肠道黏膜。周老认为，此为浊邪中阻，脾胃升降失常，气机逆乱所致。周师常用化浊安中法，每每于处方中酌加半夏黄连汤降逆安中化浊，收效良好。

3. 失眠 中医学认为，"阳入于阴则寐"，阴阳平和，阳能入于阴方能获得正常的睡眠。周老认为，溺毒患者由于病久浊毒之邪蓄积愈深，加之病久，情怀抑郁，久而久之，肝郁气滞，疏泄失常，气机不利，脏腑功能失调，气血亏虚，心神被扰，心失所养，夜寐不宁。周师常酌加枣仁、茯神疏肝养心；石菖蒲、五味子开窍宁神。

4. 高血压 无论是原发性高血压还是肾性高血压，周老认为，不应囿于血压高就是肝阳之虞，临证强调辨证论治，有是证用是药。如血压高而又有肝阳上亢者，或以滋阴潜阳，或以平肝潜阳，皆合理合法；若血压高而脉症所现为脾肾两虚的，当应脾肾两补之法治之。当然，也不反对西药控制血压。

5. 水肿 周师曾根据多年临床经验总结水肿证治八法，同时提出了水肿治疗中要注意的几点：利水宣上并用，即在利水剂中佐入宣肺之品，提壶揭盖法也；利水和络并用，即在利水剂中参入活血化瘀之品，遵"血水同源"之训；利水升清并用，即在利水剂中加入提升之品，气机升降有序，三焦壅滞疏通，水湿之邪自泄；利水兼顾气阴，利之过度易伤阴津，否则易患虚虚实实之戒。

（五）溺毒辨治学术思想

1. 辨证结合辨病，融贯中西医 周师对于溺毒的认识，主张辨证与辨病相结合。认为，辨证必须识病，辨病要以辨证为基础，研究疾病与证候的关系，探索治疗肾病的用药规律。将自己在长期临床中的用药经验与现代药理研究相结合，高血压是加速肾小球硬化、促进肾功能恶化的重要因素。积极控制高血压是十分重要的环节。蛋白尿是肾病治疗中的一个难题。周师认为，从中医角度来讲，蛋白尿的形成，主要是脾肾两虚，失于统摄封藏，加之久病入络，瘀阻肾络，精气不利，精微外溢下泄而成。从现代医学方面来讲，肾小球肾炎的发病机理主要与免疫炎症、凝血等因素有关。辨证论治是中医的精髓、特色，在审证求因的同时，尤为重视舌脉辨识，有些溺毒早期患者，病情相对轻，症状不明显，有些甚至经体检才发现肾功能不全。对此，周老认为，一方面详询过往，审证求因；一方面详察脉舌，探微索要。根据审证求因、脉象舌苔，加以辨证、立法、选方择药。同时，周老认为，对于所谓无证可辨的肾病、溺毒患者，在上述辨证的基础上，可根据肾病的"高凝"等特点，选择性地用一些经过现代医学研究证实有效的中药，作为"靶点"疗法，也不失为一种可行的方法，且也能扩大治疗方法。

2. 把握邪正虚实，重视邪实病机 周师认为溺毒病机总属正虚邪实，并把握此病机拟定扶正祛邪的大法。正虚以肺脾肾三脏气虚为主,邪实包括风热、湿热、水邪、浊毒等,溺毒初期,以邪实为主,溺毒后期,正气虚损更为明显,而湿浊则贯穿于溺毒发病、发展的全过程,常与瘀血、水邪、风毒等互结而致疾病缠绵难愈,因此周师对于湿浊的清利贯穿于治疗的始终。

3. 治法分层次,用药有法度

(1)扶正不壅补,祛邪有出路:经文有"邪之所凑,其气必虚","正气存内,邪不可干",因此,对于溺毒患者,临证务必重视正虚邪实并存的特性,故而,周师强调,扶正祛邪贯穿始终。扶正,包含健脾益肾、补中益气,温阳固元、滋阴填精等;祛邪,行水化湿、宣上利下,活血祛瘀,化浊泄毒等。诚然,在临床上证候常往往互相兼见或互相转化,故临证时应灵活运用,切不可胶柱鼓瑟,拘泥于一方一法。但无论何证,总不外虚实二端,补虚泻实,活用方验。

(2)药味精准,选药有道:周师临证,强调辨证论治,法随证立,方依法择,药据方定。越是慢性疾病,越要防止杂药乱投,因而周老用药轻灵,药味简洁。其常谓,用药如用兵,兵不在多,在于精良;药不在多,在于对证。周老的每张处方12味药左右,既取得了疗效,又节约了药物资源,也为病人节省了费用。

周老尝谓,轻可去实。此法是南齐徐之才治病十法之一,"轻"指轻清流动、轻而不浮之意。王孟英堪称一代大师,他用药特色也是运枢机、通经络,常用轻剂愈大病。如"不但治上焦宜小剂,而轻剂竟可愈重病,所谓轻可去实也"。如"虚人受邪,轻捷去实,不伐正气;胃气大虚,轻灵流通,资助后天;久病厌药,轻虚淡泊,可启生机"。

药对之应用,是周老用药的又一特色。药对是中医临床常用的相对固定的两药配伍组合,是中药配伍应用中的基本形式。药对的特点是组方简捷,二味成对,药精不杂,丝丝入扣。其优势在于:如功效相反,作用相辅相成;如功效相近,作用相互叠加。因此,药对疗效比单味药成倍增高,又扩大了应用范围。周老常用牛膝配白术,健脾补肝益肾,充肌强筋壮骨,一升一降,化湿化瘀,作用腰际,故为治腰痛之药对要药;(升降结合)三棱配莪术,尤宜于久病瘀阻,癥瘕坚积,以及囊肿、肌瘤等;知母配黄柏同入肾经,清热利湿,滋肾泻火;金樱子配芡实,固本敛泄,益肾健脾;旱莲配女贞,两药合用,善治肝肾,为肝肾阴虚之要方;菖蒲配五味一开一合,常用于痰浊蒙蔽,心悸寐劣者等等。这些临床经验都是我们临床值得汲取并发扬的。

(张忠贤　陈迪　沈佳红 2016 年 6 月)

慢性肾炎从虚瘀论治

现代医学研究认为，肾病是由人体体液免疫、细胞免疫和免疫—炎症反应紊乱所致，并认为，在肾病的发病机理中，有凝血机制参与，即肾病患者常有高凝状态、纤溶障碍及肾内血栓形成。根据以上认知，结合多年来的临床实践，笔者采用从虚、从瘀治疗本病。从虚，即以调理脾肺肾三脏功能为主，以扶助正气，提高免疫机能，使水湿有化，血循常道，精质得固而其病邪自去；从瘀，重在祛除瘀浊之邪，包括湿热内蕴之邪，病毒病菌之邪。基于此，自拟黄芪水蛭汤运用于临床。

黄芪水蛭汤由黄芪、仙灵脾、鹿含草、忍冬花、水蛭、地龙、蝉衣等组成。方中黄芪甘微温，入脾肺经，补气而利水，药理分析认为其有扩张血管和改善微循环作用，能降血压、利尿，对实验性肾炎有对抗作用，能延缓尿蛋白与高胆固醇血症的发生。仙灵脾辛温而入肾经，有补肾阳之功，药理分析认为其有降血压、抗病毒和利尿作用。黄芪配仙灵脾，补肺脾肾三脏以扶助正气，为治本之计。鹿含草性平味苦，祛风湿而补肾止血，药理分析认为其有抗菌作用。忍冬花清热解毒，有抗菌抗病毒之功，有人认为忍冬花尚有产生干扰素诱导作用，具有提高免疫机能效能。水蛭咸寒平，有毒，是一味破血祛瘀的药物，药理分析认为其有较强的抗凝血和扩血管、改善微循环作用，其中水蛭素能延缓或阻碍血液凝固作用，为一味祛瘀浊之邪较强的药。地龙能改善肾血管痉挛，有降血压、利尿作用，有人认为地龙提取物同样具有抗凝和纤溶作用。蝉衣散热而又有修复肾小球基膜破损的作用，能起扶正、祛邪双向调节功能。综合上述药味，融温、凉、刚、柔、攻、补于一炉，具扶正祛邪、改善肾血流和调节人体免疫机能之功，是针对慢性肾炎之病因繁多，病机错综、病情反复、证情庞杂而设计的。如腰痛腰酸明显者，加杜仲、川断；浮肿甚者加茯苓皮、车前草；纳少便溏者加白术、炒薏仁；血尿明显而血小板偏低者加白茅根、茜草炭；湿热重而苔黄者加川柏、苍术；血压高者加桑寄生、钩藤等；伴肾功能不全者，加大黄以泄浊祛邪，即便是便溏呈脾肾阳虚证，仍可用大黄，只是须加重温补脾肾之品，以免邪祛正损之虞。临床用之，每多良效。

（周富明 1995 年 4 月）

慢性肾炎从虚实辨治的体会

（一）实证

慢性肾炎之实证，大多见于病后复感外邪，导致肺脾失约、湿热内蕴，或病久瘀血阻滞之邪实证。

1.肺失宣降，脾不健运　患者原有慢性肾炎病史，三焦气化不利，复感外邪，尤以风邪为甚。风为阳邪，其性上行，风与水搏，以致肺失宣降，脾失健运而诸证叠见：恶寒发热，咳嗽喘促，胸闷气憋，咽痛口渴，有汗或微汗，高度浮肿，以头面上半身为甚，腹胀便溏，食纳不佳，溲少色赤，其苔薄白，脉多滑数。治宜宣肺利气、运脾消肿。方用《金匮要略》越婢加术汤合《伤寒论》麻黄连翘赤小豆汤加减。若风寒偏盛者，当去石膏，加紫苏；如咳喘较甚者，加杏仁、前胡；如汗出恶风、卫阳偏虚者，去麻黄、石膏，加黄芪以固本。

2.湿热壅盛，分消失利　在肾炎患者表现为肾病综合征时多见。症见遍体浮肿、皮肤绷紧光亮、胸脘痞闷、烦热口渴、小便短赤、大便不畅或干结、舌红苔黄、脉濡数等一派邪陷于内、湿热壅盛之候。治以分消湿热、通利二便。方选《济生方》疏凿饮子加减。如湿热下注，伤及膀胱血络而尿痛、尿血者，加白茅根、小蓟、藕节等。

3.瘀血阻滞，脉络不畅　本型多见于肾病历久，入络成瘀，以致气血不能畅达，故见腰痛如刺，痛有定处，痛处拒按，颜面黧黑，或皮下瘀斑，舌质紫暗，或有瘀点，脉细或涩。治宜活血化瘀、行滞通络。方择《医宗金鉴》桃红四物汤加丹参、益母草、蒲黄、茜草等。夹有风湿者加独活、威灵仙、秦艽等以祛风胜湿；夹有气虚者加黄芪以补气行滞活血；若为痰瘀交阻者，可合《太平惠民和剂局方》二陈汤，以理气机、化痰浊。

（二）虚证

慢性肾炎大多起病缓慢，病程缠绵，病情轻重不一，因此，往往表现为正虚本亏或正虚邪恋之证。

1.脾肾两虚，精微渗泄　脾肾为先后天之本。肾病历久，伤及于脾，脾肾同病，封藏失职，健运失司，以致精微物质非但难以滋生，反见日趋外泄乃致诸恙叠起：颜面苍白无华，神疲体倦，腰膝酸软，尿有蛋白，反复不已，舌质淡，脉虚弱无力。治宜健脾固肾、滋肾助阳。方用《金匮要略》肾气丸合《证治准绳》五子衍宗丸加减。盖精气源于水谷，为脾所化生，藏于肾，又靠脾肾之功能供养于全身，而是二方正合此病机。伴肾络损伤而见血尿者，可去肉桂，加《丹溪心法》小蓟饮子；如以脾肾阳虚为显者，可用《世医得效方》实脾饮治疗。

2. 肝肾阴虚，虚阳上亢 肝肾关系密切，古有"肝肾同源"之说，乃肝主藏血，肾主藏精，而精和血相互滋生、相互转化，即精能化血、血能化精，故又有"精血同源"之称。因此，在病理上，肾病日久，耗精日甚，尤其大量蛋白尿时，阴精日亏，导致肝血亏乏，而见肝肾阴损、阴亏则阳无以附而虚阳上亢，是其一；其次，在肾病时，或用西药糖皮质激素治疗后，病人往往有肾上腺皮质功能亢进的表现，此乃"壮阳燥烈之品"损伤阴液，而出现阴阳失调、肝阳偏亢、肾阴亏损之征。二者皆可出现面热潮红，头目眩晕，心烦失眠，手足心热，腰膝酸软，自汗盗汗，血尿屡现，时有筋惕肉瞤，舌红少苔，脉弦细数。治宜育阴滋肾，平潜虚阳。方选《医学衷中参西录》建瓴汤加麦冬、枣仁、二至丸、杜仲、杞子。伴有湿热者，可合知柏地黄汤；眩晕耳鸣甚者，可用杞菊地黄汤。

3. 气阴两虚，营血不足 肾病日久，耗气伤血。气虚无以充达机体抗御外邪；血虚无以荣养周身顾护正气，故而病情易反复，外邪易逗留，症见颜面无华，心悸少寐，神倦乏力，易患感冒，日晡或夜间低热，或长期咽痛，尿蛋白、血尿反复出现，舌质偏红，少苔，脉细弱无力。治宜益气固本，养血滋阴。方择《沈氏尊生书》参芪地黄汤。若伴口干咽燥、干咳少痰、小便短赤、大便干者，可用《景岳全书》人参固本丸出入；倘咽痛日久，咽暗红者，可加沙参、麦冬、桃仁、赤芍以养血活络。此型之治疗，尚须注意益脾土以化生气血，固其根本，同时，根据蛋白尿、血尿之反复出现，酌加炙升麻，并加重黄芪剂量和二至丸之运用，以冀正气得固，精气不致下泄而保和平。

以上所述，是笔者多年来对慢性肾炎的临床分型及治疗心得。在临床上这些证候常互相兼见或互相转化，故临证时应灵活运用，切不可胶柱鼓瑟，拘泥于一方一法。但无论何证，总不外虚实二端，补虚泻实，活用方验。

（周富明 1998 年 11 月）

慢性肾炎辨治五法

基于西医学对慢性肾炎的发病机理，以中医药理论为指导，衷中参西，结合多年的临床实践，对本病之辨治，归纳为五法。

1. 温阳益气法　本法适用于慢性肾炎，肾病型，属于中医阳气虚弱、脾肾两亏型。症见面色㿠白，手足不温，腰膝酸软，神倦乏力，小便清长，大便时溏，舌质淡，苔白润，脉虚弱。此乃命门火虚，温运失职而致。治用温阳益气法。方药：党参、菟丝子各15g，黄芪20g，肉桂3g（后下），炙甘草、茯苓、猪苓、白术各10g，泽泻、生水蛭各5g。方取保元汤（参、芪、桂、草）温阳益气；四苓散（术、二苓、泽泻）化气利水；加菟丝子温肾固本，与肉桂同用，加强温命门之火以运水湿之能；加水蛭，意在活血化瘀，因本病多迁延，久病入络，每夹瘀血，故用水蛭，药中病机。现代药理研究认为水蛭含有肝素、抗血栓素等成分，用之又符合现代医学的"肾病高凝状态"之说。如尿少肿甚者，加车前草、赤小豆各30g以活络行水。如治赵某，男，35岁，患慢性肾炎3年，蛋白尿定性++～+++之间，颜面乏华，形寒怯冷，神倦乏力，腰酸肢楚，不时便溏，舌淡苔白，脉虚弱。曾多方求治，收效甚微，乃于1998年10月求诊于我。脉症合参，属脾阳不振，肾阳亏损。以温阳益气法治之。处方：西党参15g，黄芪20g，肉桂3g（后下），茯苓、猪苓、白术各10g，泽泻5g，炒薏仁20g，生水蛭5g。上方连续服药4周（28剂）后，大便成形，怯冷亦除，精神大振。遂守方出入，前后服药3个月，诸恙若失，尿蛋白消失。随访一年，无复发。

2. 活血化瘀法　本法适用于肾病综合征反复发作者，系久病入络成瘀证者。症见颜面灰暗，浮肿明显，气短而咳逆，甚则肌肤甲错，口唇发绀，舌质暗瘀，脉细弦涩。久病必瘀，由于瘀阻而加重病证，而病情反复则愈加瘀阻。"瘀"，既为病理产物，又为致病因素，二者互为因果。因此，当以活血化瘀为主，并在此基础上合用利水消肿之品。方药：桃仁、当归、川芎、广地龙各10g，赤芍、黄芪各15g，丹参12g，红花6g，益母草30g，车前草18g。方取桃红四物汤意（桃、红、归、芎、芍）以活血通络化瘀，加丹参、益母草养血化瘀；黄芪补气，气行血行；合车前草益气化水以消肿；地龙通络消肿，又有扩血管、改善肾血流作用。诸药合用，衷中参西，药中肯綮，每获良效。血压高甚者，加桑寄生10g，夏枯草20g；伴筋惕肉瞤者加木瓜10g，牡蛎20g以平肝息风。曾治王女，28 岁，1996 年 11 月 5 日诊。患肾病综合征 4 年，用强的松、雷公藤等治疗后尿蛋白消失，水肿消退。但待药停后不到三个月，则又出现大量蛋白尿及水肿。迄今已第 3 次复发。刻诊病发 2 月，颜面灰暗，浮肿明显，舌布瘀点，脉来细涩。查 24 小时蛋白定量 3.7g。系肾病日久，入络成瘀。治以活血化瘀，益气化水。处方：桃仁泥、炒当归、炒川芎、赤芍各 10g，紫丹参 12g，杜红花 6g，益母草 30g，广地龙 10g，生黄芪、车前草、茯苓皮各 20g。14 剂后，水肿明显减轻，但有腰酸，余恙如故。原方加炒杜仲 10g、玉米须 30g。守法服药 5 个月，症状消失，复查 24 小时蛋白定量 0.8g。仍以原方出入，又服药 2 个月以资巩固。随访一年半，未见复发。

3. 益气固精法　本法主治隐匿性肾炎而以蛋白尿为主要表现者，除此以外，无其他明显临床症状。而舌淡边有齿痕、苔薄白，脉虚而细等是辨证气虚失摄的主要征象。此类病根在脾，固摄无力，以致精质（蛋白）随尿液而下漏。因而，治疗以益气健脾、统摄固精为要。方药：党参、淮山药、薏仁、茯苓、禹余粮、狗脊、覆盆子各 12g，春砂仁 3g（后下），冬术、炒扁豆衣各 10g，芡实 15g。方中取参苓白术散意以健脾益气固其元；覆盆子、禹余粮收涩敛阴以固其精。诸药合用，共奏益气健脾、固涩精质之功。伴跗肿者加黄芪、车前草各 20g 以益气化水；伴腰膝酸楚者加杜仲、川断各 10g 以滋肾壮腰。曾治张某，男 28 岁，1998 年 11 月 15 日诊。自称既往体健。健康体检发现尿蛋白 ++，余无明显不适。曾去外地就诊检查，拟诊为隐匿性肾炎。察其舌淡，边有齿痕，苔薄白，按其脉虚大无力。辨为气虚失固，精质下流。故以参苓白术意为方：西党参、淮山药、炒薏仁、茯苓、禹余粮各 12g，炒冬术、炒扁豆衣各 10g，覆盆子 12g，芡实 15g，生黄芪 15g，五倍子 3g，春砂仁 5g（后下）。是方间日服 1 剂，服药 3 个月，复查尿蛋白（－），守方又服 2 月告愈。

4. 滋肾清热法　本法适用于隐匿性肾炎而以血尿为主，或病理检查为 IgA 肾病以血尿为主者。此型大多无明显症状，唯尿常规检查以血尿为主，尿蛋白或少量。但舌象往往显示苔薄黄或苔根腻，舌质偏红，脉沉而细。这是由于湿热郁于下焦，肾阴因之受灼所致。因此，当以滋肾培本、清热利湿为主治。方药：川柏 5g，熟地、山药各 12g，知母、制萸肉、建泽泻、茯苓、丹皮、牛膝、荠菜花各 10g，柴胡 3g。方取知柏地黄汤三补三泻而又滋阴降火，为扶正祛邪之举；加荠菜花清热凉血，共奏清热滋阴、凉血和荣，稍佐柴胡以升清、牛膝引下，"升降"相互，清气上扬输布周身，湿浊下趋排出体外。蛋白尿明显者加芡实 12g、肉桂 3g 以培元固本、引火归元；肉眼血尿者加苎麻根 30g，旱莲草 15g 以清热凉血；伴心中懊侬者加焦山栀 10g 以清热泻火。曾治陈男，26 岁，1998 年 3 月 5 日诊。反复血尿 1 年，时甚时缓。在院外诊断为 IgA 肾病。偶有腰酸。刻诊：苔薄根黄腻，舌质偏红，脉细略数，口苦肢楚，时有心烦寐劣。尿常规检查：红细胞（++），蛋白（±）。询知平素喜甜食、贪饮酒、嗜吸烟。乃湿热内蕴，蓄于下焦，灼伤肾阴，故而血尿反复。当以清化湿热，滋肾凉血为之。仿知柏地黄汤加减：肥知母、制萸肉各 10g，川柏 5g，生地、淮山药各 12g，建泽泻、云茯苓、牡丹皮、川牛膝、荠菜花各 10g，小青草 18g，软柴胡 3g，旱莲草 20g，制苍术 6g。服药 30 剂，同时嘱戒烟酒，饮食清淡。复查尿常规提示：红细胞（±），蛋白（-）。原方去苍术、柴胡、牛膝，加鹿衔草、生薏仁、女贞子各 20g。又服 40 剂，苔净，舌正，尿常规检查无异常。随访半年无恙。

5. 温肾泄浊法 本法适用于慢性肾炎肾功能不全，属中医肾阳虚衰、湿浊内停型。症见面浮跗肿，腰酸膝冷，时欲泛恶，更衣艰下，溲清而少，苔白脉细。此型病位在肾，脾为肾侮，清浊逆乱而诸恙叠出。因而，唯温肾泄浊并用，方能取效。方药：制附子 5g，制巴戟、制萸肉、制大黄各 10g，仙灵脾、车前草各 30g，淡干姜 3g，黄芪、防己、制商陆各 12g。方中附、巴、灵脾温阳补肾，以治其本；大黄、防己、商陆攻下泄浊，以达其邪；干姜温运中州；黄芪益气扶正；车前利水消肿。诸药合用，有温肾扶正，泄浊达邪之作用。若伴呕吐者加姜半夏 5g、上川连 3g 以降逆和胃；水肿明显者加白术 10g，茯苓皮 15g 以健脾行水；腰痛明显者加虎杖根 30g，莪术 15g 以活血行瘀。如治沈女，39 岁，1995 年 10 月 7 日诊。发现慢性肾炎、肾功能不全 2 年，尿蛋白定性（+++），红细胞（+），肾功能提示 Scr225mmol/L，BUN18mmol/L，颜面灰暗而浮肿，腰膝酸冷，纳呆泛恶，溲清而长，更衣艰下，苔白脉沉细。肾病日久，脾为肾侮，清浊乖乱，瘀浊内结。以温肾泄浊为治。处方：制附子 5g，制巴戟、制萸肉、制大黄各 10g，仙灵脾、车前草各 30g，淡干姜 3g，生黄芪、汉防己、制商陆各 12g，旋覆梗 10g，炒川芎 10g。服药 7 剂后，便通畅，饮食增。续原方改商陆为 5g，继进 50 剂，诸恙逐次好转。遂以原法出入，万变不离其宗，前后服药 10 个月，复查蛋白尿（±），红细胞（-），肾功能提示正常范围。又服 3 个月后停药。随访 3 年无恙，且已参加劳动。

（周富明 2000 年 6 月）

中医药配合激素治疗肾病综合征 21 例疗效观察

我们于 1999 年 1 月至 2002 年 6 月，应用中医药配合激素治疗肾病综合征 21 例，取得较好疗效，总结如下：

（一）临床资料

1. 诊断依据　参照"肾病综合征诊断标准"①大量蛋白尿（>3.5g/24h）；②低蛋白血症（血浆白蛋白 <30g/L）；③明显水肿；④高脂血症。上述 4 条中前 2 条为必备条件。

2. 病例选择　本组共 35 例，均为本院肾病专科门诊及住院的 NS 患者，随机分为 2 组。治疗组 21 例，其中男 11 例，女 10 例；年龄最大 52 岁，最小 6 岁，平均 35.11 岁；病程最长 30d，最短 6d，平均 12.5d。对照组 14 例，其中男 8 例，女 6 例；年龄最大 53 岁，最小 11 岁，平均 35.61 岁；病程最长 29d，最短 7d，平均 13.1d。2 组在性别、年龄、临床表现及相关生化检查指标均无显著差异（$P>0.05$），具有可比性。

（二）治疗方法

1. 常规治疗　一般治疗及激素治疗 2 组相同。激素治疗参照"原发性肾病综合征的治疗"。掌握剂量要足，减量要慢，维持时间要长的原则。强的松 1mg/kg/d，6~8 周开始减量。

2. 中医药治疗　在激素治疗的同时根据辨证与辨病相结合的原则，大致分为 3 个阶段。

（1）激素初始治疗阶段：常呈现为脾肾阳虚征象，应以温阳利水治之，择真武汤加减（熟附子、桂枝、黄芪、白术、茯苓、车前、杜仲等）。

（2）激素大剂量应用后至撤减阶段：往往表现为阴虚火旺的证候，当以滋阴降火治之，取知柏地黄汤合二至丸加减（知母、黄柏、生地、丹皮、茯苓、枸杞、旱莲草、女贞子等）。

（3）激素撤减后期及维持阶段：多出现脾肾气虚现象，予以补益脾肾之气治之，用补中益气汤加减（黄芪、党参、白术、茯苓、山药、川断、芡实等）。

3. 观察指标　症状和体征：24h 尿蛋白定量；血浆白蛋白；血脂分析；肝肾功能；血钾、钙、血糖等。

4. 统计方法 计量资料为（$\bar{x} \pm s$），组间计量资料比较用 t 检查，计数资料比较用 x^2 检验。

（三）治疗结果

1. 疗效标准 参照"肾病综合征的疗效判定"，完全缓解：尿蛋白定量 <0.3g/d，连续 3d，NS 表现完全消除，血浆白蛋白 >35g/L，肾功能正常；部分缓解：尿蛋白定量 0.31~2.0g/d，连续 3d，NS 表现完全消除，肾功能好转；无效：尿蛋白 >2g/d，NS 表现未消除，肾功能无好转或恶化。

2. 结果

（1）2 组总疗效比较（见表 1）。

表 1　2 组总疗效比较［n（%）］

组别	例	完全缓解	部分缓解	无效	总有效率
治疗组	21	15（71.43）	5（23.81）	1（4.76）	20（95.24）△
对照组	14	3（21.43）	7（50.00）	4（28.57）	10（71.43）

注：与对照组比较△ $P<0.01$。

（2）2 组治疗前后检验指标变化比较（见表 2）。

表 2　2 组治疗前后检验指标变化比较（$\bar{x} \pm s$）

组别	n		尿蛋白总量（g/24h）	血浆白蛋白（g/L）	甘油三酯（mmol/L）	胆固醇（mmol/L）	肌酐（umol/L）	尿素氮（mmol/L）
治疗组	21	治前	5.71±3.41	21.97±6.74	4.1±2.3	9.97±2.61	146±28	9.7±2.4
		治后	2.15±2.00*	39.56±5.65△**	1.7±0.9**	5.56±1.51△**	96±28**	4.5±3.1△**
对照组	14	治前	5.72±3.35	21.95±6.73	4.2±2.2	9.96±2.60	142±31	9.6±2.5
		治后	2.54±2.21*	31.5±5.15	2.5±2.4	6.2±2.4	129±29	6.7±2.6

注：治疗前后比较 *$P<0.05$，**$P<0.01$；组间疗后比较△ $P<0.05$。

（3）2 组治疗过程中的副作用及并发症比较（见表 3）。

表 3　2 组治疗中副作用及并发症比较

组别	向心性肥胖	痤疮	低钾血症	低钙血症	高血糖	肝功异常（ALT）	合计
治疗组	2（9.52）	1（4.76）	2（9.52）	2（9.52）	1（4.76）	1（4.76）	9（42.85）△
对照组	2（14.29）	2（14.29）	3（21.42）	1（7.14）	1（7.14）	2（14.29）	11（78.57）

注：与对照组比较△ $P<0.01$。

NS 是肾小球疾病中的一组临床症候群。目前糖皮质激素仍是首选治疗药物，大多数病人对激素敏感，但也有相当部分病人疗效不佳，且长期应用激素，又易出现各种副作用和并发症。为此，我们通过复习文献和实践探索，并根据激素治疗的不同阶段，结合中医辨证施治，既减少激素的副作用和并发症，又提高疗效。

我们在实践中体会到，在激素初始阶段，由于激素疗效尚未显示，低蛋白血症尚未纠正，水肿明显，面色㿠白，畏寒怕冷，舌质淡，脉沉细等一派脾肾阳虚征象，因此我们配以温补脾肾之阳以治之，其中附、桂与芪、苓、车前相配伍，既能温壮脾肾之阳，又能益气利水。在激素大剂量运用之后及在撤减阶段，病人往往出现药源性肾上腺皮质机能亢进的表现，如面色潮红、口干、烦热、精神亢奋等，此阶段，则以滋阴降火治之，每每能减轻病情、缓解症状，其副作用和并发症明显减少。在激素维持阶段，由于长期大量的激素运用，抑制垂体—肾上腺轴，从而出现疲倦乏力，腰膝酸软，体胖懒言，脉细等脾肾气虚现象。运用中药补气药不仅具有调节下丘脑—垂体—肾上腺皮质轴的功能，还能增强细胞免疫和增加抗体形成，使抑制的免疫功能得到恢复。

由于 NS 病史长，且多有高凝状态存在，而中医又有"久病必瘀"之说。故在辨证论治的基础上，酌加丹参、赤芍、川芎、水蛭、虎杖根等贯穿始终，以加强活血化瘀和抗凝作用。

总之，中医药配合激素治疗 NS，可提高缓解率，减轻副作用，减少并发症，是一种较满意的疗法。但由于本文积累资料尚少，有待于大样本、多中心、深层次加以研究探索。

（周富明　张雪锋　费德升 2003 年 6 月）

溺毒证治心得

溺毒系指因脾肾衰败，二便失司，湿浊毒邪不得由尿液排出，滞留于体内而产的一种病症，与现代医学的慢性肾功能不全尿毒症期相当。由于其病机复杂，病情危重且顽固，治疗极为棘手，笔者临床略具心得，呈管见如下。

由于种种原因，影响脾肾功能，渐至衰败，失去了分清泌浊的作用，清气不升，湿浊下降，水湿代谢功能紊乱，致使毒邪难以下输水道排出体外，毒邪潴留，戕伤正气，危证丛生，变证叠见，甚则成痰、生瘀、化热、动风等。

其表现为本虚标实，本虚包括气、血、阴、阳之虚；邪实有湿浊、水、瘀血和痰。由于脾肾衰败，二便失司，湿浊毒邪潴留于体内，气化严重障碍，阴浊不泄，或上犯脾胃，或蒙蔽心窍，或惹动肝风，或入营动血，或水气凌心犯肺，从而显示出种种危急病象。诚如何廉臣在《重订广温热论》中所说的"溺毒……头痛而晕，视力朦胧，耳鸣耳聋，恶心呕吐，呼吸带有溺臭，间或猝发癫痫状，舌苔起腐，间有黑点。"何氏此"溺毒"之描述，与现代医学的尿毒症所表现的症状极为相似，其中"溺臭"尤类慢性肾功能不全、尿毒症时出现的呼吸带有氨味的描述。

现代医学认为，慢性肾功能不全不是一种独立疾病，而是一个临床症候群。当肾功能缓慢地恶化时，根据其损害程度，包括四个阶段，即：肾贮备能力丧失期、氮质血症期、肾功能衰竭期和尿毒症期。尿毒症期是肾衰的晚期，此期往往体内多个系统受累，尤其是胃肠道、心血管和中枢神经系统症状更明显。如食欲缺乏，常有恶心、呕吐，可有腹泻，口有尿味，心力衰竭，尿毒症性心包炎和精神、神经系统症状，甚至神志不清，昏迷，抽搐等。水、电解质严重失调，常有明显的代谢性酸中毒，低钠、高钾血症，血钙明显降低，血磷升高等，极易危及生命。这与前述"溺毒"颇为近似。中医学认为，"此因浊邪壅塞三焦，正气不得升降，所以……小便闭，生呕吐，阴阳闭绝"，并明确指出属"最为危候"（见《证治汇补》）。综上所诉，本病主因是湿浊毒邪；病机是肾阳衰败，脾阳不振，其病位在脾肾，波及五脏及胃肠和膀胱。

基于以上认识，笔者经过临床实践，恒以温脾肾、泄湿毒之千金温脾汤（生大黄、人参、制附子、甘草、干姜）加枳壳、砂仁、黄芪为治，常能取得理想疗效。如气机壅滞，湿浊内盛，溲闭肿甚者，去甘草，合疏凿饮子，以破气通滞、攻下逐水；如为湿热互结而纳呆懊恢，口中尿臭明显者，合黄连温胆汤，以清热降浊；如为寒湿内蕴，大便溏薄，呕吐清水者，易生大黄为制大黄，并合吴茱萸汤加肉桂、仙茅、仙灵脾等，以温化降浊；若兼气滞血瘀，脉络不通者，加水蛭、赤芍、丹参、桃仁等，以活血祛瘀通络；如毒邪内陷心肝，血热风动而出现神昏谵语、循衣摸床、抽搐、痉挛者，去干姜之灼阴，合熄风镇肝之羚羊钩藤汤加减运用；昏迷者可用苏合香丸或至宝丹等鼻饲。

病案举例：许某，男，41岁。住院号：4902号。因反复浮肿伴腰痛、头痛半年，恶心呕吐1月加剧5天，于1995年1月20日入院。入院时见：颜面黧黑，面浮跗肿，腰痛肤胀，溲少，便艰，动辄气急，不时恶心呕吐，头痛，纳谷不香，筋惕肉瞤，时有抽搐。血压25.3/13.3kPa，CO_2-CP13mmol/L，Scr718μmol/L，BUN28mmol/L，血K^+5.9mmol/L，血Ca^{2+}1.9 mmol/L。舌淡、苔白，脉沉细。中医诊断：溺毒，系脾肾衰惫，浊阴壅滞，清阳被遏，瘀浊内停，脉络失利。西医诊断：慢性肾炎、肾性高血压、肾功能不全尿毒症期。采用中西医结合治疗：西药以降血压、纠正酸中毒等对症处理，具体药物略。中药以温阳泄浊，逐水行瘀，用加味温脾汤加减治疗。处方：生大黄（先浸后下）、人参（另炖代饮）、制附子、枳壳、生水蛭各10g，干姜3g，砂仁（后下）、姜半夏各6g，黄芪、制商陆各20g，赤芍、防己各30g。每日1剂，水煎分服。同时予生大黄、制附子、煅牡蛎适量煎汤灌肠，保留30分钟，日2次。用药7天，症状显著减轻，相关理化指标好转。遂停西药，继服中药。前后治疗5个月，症状基本消失。肾功能化验：Scr130μmol/L，BUN8.4mmol/L；血电解质、CO_2-CP等正常。停药后随访1年，病情稳定。

（周富明 1998 年 10 月）

慢性肾衰中医辨治述略

慢性肾衰、尿毒症是多种慢性肾脏疾病的终末表现。由于肾脏排泄功能受损，致使体内血肌酐、尿素氮等代谢废物潴留体内，引起水、电解质及酸碱平衡失调，从而出现机体自身中毒的症候群。中医认为，此乃脾肾衰败，"浊邪壅塞三焦，正气不得升降"，瘀浊交阻所致。因其病程冗长，病机庞杂，表现错综，故治疗较为棘手，非一方一法所及。兹就有关慢性肾衰、尿毒症之中医辨治心得，归纳为四法，供同道参考。

湿浊犯胃，升降失调 症见恶心不止，呕吐频作，食则欲呕，身倦乏力，嗜睡神疲，舌淡苔白，脉沉滑。是以湿浊内阻，脾胃升降失调之故。治以和胃降逆，升清降浊。用小半夏加茯苓汤加味：茯苓12g，姜半夏12g，新会皮6g，生姜3片，谷、麦芽各15g，川厚朴6g，炒枳壳10g，炒六曲15g，炒白术10g。如大便溏薄者加制附子以温肾助脾，化湿；若大便干结不畅者，加制大黄以通腑泄浊；伴口苦、苔黄腻者，系湿郁化热，应以清化和中，和胃降逆为法，择黄连温胆汤合左金丸增芰治之。

肾阳衰败，真阴亏耗 症见头晕耳鸣，四肢逆冷，腰酸腿软，心悸气短，口干尿少，舌质淡，苔光而干，脉沉细无力或虚大。良由肾阳衰微，不能温养；肾精亏乏，不能充髓所致。治宜温肾助阳，填补真阴。以地黄饮子加减：熟地15g，五味子6g，山药10g，党参15g，麦冬10g，茯苓20g，枸杞子12g，石斛20g，肉苁蓉15g，泽泻5g，制附片10g，上肉桂3g。如伴筋惕肉瞤者，宜加白芍、牡蛎以柔络息风；如夜寐不宁、心悸怔忡者，加当归、枣仁以养血宁心神。

水湿逗留，气化失利　症见肢体浮肿，颜面少华，形寒畏冷，神疲乏力，苔薄舌胖，脉细沉。此系脾肾不足，气化不利，水湿内聚所致。治当健脾益气，化水利湿。仿防己黄芪汤加味：汉防己 30g，生黄芪 30g，炙甘草 6g，炒白术 10g，西党参 15g，车前草 20g，马鞭草 20g，制附子 6g。如面色灰暗，舌质紫黯者，乃夹瘀之症，宜加丹参、益母草、川芎等活血化瘀之品；如伴鼻衄、齿衄者，加三七、血余炭、制大黄等活血祛瘀止血。

脾肾阳衰，瘀浊交阻　症见精神萎靡，颜面萎黄或暗滞，腰酸怯冷，溲清跗肿，视物蒙胧，恶心呕吐，口中带有溺臭。此为肾阳衰败，脾阳受损，体内湿浊废物蕴久成瘀，致瘀浊交阻而起。治应温肾补脾，降浊泄毒。择温脾汤加味。制附子 10g，西党参 20g，生大黄（先浸，后下）10g，生甘草 5g，淡干姜 3g，生黄芪 20g，紫丹参 20g，生水蛭 5g。如大便溏薄者易生大黄为制大黄，并加肉桂、仙茅以温化降浊；如尿闭、肿甚者，去甘草，合疏凿饮子以破气通滞，攻下逐水。

（周富明 1998 年 8 月）

温脾汤加味治疗慢性肾衰

《千金方》温脾汤由大黄、附子、干姜、人参、甘草等组成，有温补脾阳、攻下冷积之功效，原为治冷积便秘、腹满痛而设。笔者根据其药物组成，并加味用于治疗慢性肾功能衰竭，取得理想疗效。

慢性肾功能衰竭、尿毒症为现代医学病名。慢性肾衰是在多种原因引起肾脏病变的基础上，缓慢出现的肾功能减退乃至不可逆转的肾衰、尿毒症。这是一个进行性肾损害过程，甚至危及生命，其主要临床表现为肾功能的进行性恶化，体内代谢废物潴留，水、电解质和酸碱平衡失调，以至于不能维持机体内环境的稳定。祖国医学根据临床表现，将其归属于"水肿""腰痛"范围，但笔者以为更合乎"溺毒"。如何廉臣氏在《重订广温热论》中说："溺毒……头痛而晕，视力朦胧，耳鸣耳聋，恶心呕吐，呼吸带有溺臭，间或猝发癫痫状，甚或神昏惊厥，不省人事。"这主要是由于肾阳衰败，脾阳受损，不能使体内湿浊废物排出体外，蕴久成瘀，痰、瘀交阻，邪毒内生，以致邪陷内扰诸脏而变证叠出。综上所述，本病以正虚邪实为其特点，有鉴于此，笔者取《千金方》温脾汤加枳壳、砂仁、黄芪治疗本病。方取生大黄，旨在荡涤浊邪，其虽味苦性寒，然与姜、附同用，可"去性存用"，即去其苦寒，存其泻下。现代药理研究认为，大黄使经肠吸收氨基酸减少，血中必须氨基酸升高，利用氨合成蛋白，因而使肝、肾合成尿素减少，同时本品可抑制体内蛋白质分解，而降低血中尿素氮及肌酐含量，促进尿素氮和肌酐随尿排出体外；合砂仁理气，枳壳通腑降逆，助大黄泄降浊邪；更以参、芪扶助正气，以免邪祛而正伤之弊；甘草缓其峻猛，又调和百药。诸药合用，共奏温肾补脾，降浊泄毒之功，有扶正祛邪之效。如溲闭肿甚者，当去甘草，合疏凿饮子以破气通滞，攻下逐水；如口中尿臭明显者，合黄连温胆汤以清降浊邪；如大便溏薄者，易生大黄为制大黄，并加肉桂、仙茅以温化降浊；若兼气滞血瘀，脉络不畅者，加生水蛭、赤芍以活血化瘀通络。笔者曾以此方加减治疗慢性肾衰、尿毒症 30 例，服药三个月为一个疗程，一个疗程后，平均血肌酐、尿素氮分别从治前的 678.5μmol、25.7mmol 下降至 395.6μmol 和 12.1mmol。如沈某，女，42 岁，因慢性肾炎、肾功能不全于 1997 年 3 月诊，颜面黧黑，腰酸跗肿，泛恶纳呆，神疲懒言，肢软怯寒，苔白，脉沉，血肌酐 375μmol，尿素氮 20mmol。经千金温脾汤加味治疗三个月，症状好转，复查血肌酐 100μmol，尿素氮 6.5mmol。随访半年，病情稳定。

（周富明 1998 年 4 月）

慢性肾衰辨治五法

慢性肾功能衰竭（简称"慢性肾衰"）是指各种原因造成的肾实质性损害，导致肾功能呈进行性减退所引起的严重的临床综合征。主要表现为体内代谢废物的潴留，水、电解质、酸碱平衡失调。常见的症状为疲倦、乏力、恶心、呕吐、贫血、少尿、水肿等。由于其呈进行性加剧，故在临床如能控制其发展，或使其进展缓慢已属理想疗效。笔者根据现代医学对本病的认识，并以中医药理论为指导，衷中参西，通过多年的临床实践，对本病之辨治，归纳为五法，以飨同道：

1. 补脾益肾法 本法适用于慢性肾衰早中期，属中医脾肾气虚或脾阳不振、肾气亏损型者。症见倦怠乏力，气短懒言，纳呆脘胀，腰酸膝软，或大便溏薄或夜尿清长，舌质淡，苔薄，脉细或沉。此系脾阳气虚，肾阳式微所致。治以补益脾肾法：党参、白术、茯苓、山药、山萸肉、熟地黄、熟附子、仙灵脾、丹参。方取参苓白术散合金匮肾气丸意，前者补气健脾，后者温补肾阳；加丹参意在活血祛瘀。本病往往迁延日久，叶天士有"久病无不入络成瘀"之说，故用之符合病机。现代药理研究认为其有"抑制血小板聚集及抗凝作用"。故丹参用于斯病，也符合"肾病高凝状态"之说。如脾虚甚而下陷者，可加黄芪、升麻以升提之；阳虚偏甚而水肿者，加肉桂、车前等以温阳利水。曾治潘男，37岁，1997年7月初诊：慢性肾炎史多年，发现肾功能指标异常一年半，本次查Scr235μmol/l，BUN8.9mmol/l。自觉疲倦乏力，不时便溏，形寒怯冷，腰膝酸软。平时易感冒。苔薄，舌淡，脉沉细。证属脾肾气虚，以补脾益肾法治之：生黄芪20g，炒党参20g，炒白术12g，茯苓12g，山药12g，山萸肉10g，仙灵脾12g，菟丝子12g，丹参20g，虎杖根20g，薏仁12g。上方加减，服药三个月，精神逐渐好转，肾功能指标接近正常。恒守法，前后服药一年三个月，诸恙若失。迄今停药三年，复查肾功能正常，并已参加各种农活。

2. 滋养气阴法 本法适用于糖尿病性肾病或高血压性肾病所致肾功能衰竭，属脾肾气阴不足型者。症见面色少华，神疲短气，手足心热，口干唇燥，大便干燥，小便色黄或夜尿清长，舌淡或尖红，边有齿痕，脉沉或弦细。良由气阴亏损，津不濡润所致。治用滋养气阴法：太子参、生黄芪、熟地黄、茯苓、山药、牡丹皮、山萸肉、当归、枸杞子、虎杖根、川石斛。方取参芪地黄汤（参、芪、地、萸、丹、苓、药等）以益气滋阴鼓舞正气；合大补元煎（参、地、归、杞、药、草等）治肾虚精亏之证；加虎杖根活血解毒，据药理研究认为虎杖根有扩张肾血管，降血压，改善肾血流作用；石斛甘寒入肾，滋阴生津，具有"补五脏虚劳羸"之功。诸药合用，滋阴填精、益气补虚之作用。若阴虚甚而心烦者，加麦冬、五味子以滋阴宁神；大便干结坚硬者，加苁蓉、制大黄等以润燥化浊。曾治周男，72岁，2000年4月诊。糖尿病性肾病、肾功能不全多年。刻下口渴，神倦，腰膝酸软，手足心热，大便干燥，夜尿多，舌淡，脉细略数。Scr210μmol/L，BUN8.3mmol/L。脉症合参，辨为脾肾气阴两虚。治以滋养气阴：太子参20g，生黄芪20g，熟地黄10g，牡丹皮6g，淮山药10g，山萸肉6g，当归10g，枸杞子10g，虎杖根20g，制大黄10g，川石斛20g。上方服28剂后，精神好转，手足心热、大便干燥等症消失，复查肾功能示Scr160μmol/L，BUN7.5mmol/L。继以上法处方出入，服药半年，病情稳定，复查肾功能示Scr120μmol/L，BUN7.0mmol/L。遂嘱上方间日一剂，又服半年。肾功能提示Scr90μmol/L~110μmol/L，BUN7.0~7.5mmol/L之间。随访两年，病情稳定。

3. 化浊安中法 本法适用于脾阳不振致湿浊内阻、中焦升降失司。常见于慢性肾衰,血肌酐、尿素氮等代谢产物刺激胃肠道所出现的症状:恶心呕吐,纳呆乏味,脘腹胀满,神情倦怠,大便欠畅,苔厚腻,舌边齿痕明显,脉沉细无力等。治宜温脾阳、化湿浊、安中州:姜半夏、淡干姜、茯苓、白术、桂枝、炙甘草、春砂仁、新会皮、西党参、制大黄。方取小半夏汤(半夏、干姜)降逆温中;苓桂术甘汤(苓、桂、术、甘)健脾化浊;砂仁、陈皮健脾苏中;制大黄荡涤内蕴之浊邪。诸药合用,共奏温运脾阳、健中化浊、安中和胃之功。若伴面色萎黄无华者,加当归、川芎以养血和络;伴有浮肿者加车前草;伴有小便清长、腰膝怯冷者,加附子、菟丝子以温肾培本。例治金女,42岁,因慢性肾炎多年,肾功能异常半年。肾功能提示:Scr350μmol/L,BUN9.2mmol/L;B超提示双肾偏小。于2002年9月诊:纳谷不振,时时欲泛,呕吐清水,面色萎黄,怯冷,苔白腻,边有齿痕,脉细。证属湿浊内阻,良由脾阳不振,肾阳亦亏故也。治宜化浊安中、兼温脾肾:姜半夏10g,淡干姜3g,炒白术10g,云茯苓12g,川桂枝5g,炙甘草5g,西党参20g,春砂仁5g(后下),炒当归10g,熟附子5g,生薏仁30g,煅牡蛎20g,制大黄10g。服药半月,纳增,呕止。证有转机,宗法续进。上方再服半月,诸恙皆减,精神亦爽。乃于上方去附子、干姜、姜半夏,加炒六曲15g,仙灵脾12g,枸杞子12g。守方前后服药近一年,迄2年,今病情稳定,复查肾功能指标于正常范围。

4. 温补脾肾法 本法适用于慢性肾衰尿毒症期、脾阳虚损、肾阳不足型。症见面色萎顿,神疲肢倦,腹胀纳呆,大便秘结,口中黏腻无味,舌胖,苔厚腻,脉细无力。治以温补脾肾法:制附子、生大黄、淡干姜、西党参、炙甘草、生黄芪、春砂仁、枳壳、仙灵脾。方取温脾汤(大黄、参、草、姜、附)温补脾阳、攻下冷积,此寓攻下湿浊瘀邪。其中大黄旨在荡涤浊邪,与姜、附同用"去性取用",即去其苦寒,存其泻下,促进尿素氮、肌酐随粪便排出体外;合砂仁理气、枳壳通腑降逆,助大黄泄降浊邪;更以参、芪扶助正气,以免邪去而正伤之弊;加仙灵脾温补肾阳;甘草缓其峻猛、调和百药。诸药合用,共奏温肾补脾、降浊泄毒之功。如溲闭肿甚者去甘草,合疏凿饮子以破气通滞、攻下逐水;如口中尿臭明显者,合黄连温胆汤以清降浊邪;如大便溏薄者,易生大黄为制大黄,并加肉桂、仙茅以温化降浊;气滞血瘀证明显者,加生水蛭、川芎以化瘀通络。如治缪男,35岁,因疲倦乏力伴腰酸三月加重半月于2000年3月来诊。症见颜面萎黄,腰酸跗肿,泛恶纳呆,肢软怯寒,溲清长,苔白腻,舌布瘀点,脉沉细。肾功能提示Scr840μmol/L、BUN17.6mmol/L。证属脾肾虚衰、浊邪内阻。治以温补脾肾、化瘀泄毒:生黄芪20g,制附子

6g，生大黄 6g（先浸，后下），西党参 20g，炒白术 10g，春砂仁 5g（后下），淡干姜 3g，仙灵脾 18g，生薏仁 30g，炒当归 12g，炒谷芽 15g，芡实米 10g。经上方治疗一个月后，症状明显改善，嘱继服药两个月，症状基本消失，复查肾功能示 Scr420μmol/L、BUN10mmol/L。仍嘱继续治疗，至 2004 年 2 月复查肾功能 Scr270μmol/L、BUN8.5mmol/L，病情稳定，目前仍在继续治疗之中。

5. 温阳逐瘀法 本法适用于慢性肾衰、尿毒症期所见脾肾衰败、瘀浊交阻型。症见面色晦暗或黧黑，神情萎顿，胸腹胀满，甚或气急，肢肿尿少，口唇发紫，苔腻，舌淡胖边有齿痕而有瘀斑，脉沉细或细涩。证由脾肾衰败，气化失利，湿浊内阻，气机郁滞，瘀浊交阻。治宜温运脾阳、攻逐瘀浊：炒白术、熟附子、淡干姜、茯苓皮、炙甘草、当归、牛膝、桃仁、赤芍、川芎、制大黄、大腹皮。方取实脾饮（术、附、姜、苓、草）温阳利水；合血府逐瘀汤（归、芎、桃、芍、膝）活血化瘀；大黄攻下行瘀以泄毒；大腹皮行滞宽中利水气。全方组合，具有温阳利水、攻泻泄浊、行滞宽中之功。如畏寒肢冷、大便溏薄甚者，酌加巴戟天、桂枝以加强温阳作用；若胸满上逆、小便短少、大便干结者，酌加黑白丑、枳壳，或合用己椒苈黄丸以泻水逐饮；若伴肌肤甲错、手足麻木等瘀证明显者，加水蛭以加强化瘀通络。例治王女，67 岁，因反复浮肿半年再发伴气急一月于 2003 年 5 月扶入诊室，症见颜面晦暗，面浮肢肿，畏寒怯冷，腰膝酸软，胸腹满闷，动辄气急，大便艰下，时有泛恶，舌瘀，边有齿痕，苔白腻，脉细涩。X 胸片提示：胸腔积液；B 超提示：双肾缩小、中等量腹水；肾功能提示：Scr657μmol/L、BUN25mmol/L。证属脾肾衰败、瘀浊内阻。治以温阳逐瘀兼以化饮水：生黄芪 20g，炒白术 10g，熟附子 10g，淡干姜 3g，茯苓皮 20g，炙甘草 6g，炒当归 10g，桃仁泥 10g，炒川芎 12g，制大黄 10g，川桂枝 3g，葶苈子 15g，姜半夏 10g。服药 30 剂后，胸腹满闷、浮肿、泛恶等明显缓解，仍守前法，原方出入，续进三个月，诸恙若失，并能单独来院门诊。2004 年 2 月复查肾功能示 Scr200μmol/L、BUN10mmol/L。目前仍在继续治疗之中。

（周富明 2005 年 2 月）

从慢性肾衰、肝功酶谱异常探讨肝肾关系

我们就慢性肾功能衰竭（CRF）患者引起肝功酶谱改变与中医分型之间

的关系，探讨 CRF 与肝损及与中医肝肾同源、肾病及肝的内在联系。

（一）材料与方法

1. 病人来源　本组从 1994 年 3 月至 10 月份在本院肾病科住院的 CRF 患者为观察对象。病人总数 58 例，其中男 33 例，女 25 例；年龄 17~81 岁，平均 47.1 岁；原发病为慢性肾炎 45 例，糖尿病肾病 4 例，肾功能硬化 4 例，狼疮性肾炎 2 例，多囊肾 3 例。Scr160.8~1696.5μmol/L，平均 719.4μmol/L，BUN8.1~58mmol/L，平均 22.2mmol/L，

2. 西医分期　参照 1992 年安徽太平会议"慢性肾功能衰竭诊断、分期标准"（见《中华内科杂志》1993，2：131）分Ⅰ、Ⅱ、Ⅲ、Ⅳ期。

3. 中医分型　根据 3 级查房辨证分型而定，分脾肾阳虚，肝肾阴虚，气血不足 3 型。

4. 方法　所有病人入院后均素食 3 天后晨起空腹采血测定 Cr、BUN，肝功酶谱包括谷草转氨酶（AST）、谷丙转氨酶（ALT）、碱性磷酸酶（ALP）、乳酸脱氢酶（LDL）及 a- 谷氨酰转移酶（GGT）等。

5. 统计分析　采用行 × 例 x^2 检验。

（二）结果

58 例中至少有一种酶异常者 54 例，占 93.1%，而无异常的 4 例均属西医分期的Ⅰ期病人。从西医分期情况观察，发现随着病情加重而肝功能酶谱异常率逐渐升高。见表Ⅰ、Ⅱ、Ⅲ、Ⅳ期分别比Ⅰ期明显升高（$P<0.01$），而Ⅱ、Ⅲ、Ⅳ间并无显著异常（$P>0.05$）。见表 4。从中医分型情况观察，肝肾阴虚型、气血不足型肝功能酶谱的异常率较脾肾阳虚型明显升高（$P<0.05$），而肝肾阴虚与气血不足型之间并无显著差异（$P>0.05$）。

表 4　CRF 患者不同肝酶谱异常与西医分期的关系

分期	倒数	肝功能酶谱异常倒数（n）					肝酶谱异常率（%）	
		AST	ALT	LDL	ALP	GGT		
Ⅰ	9	1	1	3	3	1	（9/45）	20.2
Ⅱ	9	3	2	4	4	4	（17/45）	37.8*
Ⅲ	8	4	3	3	5	3	（18/40）	45.0*
Ⅳ	32	12	5	24	14	12	（77/160）	48.1*

注：* 与Ⅰ比较 P<0.01。

表 5 CRF 患者不同肝酶谱异常与中医分型的关系

分型	倒数	肝功能酶谱异常倒数（n）					肝酶谱异常率（%）	
		AST	ALT	LDL	ALP	GGT		
脾肾阳虚	31	11	7	14	10	11	（53/155）	34.2
肝肾阴虚	15	5	10	11	8	5	（39/75）	52.0△
气血不足	12	4	5	8	8	4	（29/60）	48.3△

注：△与脾肾阳虚比较 $P<0.05$。

近来人们发现肝脏与肾脏在血液动力学及免疫机理方面关系密切，我们的观察发现 CRF 病人至少有一种肝酶谱异常者达 93.1%，其机理可能是在慢性肾衰时，血清尿素氮含量升高，并弥散到肠内，通过肠内细菌所泌的尿素酶分解而产生氨。氨重吸收后通过门脉而抵达肝脏，当超过肝脏承受限度时可损害肝脏，同时由于微循环障碍及其它毒性物的滞留也可使肝脏受损。病理检查也发现肾脏疾病晚期，肝细胞存有不同程度的变性，肝小叶中心区肝细胞的坏死，汇管区可见淋巴细胞或白细胞浸润，且肾脏病程越长，肝损害也越重。本组病人在Ⅰ期时肝功能酶谱异常率较Ⅱ、Ⅲ、Ⅳ期明显低，可能是此期肾功能损害较轻，体内毒性代谢产物潴留较少，对肝脏损害较轻之故。另外，CRF 病人常有免疫功能低下，易受各种病毒及细菌的感染而损害肝功能，而长期服用各种治疗 CRF 的药物也会加重肝脏的负担而影响肝功能。

中医认为，造成 CRF 的主要原因之一是肾的元阴元阳之气受损，而肾病日久，必及于肝，盖肾与肝，既有经络上的相互沟通、又有功能上的相互联系，所谓"水生木"是其母子关系；肾藏精、肝藏血，是指两者相互滋助、相互为用的功能表现，所谓肝肾同源、或称"乙癸同源"即是此意，由于两者在生理上相互资助，在病理上相互影响，因此，一旦肾病之后，尤其肾病日久，常可累及于肝，这就是一般所说的"母病及子"。在个体表现方面，既有肝的证候可见，又有实验可据，本文所报道的实验室资料，似可证明肝肾同源在病理方面的关系。有研究认为，以肾为病变中心，在后期往往可见两脏以上的脏器病变，其主要原因是脏腑相传。本文从肾与肝方面也证实了这一点。

从表 2 分析提示：肝肾阴虚的病理改变与现代医学的肾衰肝损是相吻合的；气血不足型，气虚往往是脾肾气虚，血虚大多为肝血亏损，这一型实际上是肾病累及肝脾，是肝脾肾三脏同病，故肝酶谱改变依然显著；而脾肾阳虚型的肝酶谱改变相对要低些，恐系肝损未甚，但毕竟"肾病日久，必及于肝"，故尽管临床肝病症状不显而肝酶谱已有改变，只是损害程度较轻罢了。

（李一文　周富明1995年2月）

加味保元煎治疗肾性贫血26例

我们自1988年7月~1999年10月，采用自拟加味保元煎治疗肾性贫血26例，取得理想效果，并与对照组比较有显著性差异。现小结如下。

（一）一般资料

本组病例来自本院肾病专科门诊及住院患者，均为确诊肾性贫血，即排除非肾性贫血以及肾病合并其他疾病所致贫血者。随机分为两组：自拟加味保元煎治疗组（以下简称"治疗组"）26例，其中男性14例，女性12例；年龄最小28岁，最大65岁，平均40.5岁；病程（指确诊肾性贫血日期，下同）最短6个月，最长3年，平均12.5个月。常规西药治疗组（以下简称"对照组"）20例，其中男性11例，女性9例；年龄最小28岁，最大64岁，平均41岁；病程最短5.5个月，最长3年，平均12.3个月。两组间的性别、年龄、病程及贫血程度、肾功能指标等均相近，具有可比性。

（二）治疗方法

两组一般治疗方法相同，包括饮食方面、纠正酸碱失衡及对症处理等。其中治疗组用自拟加味保元煎煎服。药物组成：党参、炙黄芪各20g，炒当归12g，制大黄10g，生薏仁、枸杞子各15g，肉桂、炙甘草各5g。每日1剂，由本院制剂室制成药汁150mL，每日3次温服，每次50mL。对照组口服福乃得片），每日1片。治疗2个月为1个疗程。

（三）疗效评定

1.观察指标　主要指标：血红蛋白（Hgb）、红细胞（RBC）数；参考指标：血清肌酐（Scr）、血尿素氮（BUN）。

2.疗效标准　显效：Hgb增加25%以上，RBC增加25%以上；Scr下降15%以上，BUN下降15%以上。有效：Hgb增加10%以上，RBC增加10%以上；Scr下降5%以上，BUN下降5%以上。无效：不符合上述显效及有效评定条件者。

（四）治疗结果

1. 两组总疗效比较 经 1 个疗程治疗后两组总疗效结果比较见表 6。

表 6　两组总疗效比较

	例数	显效	有效	无效	总有效率
治疗组	26	8	14	4	84.62%[*]
对照组	20	4	9	7	65.00%

注：与对照组比较 *P<0.05

2. 两组观察指标变化 经 1 个疗程治疗后两组观察指标（包括主要指标和参考指标）均值的变化见表 7。

表 7　两组观察指标变化

		治疗组	对照组
Hgb	治疗前	51.50	51.40
（g/L）	治疗后	65.90	56.80
RBC	治疗前	153	153
（U/mm^3）	治疗后	197	169
Scr	治疗前	735	737
（μmol/L）	治疗后	580	840
BUN	治疗前	38	38
（mmol/L）	治疗后	28	40

从肾性贫血的临床表现看，其根本是肾气虚衰，肾精不足，肾病日久，又夹水湿、浊毒、瘀血阻滞。治疗宜标本兼顾，虚实并调。加味保元煎系《景岳全书》保元煎加杞子、当归、薏仁、大黄而成。方中党参、黄芪、肉桂、甘草益气温阳以固元，杞子、当归补肾填精以生血，薏仁、大黄泄毒利浊化瘀以畅三焦之壅塞。全方有温阳填精，益气养血，渗利泄浊之功。临床实践表明本方对治疗肾性贫血有较好疗效。

（周富明　张真定　张雪锋 2000 年 5 月）

二、内科临证经验

咳嗽证治心得

咳嗽是肺失宣降而出现的以咳嗽或咳吐痰液为主要表现的病证，是临床常见病。中医以有声无痰为咳，有痰无声为嗽，但在临床，往往痰声并见，故以咳嗽并称。就其病因而言，不外内外两端，古今论之甚详，然而临床应用，往往不得其法，兹不揣简陋，结合多年临证实践，将咳嗽之辨治归纳为五法：

（一）风寒束肺，非宣不达

本证型以咳嗽咳痰，痰出稀薄，或鼻流清涕，咽痒声嘶，或伴头痛，或身痛肢楚，舌苔薄白，脉浮或浮紧。常因风寒之邪束于肺卫，肺气因之失于宣降。治宜辛散达邪、宣肺止咳。我常用杏苏散加麻黄、紫菀（姑且称为杏苏麻紫汤）：紫苏叶、杏仁、前胡、桔梗、枳壳、陈皮、姜半夏、生姜、茯苓、甘草、炙麻黄、紫菀等。方中苏叶辛温散邪，宣发肺气，达邪从外而散；杏仁苦温而润，开肺止咳；前胡疏风散邪，既助苏叶轻宣达表，又助杏仁降气化痰；桔梗、枳壳一升一降，助杏仁、苏叶理肺化痰；半夏伍橘皮化痰且行滞；茯苓健脾以杜生痰之源；生姜、大枣调和营卫以利解表；凡为风寒，必加麻黄，既可助苏叶宣肺散寒达邪，又能助杏仁开肺止咳祛痰；紫菀消痰止咳，新久咳嗽皆宜；甘草调和诸药；诸药合用，有疏散风寒，宣肺止咳，达邪于外之功。若寒邪较重者，加细辛以祛寒邪；若头痛甚、鼻塞者加白芷、苍耳子以散风寒、通鼻窍。例治张某，男，56岁，1983年11月15日诊：肺气素虚，易感外邪。一周前感受风寒，咳嗽阵阵，痰出稀薄，咽痒鼻塞，恶寒肢楚，头痛无汗，舌苔薄白，脉浮而紧。证属风寒束肺，肺卫失宣，治拟疏散风寒，宣通肺气，自拟杏苏麻紫汤加减：炙麻黄3g，紫苏叶10g，光杏仁10g，炙前胡6g，玉桔梗3g，广陈皮6g，姜半夏10g，生姜3片，生甘草3g，炙紫菀10g，羌活

6g，香白芷 6g。三帖。药后咳嗽大减，咽痒鼻塞若失，余恙初撤，唯感倦怠乏力，舌苔薄白，脉细滑。前方去生姜、羌活、香白芷，加炒白术 10g，怀山药 10g，炙枇杷叶 10g。五帖而安。

（二）热邪壅肺，非清不平

本证型以咳嗽，咳痰黄稠，痰出欠豁，咽痛口干，或身热，或头痛，舌苔薄黄，脉浮而数。常为风热犯肺，或风寒化热，肺失清肃，灼津成痰所致，治宜疏风达邪，清肺止咳。我喜用银翘散加减：银花、连翘、桔梗、薄荷、竹叶、芦根、生甘草、荆芥、淡豆豉、牛蒡子、黄芩、杏仁等。方中金银花、连翘、薄荷之辛凉，配荆芥之辛温，退热作用更强；桔梗、杏仁轻宣肺气，祛痰止咳；淡豆豉辛散透表；牛蒡子、甘草清热解毒而利咽喉；竹叶、芦根清热除烦，生津止渴；黄芩清上焦肺热；诸药合用，共成疏散风热，清肺止咳，化痰利咽之功。若咳嗽痰黄稠者，加浙贝母、瓜蒌皮以加强清肺豁痰之力；若身热口渴明显者，加焦板子、葶苈子以清热泄肺；若痰中带血者，酌加白茅根、藕节炭、侧柏叶等以凉血止血；若风热夹湿而见咳嗽痰多、胸闷汗出者，加薏苡仁、蔻仁与杏仁相伍，以宣气化湿；若风热夹暑而见咳嗽胸闷，心烦口渴者，宜加香薷、佩兰、六一散等，以疏风解暑。例治张某，48岁，1984 年 3 月 12 日诊：病起半月，初为鼻塞流涕，继而咳嗽咳痰，肢楚身痛，近又发热。曾经西药、成药治疗，尽收罔效，乃求诊于余。刻诊：咳嗽半月，身热三天，咳痰黄稠，痰出黏滞不爽，咽干痛，苔薄黄，舌尖偏红，脉浮数。据证脉象，感邪化热，肺失清肃，痰热黏滞。治拟清热泄肺，止咳化痰，银翘散加减：银花 15g，连翘 10g，桔梗 6g，薄荷 3g（后下），竹叶 9g，芦根 18g，生甘草 6g，荆芥 6g，黄芩 10g，浙贝母 9g，杏仁 10g，炙射干 9g。5 帖。药后身热、咽痛已已，咳嗽显减，咳痰亦爽，苔薄黄、脉滑。上方去荆芥、炙射干、薄荷；加广地龙 9g，瓜蒌皮 19g，款冬花 6g。七帖后，咳嗽咳痰如失，余恙尽息。

（三）痰湿咳嗽，重在健脾

本证型以咳嗽多痰，痰白而泡沫状，胸脘满闷，胃纳不振，身重易倦，舌胖或有齿痕，苔白或腻，脉来濡滑。此类多为慢性咳嗽、易反复。是脾虚失健，水湿运化失常，痰湿内生，上积于肺所致，故有"脾为生痰之源，肺为贮痰之器"。治疗以健脾燥湿、化痰止咳。我习用二陈汤加减：半夏、橘红、茯苓、甘草、生姜、炒白术、厚朴、杏仁、怀山药、金沸草、苏梗等。方取二陈汤燥湿化痰，理气和中。其中半夏、陈皮燥湿理气化痰，使气顺痰降，气行痰化；茯苓健脾渗湿，以杜生痰之源；生姜助半夏化痰降逆、和胃安中以运中州；加白术、山药健脾助运化湿；金沸草、杏仁降气化痰宁咳；苏梗行气宽中而化痰浊。诸药合用，共奏健脾化湿，宣通气机，降逆行气，止咳化痰之功。若为寒湿重者，易生姜为干姜、加细辛以温中祛寒；若痰滞喘咳者，可合三子养亲汤以顺气降逆；若咳嗽病久，咳痰清稀，食呆便溏，四肢无力者，为肺虚脾弱，肺气不足，当以培土生金法，参苓白术散加减以补脾胃，益肺气。例治王某，男，76岁，1985年8月6日诊：宿疾咳嗽，遇寒辄发。近半月来神倦乏力，胸脘胀满，胃纳不振，咳嗽咳痰，痰如泡沫，黏滞欠豁，咳甚泛恶，苔白，脉细浮而滑。询知，炎夏闷热烦渴，过食瓜果解暑，渐致诸恙叠出。脉证合参，生冷多湿，湿伤脾土，脾失健运，痰湿内生，引动宿疾，咳嗽咳痰，宜以健脾燥湿、化痰止咳：姜半夏9g，炒陈皮9g，云茯苓9g，焦六曲15g，淡干姜3g，炒白术12g，川厚朴9g，苦杏仁9g，金沸草18g，炒枳壳12g，薏苡仁15g，北细辛3g（后下）。五帖。药后咳嗽显减，精神略振，纳谷有味，脘闷得舒。守方，去细辛、焦六曲、薏苡仁，加炒党参15g，炒山药9g，百部9g。七帖。服药后诸恙渐平，胃纳亦振，唯动辄乏力。毕竟年近八旬，肺、脾、肾皆亏，乃以参苓白术散合补肺汤意出入为方，以善其后：西党参15g，炒白术12g，云茯苓9g，春砂仁3g（后下），玉桔梗3g，炙黄芪15g，肉苁蓉9g，干姜3g，炙紫菀9g，炒陈皮9g，五味子3g，麦门冬12g，大枣20g。是方共服21帖。随访二年，均安。

（四）木火刑金，清肝泻肺

本证型常见气逆作咳，咳嗽阵作，面红咽干，咳引胸胁作痛，舌苔薄黄少津，脉来弦数．此因肝失调达，郁而化火，逆乘犯肺，肺气失于清肃而致。治宜清肝降火、泻肺止咳。我常选黛蛤散合泻白散加味：青黛、海蛤壳、桑白皮、地骨皮、粳米、生甘草、川贝母、瓜蒌皮、炒黄芩等。黛蛤散由青黛、海蛤壳组成，清肝利肺，降逆除烦；泻白散由桑白皮、地骨皮、粳米、生甘草组成，有清泻肺热，止咳平喘之功；加川贝以清热化痰；黄芩清上焦肺热；瓜蒌皮清肺豁痰；诸药合用，有清肝降火，泻肺止咳，清热豁痰之功。若咳嗽甚心烦者，加焦栀子、杏仁以清热除烦止咳；若口干咽燥者，加北沙参、玄参以养阴润肺；若有痰血者加白茅根、淡竹叶以凉血止血。例治汪某，女，49岁，1982年4月13日诊：半月来情怀不悦，情绪波动，一周来咳嗽阵作，气逆加剧，咳引胁痛，面红咽干，口苦口干，大便艰下，痰出欠豁，舌苔薄黄而糙，脉来弦细略数。年近五旬，情怀脆弱，一有怫郁，闷闷不乐，肝失条达，气郁化火，木火刑金，肺失清肃故也，治拟清肝火，泻肺热，化痰浊，黛蛤散合泻白散加减：黛蛤散9g（包煎），桑白皮15g，地骨皮9g，生甘草3g，川贝母3g（研末，吞），瓜蒌皮12g，炒黄芩9g，焦栀子12g，杭白芍9g，龙胆草6g，牡丹皮6g，朱茯苓9g。进三帖症减，又服五帖咳解，唯口苦口干，大便艰下未已，续以一贯煎合泻白散增删，作善后调治七剂而安。

（五）阴虚咳嗽，滋阴润肺

本证型常见干咳少痰，咳痰不爽，或有咳血，口咽干燥，日晡潮热，舌红少津，脉细数等。多为阴虚内热，肺失滋润，以致宣降失司引起。治宜养阴润肺，止咳宁嗽。方选百合固金汤加减：生地黄、熟地黄、当归、麦冬、芍药、甘草、百合、贝母、桔梗、玄参等，方中百合、麦冬清润肺燥，清虚火而止咳；生地黄、熟地黄滋阴养血，益肾填精，凉血止血；玄参清热利咽解毒；白芍、当归滋阴养，柔肝润肺；贝母、桔梗润肺止咳，化痰利咽；而甘草合桔梗即桔甘汤以清利咽喉，化痰散结，调和诸药。众药合用滋阴清热，止咳化痰，滋养肺肾，有金水相生之妙。若口干舌燥明显者，可加沙参、天冬养阴润燥；痰黏不爽者加款冬、蛤粉以清热化痰；咯血者加白及、茜草等凉血止血；偏于气虚而咳嗽无力、气短神疲者，可择补肺汤以补益肺气，化痰止咳。例治奚女，53岁，1984年6月9日诊：咳嗽反复，痰少欠豁，神倦乏力，日晡身热，时有咽痛，口渴欲饮，苔少舌红，脉来细数，病历盈年，时甚时缓。据其脉证，阴虚之候，病位于肺，治拟滋阴清热，润肺止咳：生地黄12g，炒黄芩6g，麦冬9g，地骨皮9g，青蒿9g，鳖甲12g，甘草3g，百合12g，玄参6g，浙贝母9g，甜杏仁9g，玉桔梗3g。七帖。药后日晡潮热似有减轻，咳嗽咳痰略有缓解，原方续进。1984年7月15日三诊：上方前后进药30帖，咳嗽几平，身无低热，唯神倦乏力，胃纳欠馨，苔薄，舌嫩，脉细，拟益气养阴、健脾启中：太子参15g，生地黄12g，天、麦冬各9g，青蒿9g，鳖甲12g，炒白术9g，怀山药9g，百合12g，玄参6g，浙贝母9g，炒麦芽15g，甜杏仁9g。上方服3周后，诸症若失，胃纳亦增，偶有咳嗽，动辄易疲，苔薄，舌淡红，脉细，拟以益气阴、补肺肾、健脾胃法，仿补肺汤合参苓白术散出入以期善后：黄芪25g，西党参15g，干地黄15g，茯苓12g，当归9g，五味子3g，天、麦冬各15g，炒白术9g，山药9g，桔梗5g，大枣30g，枸杞子12g。以是方出入，隔日一帖，连服三个月告愈。随访三年安然。

（周富明 1987年6月）

肺气肿辨治述略

肺气肿是现代医学的病名，是指终末细支气管远端的气道弹性减退，过度膨胀、充气和肺容积增大或同时伴有气道壁破坏的病理状态。临床表现为胸部膨满、胀闷如塞、咳喘上气、痰多、烦躁、心慌等。其病程缠绵，日久则见面色晦暗、唇甲紫绀、脘腹胀满、肢体浮肿甚或喘脱等危重症候，且以冬春季发病或加重为特征，根据其临床表现，属中医肺胀范围。

肺胀之名首见于《内经》。《灵枢·胀论》说："肺胀者，虚满而喘咳。"《灵枢·经脉》说："肺手太阴之脉……是动则病肺胀满，膨膨而喘咳。"提示肺胀的基本性质和症状。隋代《诸病源候论·咳逆短气候》认为"肺虚为微寒所伤则咳嗽，嗽则气还于肺间则肺胀，肺胀则气逆，而肺本虚，气为不足"，故为肺胀，是因于肺虚而喘；若"复为邪所乘，壅否不能宣畅，故咳逆短乏气也"，说明外邪是加重病情的重要因素。朱震亨《丹溪心法·咳嗽》则提出"肺胀而嗽，或左或右不得眠，此痰夹瘀血碍气而病"，认为肺胀与痰瘀阻碍肺气有关。清代《张氏医通·肺痿》说："肺胀实证居多。"《证治汇补·咳嗽》认为，肺胀"又有气散而胀者宜补肺，气逆而胀者宜降气，当参虚实而施治"。

综上所述，肺胀是指多种慢性肺系疾病反复发作，迁延不愈，从而导致肺气不利，气道不畅，肺气壅滞，胸部膨满为病理改变。其病位在肺，继而可影响及脾、肾，甚或水气凌心。其主要病机为久病肺虚，贮痰欠豁；脾虚失健，化生痰瘀；肾不纳气，喘促无度，从而诸恙叠现。临证要抓住疾病的本质，标实本虚，还要分清标本主次，虚实轻重。一般感邪发作时偏于标实，平时偏于本虚。标实为痰浊、瘀血，早期痰浊为主，渐而痰瘀并重，并可兼见气滞、水饮错杂为患。后期痰瘀壅盛，正气虚衰，本虚与标实并重。因而，对本病之治，原则是急则治其标，缓则治其本，以扶正祛邪为之，祛邪以宁嗽、化痰、平喘为先；扶正以培土生金、补肾纳气、补肺润肺治之。

风寒内伏证　宿疾肺胀，复感外邪，逗留不去，咳逆喘满不得卧，咳痰白稀，呈泡沫状，胸膺膨满，恶寒身楚，口渴不欲饮，面色青黯，舌体胖大，舌质暗淡，舌苔白滑，脉浮紧。

常因宿疾肺胀，外感风寒，内舍于肺，寒邪逗留，肺郁不宣，故而咳喘、气逆、痰白等，因为肺胀宿疾，痰饮瘀浊内阻，而面色青黯，渴不欲饮。舌、脉为风寒内伏之象。拟用温肺散寒、降逆涤痰法。选方小青龙汤加味：麻黄、桂枝、干姜、细辛、半夏、甘草、白芍、五味子、紫菀等。

若喘而上气者，酌加前胡、苏子以降气平喘；若痰多者，加橘红、白芥子以平喘豁痰；若咳喘上逆，喉中有痰鸣声，而寒邪不甚者，可用射干麻黄汤加减，以宣肺祛痰，下气止咳。

痰热壅肺证　喘逆气粗，咳而不爽，痰黄或白，黏稠难咯，胸满胀痛，身热，或形寒身痛，溲赤便干，口渴欲饮，舌质暗红，苔黄或黄腻，脉浮数或滑数。

常为感受寒邪，肺有郁热，或表寒未解，内已化热，热郁于肺，肺气上逆，故见喘逆气粗，咳而不爽，痰黄或白，黏稠难咯等症；因内有郁热，灼津耗液，故溲赤便干，渴而欲饮；舌暗红、苔黄腻，脉浮滑数乃痰热阻肺之象。治拟宣肺泄热，降逆平喘。方选麻杏石甘汤加味：麻黄、杏仁、石膏、甘草、黄芩、桑白皮、瓜蒌皮等。

若痰热内盛，豁痰不爽者，加海蛤壳、焦栀子、贝母以加强清热化痰；痰热壅结，便秘腹满者，加葶苈子、大黄以泄热通便；痰鸣喘息、不能平卧者，加射干、地龙以平喘豁痰；若痰热伤津，口干舌燥，加花粉、知母、麦冬润肺清热。

痰浊阻肺证　咳喘痰多而黏，色白或呈泡沫，胸部窒闷如塞，脘腹胀满不舒，苔或白腻，舌质暗或紫，舌下脉络瘀阻明显，脉滑或弦滑。

痰浊阻肺，肺失宣降，气机上逆，故而咳喘痰多而黏；痰湿阻中，脾失健运，气机不畅，故而胸部窒闷如塞，脘腹胀满不舒；苔或白腻，舌质暗或紫，舌下脉络瘀阻明显，脉滑或弦滑乃痰浊阻滞，甚或夹瘀之象。治宜涤痰化浊，降逆平喘。方选三子养亲汤合二陈汤加减：苏子、白芥子、莱菔子、半夏、陈皮、茯苓、甘草、款冬花等。

若痰浊化热而咳痰黄稠者，加桑白皮、黄芩、瓜蒌仁以清化痰热；若舌下脉络瘀阻明显，胸膺窒闷甚者，可合桂枝茯苓丸意，以加强活血化瘀、通络豁痰；胃纳不振者，加炒白术、炒麦芽以健脾醒胃而化痰。

肺脾两虚证　喘促短气，咳痰稀薄，气怯懒言，面色㿠白，喜温畏风，动辄自汗，易于感冒，苔薄舌淡，脉细带滑。

肺气不足，肃降失司，脾气虚弱，失于健运，故喘促短气、咳痰稀薄、气怯懒言、面色㿠白等诸症叠现；气虚卫阳不固，故喜温畏风，动辄自汗，易于感冒；脉、舌所见，肺脾两虚之候。治宜益气固本、培土生金，选方参苓白术散合补肺汤加减：人参、白术、甘草、茯苓、陈皮、桔梗、山药、半夏、黄芪、熟地、砂仁、五味子等。若便溏纳呆，时而跗肿者，加干姜、山药、猪苓以温中健脾；若咽干、盗汗，舌质偏红，脉细或数者，可去半夏、陈皮，加太子参、沙参、百合、麦冬等，以益气养阴。

肾不纳气证　喘促持续，呼多吸少，动辄益甚，腰酸肢冷，面青或紫，溲频甚或失禁，舌质暗淡，脉象沉细。

肺为气之主，肾为气之根，肺的呼吸功能有赖于肾气主纳的作用来协助。咳喘日久，肺病及肾，下元不固，失于摄纳，故而喘促持续、呼多吸少，动辄益剧；肾虚肾气不固，膀胱失约，故溲频甚则尿失禁；腰为肾府，肾气久虚，不能温阳于外，故而腰酸肢冷，面青或紫；舌质暗淡，脉象沉细为肾阳不足，肾不纳气之象。治宜温补肾阳、纳气定喘。方选金匮肾气丸合参蛤散加减：地黄、山药、山茱萸、泽泻、茯苓、丹皮、附子、肉桂、人参、蛤蚧、紫菀等。若喘促而见面色黧黑，舌下脉络增粗者，为肾虚兼血瘀证，可酌加桃仁、红花、丹参等以活血化瘀；若喘咳咽燥，颧红唇赤，舌红脉数者，为肾阴虚证，宜以七味都气丸合生脉散以滋阴纳气；若喘逆不能平卧，张口抬肩，动辄喘剧欲绝，心慌悸动者，为肺肾俱虚，心阳衰惫，可用参附汤合生脉散等扶阳固脱、摄气救逆。

病案举例　屠某，男，65岁，1984年2月22日诊：反复咳嗽、气喘15年，加重半月。病史：15年前出现咳喘症状，逐年加重，冬春加剧，近三四年来夏秋亦然。诊断为慢性支气管炎、肺气肿，平时常服氨茶碱、麻黄素等以缓解症状。半月前着凉后症状加重，咳嗽气喘，不能平卧，身热。业经外院消炎、解痉、平喘等治疗，热退，喘咳未已，乃来就诊于中医。刻诊：咳嗽气喘，不能平卧，甚则张口抬肩，咳痰黄白，黏滞欠豁，胸满胀痛，面赤气粗，溲赤便干，口渴欲饮，舌质暗红，苔黄腻，脉滑数。脉证合参，辨为痰热壅肺、肺肾两亏。治拟宣肺泄热，降逆平喘，佐以滋肾纳气。方选麻杏石甘汤合桑白皮汤加减：麻黄3g，杏仁9g，石膏30g（先煎），甘草3g，黄芩9g，桑白皮9g，瓜蒌皮12g，焦栀子9g，贝母6g，大黄6g，天冬9g，制五味3g。五帖。

二诊（1984年2月27日）：咳喘大减，痰豁亦爽，更衣日行，苔薄黄，脉滑。药既中病，毋须重更，守法再进：麻黄3g，杏仁12g，生甘草3g，黄芩9g，桑白皮9g，瓜蒌皮12g，炙苏子6g，焦栀子9g，贝母6g，大黄6g，葶苈子9g，莱菔子9g，功劳叶9g。七帖。

三诊（1984年3月7日）：咳喘几平，动辄加剧，咯痰稀薄，纳谷不振，多食脘胀，更衣偏溏，畏风怯冷，苔薄根腻，舌暗淡，脉细滑。邪浊虽撤，正气未复，拟以健脾启中、培土生金为之，参苓白术散加减：炒党参 30g，白术 9g，茯苓 9g，炙甘草 6g，桔梗 3g，砂仁 6g（后下），山药 9g，炒白扁豆 9g，炒薏苡仁 15g，炒麦芽 15g，陈皮 9g，姜半夏 9g。七帖。

上方服后，咳喘渐平，痰出稀薄，脘胀若失，二便尚调，唯畏风怯冷、动辄气喘未已。遂以上法出入，调治近两月（四诊～七诊略）。

八诊（1984 年 7 月 18 日）：前药服后，病情稳定，喘咳不显，胃纳亦佳，唯感神惫乏力，动辄汗频。为虑喘证冬春易发，乃采冬病夏治法，姑以培土生金、补肾固本为之，四君子合肾气合补肺汤出入：党参 30g，白术 9g，炙甘草 6g，陈皮 9g，砂仁拌地黄 12g，山药 9g，山茱萸 9g，泽泻 6g，茯苓 9g，肉桂 3g（后下），黄芪 15g，天冬 9g，坎炁 3g（研末吞）。七帖。服药后自觉汗出减少、精神亦振，故以此方出入，计服 28 帖。当年冬季及次年春季无发作。随访三年，病情稳定。

按：本案患者咳嗽气喘十余年，反复发作，尤以冬春为剧。咳喘日久，肺、脾、肾俱损。初诊时表现以痰热壅肺为主，故以泄热平喘为主，酌加天冬、五味以纳肾固本；二诊时药已中病，然邪撤未尽，故以原法出入；三诊病邪虽去，正虚未复，表现为肺卫不足，脾气虚弱，乃以健脾益气、培土生金法为治，药已中病，未作重更，参证施治，治近两月，诸恙若失而停药。盖咳喘常于冬季复发，根据"冬病夏治"之理，于伏天予以培土生金、补肾固本调治，终获效验而告病愈。

（周富明 1987 年 6 月）

胸腔积液 65 例病因分析

我们于 1991～1996 年，收治胸腔积液 65 例。本文在参考文献的基础上，结合 65 例临床资料，将其病因等做一归纳总结，旨在进一步提高对胸腔积液的诊疗水平。

（一）临床资料

1. 一般资料 65 例中，男 35 例，女 30 例；年龄最大 65 岁，最小 20 岁，平均 35.3 岁；职业：农民 40 例，职工 16 例，其他 9 例；病程（指胸腔积液）：最长 6 个月，最短 15 天；受累部位：单侧 41 例，双侧 24 例。

原发疾病：结核性 25 例，占 38.46%；恶性肿瘤 12 例，占 18.46%；肝硬变 11 例，占 16.92%；慢支、肺心病 6 例，占 9.23%；尿毒症 6 例，占 9.23%；心衰 3 例，占 4.62%；气胸 2 例，占 3.08%。

2. 临床分析

（1）25 例结核性胸腔积液中，经病史、临床症状及 OT 试验，痰找抗酸杆菌（胸水找抗酸杆菌）明确的有 20 例，5 例在除外其他疾病的同时，经口服抗痨药治疗 2 至 3 周积液明显吸收，作为诊断性治疗加以明确。

（2）恶性肿瘤 12 例中，食道癌 2 例，肺癌 5 例，纵膈肿瘤 1 例，肝癌 2 例，白血病 1 例，胃癌 1 例。12 例癌症中经病理检查确诊 7 例，经 CT 检查确诊 7 例。12 例中 CEA 高于正常 8 例，AFP 阳性 2 例，SA 高于正常 6 例。白血病 1 例经骨髓检查明确。12 例癌性胸水均为血性。

（3）肝硬变 11 例中，有 9 例为血吸虫性肝硬变，其中 6 例已切脾，脾切除史最长 28 年，最短 15 年。有上消化道出血史 8 例，其中出血次数最多者 6 次，最少 2 次。2 例为乙肝性，11 例中均伴有中、大量腹水，及低蛋白血症。

（4）慢支、肺心病组 6 例，其中男 5 例，女 1 例，病程最长 18 年，最短 1 年，均在感染发热后出现。

（5）尿毒症 6 例中，3 例为慢性肾炎、肾性高血压，2 例为糖尿病性肾病，1 例为痛风性肾病。6 例中均有不同程度的贫血。

（6）在心衰 3 例中，均为全心衰，均伴有下垂性水肿。

（7）在气胸 2 例中，1 例为老慢支、肺气肿、肺大泡形成，为交通性；1 例为自发性气胸，2 个月中反复 3 次发病。

胸腔积液病因众多，以结核性居首位。近年报道，肿瘤、尿毒症、心衰、肝硬变所致者逐渐增多，又有报道矽肺并发胸腔积液的，认为石英和石棉纤维一样具有某种致炎机制，能释放炎性化学介质，并能引起炎性渗出。这与现代诊断技术水平的提高有关。正常情况下，胸腔有 1~30mL 液体，由壁层胸膜分泌，脏层胸膜吸收，胸液的正常分泌与吸收，取决于胸膜毛细血管壁静水压、血浆胶体渗透压、胸腔负压、胸液胶体渗透压之间的压力差所形成的分泌驱动压和吸收驱动压的动态平衡。两种压力基本平衡时，再加上胸膜表面丰富的淋巴网的吸收作用，使胸腔内液体既不断交换，又保持胸腔相对干燥，一旦这种平衡被打破，不管是分泌增多还是吸收减少，或两者兼而有之，超过其代偿能力，胸腔积液就会发生。常见的结核性，尤其是结核性胸膜炎的胸腔积液，是由于胸膜炎症使血管壁通透性增高，较多蛋白质渗入胸膜腔，使胸液渗透压增加所致。

癌性胸水，由于转移癌肿阻塞壁层胸腔淋巴网络通道，使胸膜腔内的蛋白回收受阻，导致胸腔积液难以吸收，或纵膈淋巴结肿大，胸导管受阻，使胸膜的淋巴引流受到阻碍，或支气管受累引起狭窄或阻塞导致肺不张，使胸腔内负压增加而致胸腔积液，这在癌肿患者，尤其是晚期合并低蛋白血症时是较常见的。

肝硬变在本地区是常见疾病之一。主要为血吸虫性肝硬变。引起肝性胸水的主要原因，可能是由于：①低蛋白血症；②门脉高压，致奇静脉与半奇静脉压力也增高，引起淋巴瘀滞，淋巴液外溢而产生；或由于肝淋巴液流量增加，淋巴管内压力增高接近门静脉压，使胸膜淋巴管扩张瘀积和破裂；或由于腹压增高，膈肌腱索变薄，可形成小泡，一旦小泡破裂，腹水直接漏入胸腔。乙肝性肝硬变性胸腔积液，可能是由于乙肝病毒免疫复合物沉积于胸膜，尤其是沉积在胸膜毛细血管壁，引起毛细血管炎症，通透性改变而致。

尿毒症性，可能是由于尿毒症毒性物质和营养缺陷，包括低蛋白血症等，导致膜转运受损有关。但其积液与尿毒症的严重程度和肾功能指标的高低无关，且大多为渗出液。

慢性支气管炎、肺心病、气胸所致积液，可能与慢性炎症、膜转运失衡或长期肺静脉高压、胸膜毛细血管壁通透性增高有关。本组心衰 3 例，均为全心衰，这就更易致体静脉系统和肺静脉系统压力都上升，其中既有分泌增高的因素，又有吸收减少的因素，因而不可避免地发生胸腔积液。但经纠正心衰等综合治疗，心衰好转，积液随之减少乃至消失。

本组资料表明，尽管引起胸腔积液的原因颇多，就本文（本地区）而言，还是以结核性居首，其次为癌性，再次为肝硬变性、尿毒症性、慢性支气管炎、肺心病及心衰、气胸等。在基础疾病缓解或控制的情况下，胸腔积液亦同时会消失或减少。因此，笔者认为，只有全面分析病情，确定胸腔积液的性质、病因，对指导临床治疗，判断预后都会有积极的意义。

（李仙亚　周富明 1998 年 5 月）

鼓胀治验

鼓胀又称臌胀，臌胀作为病证名，首出于《灵枢·水胀》篇，是以腹部膨隆，绷急如鼓，腹部青筋暴露，而四肢不肿为主要特征的病证。根据其临床表现，与现代医学所指的包括病毒性肝炎、血吸虫病、胆汁性、营养不良性等多种原因导致的肝功能失代偿、肝硬化腹水相似。

中医认为，鼓胀病之形成，大多因情怀抑郁，或酒食不节，或虫积日久等，皆可损伤肝脾，疏泄不畅，气血瘀滞，水停腹中而致病也。结合临证实践，归纳为以下三个方面。

（一）情怀不悦是引起鼓胀的基本病因

由于情怀不悦，忧思郁怒，伤及肝脾。肝失疏泄，气机壅滞，日久由气及血，络脉瘀阻。肝气横逆，克犯脾胃，脾运失健，则水湿内停，气、血、水壅结而成鼓胀。《沈氏尊生书·肿胀源流》云："鼓胀病根，在脾，由脾阴受伤，胃虽纳谷，脾不运化，或由怒气伤肝，渐蚀其脾，脾虚之极，故阴阳不交，清浊相混，隧道不通，郁而生热，热留为湿，湿热相生，故其腹胀大。"

（二）酒食无度是产生臌胀的基础根源

临证常见因嗜酒过度，或恣食肥甘厚味等，酿湿生热，蕴聚中焦，清浊相混，壅阻气机，水谷精微失于输布，湿浊内聚，遂成鼓胀。

（三）虫积日久是导致鼓胀的常见病因

我地为血吸虫病的重疫区，因而血吸虫感染致肝硬化者不乏其例。血吸虫媒介为钉螺，生长于水域带，人一旦接触疫水，血吸虫感染，虫毒阻塞经隧，脉道不通，久延失治，肝脾两伤，形成癥积，气滞络阻，清浊相混，水液停聚，遂成鼓胀。《诸病源候论》将此类鼓胀之病归属于感受"水毒""虫毒"，认为"水毒气结于内，令腹渐大，动摇有声"，是"经络否涩，水气停聚在腹内"所致。宋代的《圣济总录》则将此称之谓"水蛊"，其谓"水蛊之状，腹膜肿胀，皮肤粗黑，摇动有声……久不瘥，则害人如蛊之毒，故谓之水蛊也"，两者异曲而同工。

鼓胀是以腹部膨隆，腹皮苍黄，脉络暴露，四肢瘦削为主症，而肝、脾、肾三脏失约，气、血、水积聚腹内是其基本病机，特点是本虚标实，虚实夹杂。因而，就其治疗，我常以标本兼顾，攻补兼施，补虚泻实，攻实固本为法，结合多年实践，自拟消鼓和肝汤治疗鼓胀，方由柴胡、白芍、八月札、鳖甲、猫人参、石见穿、马鞭草、水蛭、大黄、茯苓、白术组成。方中柴胡疏肝解郁，白芍和营柔肝，一疏一柔，疏而不劫阴，柔而能疏通；八月札疏肝和脾、软坚散结，鳖甲滋阴养肝、软坚散结，疏肝脾而滋肝阴，且均有软坚散结之功，均为君药；猫人参、石见穿、马鞭草清热解毒、活血化瘀、利水消肿，助柴胡之疏通利水，协八月札之化瘀软坚，是为臣药；水蛭有"逐恶血瘀血，破血癥积聚，利水道"之功（《本经》），大黄泻毒行瘀、推陈致新，茯苓渗湿利水，白术健脾助运，共为佐使之品。诸药合用，共奏疏肝健脾、柔肝软坚、清热解毒、化瘀利水、推陈致新之功。适用于鼓胀而症见颜面晦滞、腹部膨隆、腹皮苍黄、脉络暴露、四肢瘦削，苔薄或少苔，舌暗红或少津，脉细弦者。若口干欲饮，舌光津少者，是气血水积聚腹部，脾阴不足，健运阻遏，津液不能输布上承，可去马鞭草，《本草经疏》谓马鞭草有"虽有湿热血热证，脾阴虚而胃气弱者勿服"之戒，并酌加生白术、鲜芦根以助运生津；若舌下脉络瘀粗，腹胀腹痛，临圊努责者，可加桃仁、红花以活血祛瘀，润肠通便；若伴有湿热而腹胀益甚者，可加滕梨根、虎杖根以清湿热、利水湿；若湿热甚而伴黄疸者，可合茵陈蒿汤以清利湿热；若伴神疲怯冷、便泄纳呆、下肢浮肿者，去大黄、猫人参、马鞭草，合附子理中汤以温中祛寒，健脾燥湿；若伴咽干口燥、舌红绛少津者，可合一贯煎加减养阴疏肝。总之，在临床中要根据患者的具体病情，有是证用是药，灵活运用，切忌胶柱鼓瑟，拘泥于一方一法。

病案举例：储某，男，51岁，海盐航运公司工人，1980年11月24日初诊。有血吸虫病史18年，反复腹胀痞满1年，业经锑剂20天血治疗法、七天疗法、吡喹酮2天疗法各一次。西医诊断为血吸虫性肝硬化、腹水型，腹围105cm。刻诊所见：扶入诊室，倦怠乏力，腹大如鼓，脐略外突，青筋显露，四肢不肿，溲少色黄，大便细黄，口干不欲饮，胃纳不振，食后胀甚，苔薄白，舌质偏红，舌体瘦小，脉沉细弦，病属鼓胀，辨证为肝脾失约、水血互结、正虚邪实，拟和肝健脾、化瘀利水法，自拟消臌和肝汤加减：软柴胡6g，炒白芍9g，八月札6g，鳖甲12g，猫人参30g，石见穿15g，马鞭草15g，炒水蛭3g，茯苓皮30g，炒白术9g，滕梨根30g，大腹皮15g，地蒲壳30g。五帖。

1981年5月25日二诊：扶入诊室，腹大依然，自觉腹部较前似软，尿量增多，脐略外突，青筋显露。病无进退，犹如剥茧，胃纳不振，苔薄白，舌质偏红，脉沉细弦，再以和肝健脾、化瘀利水法，原方加炒党参12g。七帖。

1981年6月10日三诊：上方服半月，腹大依然，但腹部柔软，尿量增多，口渴欲饮，倦怠乏力，胃纳欠振，苔薄，舌质偏红，脉沉细弦。续守和肝健脾、化瘀利水法：软柴胡6g，赤芍9g，炙鳖甲12g，北沙参9g，鲜芦根12g，猫人参30g，石见穿15g，炒水蛭3g，茯苓皮30g，太子参15g，炒白术9g，滕梨根30g，猪苓片12g。七帖。

1981年7月5日四诊：上方共服21帖，精神好转，腹部膨隆显减，腹围97cm，动辄乏力，能食欠运，苔薄，舌淡红，脉细弦。守法续进：软柴胡

6g，炒白芍 9g，炙鳖甲 12g，猫人参 30g，石见穿 15g，猪、茯苓各 12g，炒党参 15g，炒白术 9g，怀山药 9g，炒麦芽 15g，生黄芪 15g，枸杞子 9g。七帖。

1981 年 7 月 28 日五诊：上方服 21 帖，精神好转，步入诊室，腹部膨隆显减，腹围 92 公分，食欲佳，腰酸膝软，苔薄，舌淡红，脉细弦。守法续进：软柴胡 6g，炒白芍 9g，炙鳖甲 12g，猫人参 30g，石见穿 15g，炒党参 15g，炒白术 9g，炒当归 9g，紫丹参 9g，怀山药 9g，生黄芪 15g，绵杜仲 9g，枸杞子 9g。七帖。

1981 年 8 月 30 日六诊：上方共服 28 帖，病情逐减，腹围渐小，眠食均佳，二便亦调，苔薄，舌淡红，脉细弦。守法续进：上方去柴胡、白芍、杜仲，加赤芍 10g，平地木 30g，虎杖根 18g。七帖，

1981 年 10 月 15 日七诊：上方共服 28 帖，病情若失，业已上班一周。无腹胀，腹围 85cm，苔薄白，舌淡红，脉细弦。仍以原法出入：炙鳖甲 12g，猫人参 30g，石见穿 15g，炒党参 15g，炒当归 9g，紫丹参 9g，怀山药 9g，生黄芪 15g，京赤芍 10g，平地木 30g，虎杖根 18g，枸杞子 9g。七帖，嘱隔日一帖以缓图。

1981 年 11 月 15 日八诊：上方共服 14 帖，间日一帖，诸恙若失，眠食均佳，二便亦调，苔薄，舌淡红，脉细弦。拟柔肝健脾、滋养和络：炙鳖甲 12g，猫人参 30g，石见穿 15g，炒党参 15g，炒白术 9g，云茯苓 9g，广郁金 9g，炒当归 9g，紫丹参 9g，生黄芪 15g，制首乌 9g，桑椹子 12g。七帖，隔日一帖。随访三年安好。

按： 本例为血吸虫性肝硬化伴腹水，初诊时病情较重，腹大如鼓，脐略外突，有脐疝现象，青筋显露，辨证为肝脾失约，水血互结，正虚邪实，治以和肝健脾、化瘀利水法，自拟消臌和肝汤加减。五帖后腹大依然，但腹部柔软，尿量增多，视为药已中病，故守法续进。归纳本例治疗过程，初始化瘀利水，重在攻邪，继以柔肝软坚，邪正兼顾，再以滋养柔肝，扶正为之，终因药中病机，病情逐次好转乃至告痊。

（周富明 1985 年 12 月）

试论慢性非特异性溃疡性结肠炎与肝的关系

慢性非特异性溃疡性结肠炎（以下简称结肠炎）是现代医学的病名，属于中医学"痢疾""肠风""泄泻"等范围。其发生与肝脾肾三脏功能失调有关，

其中与肝的功能失调尤为密切。笔者通过长期的临床观察，发现结肠炎患者发病前大都有不同程度的精神创伤、情绪不稳，或思虑过度，发病后忧心忡忡，甚或眠食不安等。兹就结肠炎与肝的关系及临床对结肠炎采取"治肝"法的问题加以讨论。

（一）结肠炎的病因病机与肝的关系

肝与脾，在生理上有密切关系。肝木对脾土有疏泄作用，以共同完成水谷的纳化过程。唐容川在《血证论》中说"木之性主于疏泄，食气入胃，全赖肝木之气以疏泄之，而水谷乃化"。在病理情况下，如因情志所伤，肝失疏泄，肝气横逆，克犯脾土，导致肝脾不和，则可出现腹痛，泄泻，腹鸣等。《证因脉治·痢疾论》亦说"七情内伤痢之因，忧愁思虑则伤脾，脾阴既伤，则传输失职，日饮水谷，不能运化，停积肠胃之中，气至其处则凝，血流其处则泣，气凝血泣，与稽留之水谷互相胶固，则脾家壅滞"，而滞下之证作矣。《景岳全书·泄泻》说："凡遇怒气便作泄泻者，必先怒时挟食，致伤脾胃，故但有所犯，即随触而发，此肝脾二脏之病也。盖以肝木克土，脾气受伤使然。"笔者认为，所谓"肝脾二脏之病"乃肝实而脾未必虚的肝木克犯脾土的现象，并非脾虚招致肝木来克的木克土。然而，肝木过弱，不能疏通脾土，也可出现纳呆、腹胀、泄泻等症。脾主运化，除直接有赖于肝之疏泄作用外，尚须借助于肾中阳气的温煦，而"下焦之阳气少火也，即相火也，其火生于命门而寄于肝胆"（张锡纯语），尝谓"内经谓肝主疏泄，肾主闭藏，夫肝之疏泄，原以济肾之闭藏，故二便之通行，相火之萌动，皆与肝气有关"。显而易见，即便是表现为肾阳虚衰之证，仍与肝有其内在联系。其他如脾虚生湿而化热，或感受外邪损伤脾胃，酿生湿热，蕴结肠道而致痢泻者，实亦系肝木疏泄失调，气机不利，脾困湿滞所致。纵观上述，结合临床，结肠炎的病因病理与肝的关系可概括为三：一乃情志伤肝，克犯脾土，称之为木旺克土；二是脾土素虚，肝木乘之，是谓土虚木贼；三系肝虚不疏，脾肾受累，乃为木不疏土。诚然，结肠炎与肝脾肾三脏有关，但病脾肾者，乃肝所累，所谓主病在肝受病在脾肾也。

（二）结肠炎的临床症状与肝的关系

结肠炎的主要临床表现为腹泻，腹痛，伴黏液脓血便，里急后重，以及纳呆、腹胀、嗳气、矢气等。且反复发作，缠绵难愈。这些症状的出现，均与肝有着密切的关系。肝用疏泄得当，则气机流畅，脾运则健，肾之精气乃能充养。这样，身壮体健。反之，气机失利，脾运壅滞，泻利诸疾作矣。临床所见，或脾土素虚，或原有食滞，或本有湿阻，但未至发病，复因情志所伤，忧郁恼怒，精神紧张，以致肝气失于疏泄，横逆克犯脾土，清气不升，运化失司而成泄泻。气滞产生痛泻，泻后疼痛缓解。故《医方考·泄泻》说："泻责之脾，痛责之肝，肝责之实，脾责之虚，脾虚肝实，故令痛泻"。里急后重"必是肝火下迫大肠"（张锡纯语）之故。由于郁怒伤肝，肝气郁滞，克犯脾土，气机失利，气滞血涩，饮食难化，日久胶结，渐致痢下赤白黏冻；由于脾虚肝郁，疏泄不及，气化失常，则生浊气，浊气不降，则腹满腹胀，嗳气矢气，甚或少气等症。由于结肠炎具有虚实错杂而偏有肝实脾虚的特点，故流程缠绵，病情反复。

（三）结肠炎治肝的原则及方药

基于结肠炎存在着肝失疏泄这一病机，故在治疗上则宗《内经》"疏其血气，令其条达"为原则，则伸其郁，开其结，行其气，化其血，俾春气升而万物化安。方选痛泻要方加味。若以木旺克土为著者，用痛泻药方合逍遥散为主，酌加木瓜、乌梅以制肝木，山楂酸甘微温，既制肝木，又能健脾助运。如果里急后重甚者，张锡纯认为"必是肝火下迫大肠，白芍者能泻肝胆之火。"可加大白芍剂量至20g。如偏于土虚木贼者，用痛泻要方加木瓜、乌梅合四君子汤，以泻肝木之实与补脾土之虚而治之，每每收效更捷。至于木不疏土证，正如东垣所谓的"乃生长之用，陷于殒杀之气"。肝气不用，脾肾虚衰，多见病程缠绵，反复不愈。于此，张锡纯说："凡遇一切肝气虚弱不能条达……重用黄芪为主，少佐理气之品。"笔者宗其说，重用黄芪合痛泻要方，通其气而不伤正。加山药、党参甘温补中；酌加"补骨脂以补命门，吴茱萸以补肝胆，此培火之基也（张锡纯语）。"由于病久，不无成瘀之嫌，故加活血祛瘀之当归以"治下痢腹痛"（《药性本草》）。

（四）病案举例

例一：沈某，女，38岁，职工，1985年8月25日初诊。患者由于工作中的琐事而致情绪不悦，之后渐致脘腹胀满，腹痛而泻。每遇情绪波动，泻痢加剧，时有黏液脓血便，伴里急后重，日行3~5次不等，夜卧不安，纳谷欠旺，迄今已逾半年。西医诊断为结肠炎。曾用中西药治疗未见显效。苔薄黄，舌红，脉弦。证属木旺克土，治拟痛泻要方合逍遥散加减：炒防风9g，炒白芍15g，炒白术9g，炒陈皮9g，软柴胡6g，炒当归6g，辰茯苓6g，炒枳壳6g，乌梅9g，山楂18g，木瓜9g。服药七剂，泻痢即止。守方续服15剂告愈。随访一年无复发。

例二：屠某，女，31岁，棉纺厂工人。患者二年来常有腹痛腹泻，西医诊断为结肠炎。曾叠进中西药治疗，未见寸效。于1987年2月20日求诊。症见形瘦神疲，面色欠华，腹痛而泻，便带黏液脓血，泻后痛解。每遇精神刺激，泻痢加剧。纳呆，腹胀，苔薄，脉细弦，证属土虚木贼，治宜四君子汤合痛泻要方增损：炒防风6g，炒白术9g，炒白芍9g，炒陈皮6g，淮山药10g，西党参12g，云茯苓10g，炙甘草6g，白豆蔻3g，椿根皮15g，马齿苋20g。服药10剂。泻痢痛均减，黏液脓血便若失。前方去椿根皮、马齿苋，加炒谷芽15g，炒山楂12g，守法服药20剂，诸恙平息。嘱隔日服药一剂，坚持2月。至今二年未见复发。

例三：周某，女，65岁，家庭妇女，1984年9月15日初诊。肠鸣腹痛，泄泻清水，粪中时有黏液，泻后痛缓。泻痢于五更时为剧，伴胸胁满闷，症情常随情怀喜怒而反复，如是延及二年，虽经医疗，终未告痊。苔薄根腻，脉沉细弦，脉证合参，系属肝木陷于脾肾。盖寅卯属木，肝木当旺，阳气上行。肝木不及，失于条达，命火失焙，不能上升，脾土气虚，运化无力所致。治须调肝肾脾，若能开怀怡情，自可倍增药效。方药：生黄芪30g，炒陈皮5g，杭白芍6g，炒白术10g，炒防风6g，西党参12g，淮山药9g，补骨脂10g，吴茱萸3g，干菖蒲10g。以此方为基础，加减服药40余剂而宿疾竟愈。

（周富明　李仙亚1990年6月）

慢性结肠炎从肝论治

近年来笔者根据祖国医学理论，对慢性结肠炎从肝施治，取得一定的疗效。

慢性结肠炎临床表现主要为顽固性腹泻，粪便中含脓血或黏液，伴有腹痛或里急后重等症，病程缓慢，病情轻重不一，反复发作。根据这些临床表现，似属于祖国医学的"痢疾"、"泄泻"、"肠风"等范畴。其发生与肝脾肾三脏功能的失调有关。肝木主疏泄，脾胃主升降，肾气主温煦，彼此相互依赖，相互为用。在正常情况下，肝主升而胆主降，脾的升清作用必有赖于肝木升发之气的协助，而胃的降浊作用必有赖于胆木的下降之气的辅佐，这样才能调和。在病理情况下，如因情志所伤，肝失疏泄，肝气横逆，克犯脾土，导致肝脾不和，则可出现腹痛、泄泻、腹鸣等。《景岳全书·泄泻》篇说："凡遇怒气便作泄泻者，必先怒时挟食，致伤脾胃，故但有所犯，即随触而发，此肝脾二脏之病也。盖以木克土，脾气受伤使然。"应当说，这里的"肝脾二脏之病"是肝实而脾未必虚的肝木克犯脾土的现象，而不是脾虚招致肝木来克的木克土。又，脾的运化水谷精微，须借助于肾中阳气的温煦。张锡纯说："夫下焦之阳气少火也，即相火也，其火生于命门，而寄于肝胆。"可见肾阳虚衰乃与肝胆有关。张锡纯还说："唐容川曰：'《内经》云：诸呕吐酸，暴注下迫，皆属于热。下迫与呕吐酸同言，则知其属于肝热也。仲景于下利后重便脓血者，亦详于厥阴篇中，皆以痢属肝经也……肝主疏泄，其疏泄之力太过，则暴注里急，有不能待之势。'"至于脾虚生湿而化热，或感受外邪损伤脾胃，酿生湿热，蕴结肠道而致痢泻者，实亦系肝木疏泄不及，气机失畅，脾困湿滞致成。因此，如说肝脾肾三脏在消化系中的作用，不如说主要仰赖于肝之疏泄作用。

基于此理，慢性结肠炎的治疗宜择用痛泻要方。痛泻要方系刘草窗方。江西中医学院张海峰老师认为这是一张抑木扶土而不是扶土抑木的方剂，即为肝实而脾未必虚所设。张师说，方中"防风、白芍，一个疏肝，一个敛肝；陈皮则理脾胃之气，这三种药物都没有扶土的作用。扶土的药物仅有白术一味，严格的讲，它还不过是只有健脾祛湿的功能"。笔者以此方加山药、山楂为基础方，临床随证加减：如病程已久，气虚较甚者加黄芪、升麻、芡实、乌梅；脓血便者加椿根皮、鸦胆子；里急后重，"必是肝火下迫大肠，白芍者能泻肝胆之火"（《医学衷中参西录》），白芍可加大剂量至20g。并酌加木瓜、槟榔；黎明泄泻者加附子、补骨脂、吴茱萸等，张锡纯说："补骨脂以补命门，吴茱萸以补肝胆，此培火之基也。"腹痛或痛甚而拒按者，必是"久痛成瘀，久痛入络"所致，酌加乳香、没药、五灵脂、蒲黄等；腹胀纳差加砂仁、谷芽；检查有肠壁僵直、肠腔狭窄等情况者，酌加龙骨、牡蛎、三棱、莪术等。兹举案两例，以供参考。

病案举例：例一：陈某，男，21岁。1984年9月6日诊，腹泻半年，大便稀薄，时轻时重，反复发作。近来痛泻加重，大便带有黏液及脓血，次数无度，里急后重。曾于某院检查诊为慢性溃疡性结肠炎，舌苔薄腻微黄，脉左弦数、右缓。脉证合参，系为肝强脾弱，脾运壅滞，湿热互生，肠道失利，议以抑木扶土，清热治痢。处方：白芍、炒山楂各18g，炒白术10g，炒防风、怀山药、花槟榔各9g，炒陈皮6g，椿根皮15g，马齿苋20g。5剂。服后大便次数、黏液、脓血便均减少，胃纳仍差，脉舌如前，原方去花槟榔，加香谷芽18g。再服5剂。大便基本正常，偶而带有黏液，脉沉弦，再守前法，以基础方加炒党参、炒谷芽、生黄芪。药后诸恙消失，至今未发。

例二章某，女，50 岁。1979 年 4 月 15 日初诊。腹痛肠鸣，黎明泄泻，历时逾年，近益增剧，胃纳不馨，四肢无力，头晕腰酸，夜眠不佳，脉细弦，两尺沉，舌苔薄。良由丧夫之哀，肝郁不达，疏泄不及；兼以积劳成疾，脾肾不调使然。治以疏肝木之郁滞，健脾肾之机能。处方：杭白芍、潼蒺藜各 12g，炒白术、炒防风、炒陈皮、淮山药、石菖蒲、补骨脂各 9g，五味子、吴茱萸各 5g。初服 5 剂，不见好转，再服 7 剂，腹痛肠鸣消失，大便成形，胃纳有味，眩晕减轻，夜卧安宁，原方去菖蒲、五味子、潼蒺藜，加党参 15g，大枣 30g。10 剂，药后颇安，停药几天未发。步原意再进，以冀巩固：痛泻要方加怀山药、炒党参、补骨脂、吴茱萸、大枣。7 剂。随访 3 年。未见复发。

（周富明 1986 年 4 月）

慢性结肠炎从肝论治五法

根据中医理论，结合临床实践，对慢性非特异性溃疡性结肠炎（简称结肠炎）采用从肝论治，归纳为五法。

1. 疏泄肝脾法　本法适用于情志伤肝，克犯脾土之证。《景岳全书·泄泻》说："凡遇怒气便作泄泻者……乃肝脾二脏之病也，盖以肝木克土，脾气受伤使然。"症见脘腹胀满，腹痛腹泻，或便带黏液脓血，或里急后重，每因情志变化而病情加剧，其脉多弦，苔薄舌红，治以疏泄肝脾，选方以逍遥散加减：软柴胡 6g，当归 6g，炒枳壳 6g，杭白芍 10g，炒防风 9g，炒白术 9g，炒陈皮 9g。里急后重甚者可加大白芍剂量至 20g；腹痛腹胀剧者加川楝子 9g，大腹皮 9g；有脓血便者加椿根皮 20g。

2. 抑木扶土法　本法适用于脾土素虚，肝木乘之，或谓之木贼土败之证。临床多见于脾气素虚，或原有食滞，或本有湿阻，但未至发病，复因情志所伤，忧郁恼怒而致腹痛腹泻，肠鸣腹胀，时或完谷不化，神疲乏力，少食运迟，苔薄，脉缓而左弦。治以抑肝木，扶脾土，恒以痛泻要方合四君子汤加减：炒防风 9g，炒白术 9g，炒白芍 9g，炒陈皮 6g，淮山药 9g，西党参 12g，云茯苓 10g，白豆蔻 5g。有脓血黏液便者加马齿苋 20g；纳呆加炒谷芽 18g；便溏者加炒山楂 12g。

3. 补肝益脾法　本法多用于肝气不足，脾虚失运之症。症见少气懒言，腹泻便溏，病程缠绵，反复不愈，时有嗳气，纳谷欠旺，苔薄白，舌质淡，边有齿痕，脉细而缓。宗张锡纯"迅遇一切肝气虚弱不能条达……重用黄芪为主，少佐理气之品"之训，自拟益木培土汤，处方：生黄芪 30g，西党参 20g，炒白术 12g，春砂仁 3g，煨木香 5g，淮山药 9g。腹痛甚者加当归 15g，"药性本草"称当归为"治下痢腹痛"之要药；有脓血便者加椿根皮 15g，鸦胆子 6 粒；有湿热之象者加白头翁 20g；能食少运加保和丸 10g。

4. 暖肝温肾法　本法适用于肝阳不足，命门火微之证。症见畏寒肢冷、或腰脊尤甚，胸胁满闷，脘胀纳呆，大便溏泄，尤以黎明加剧，或少腹冷痛，或拘急，或悲怯忧恐，四肢无力，舌淡紫，或淡白，苔白，脉沉细。根据张锡纯"补骨脂以补命门，吴茱萸以补肝胆，此焙火之基也"之说，自拟暖肝温肾治利汤：吴茱萸 5g，补骨脂 9g，淡附片 9g，杭白芍 6g，炒白术 9g，干菖蒲 9g，五味子 3g，海螵蛸 12g；腹胀甚加砂仁 3g；腹痛加川楝子 9g；腰脊冷加肉桂 3g，菟丝子 15g。

5. 清肝泻热法　本法适用于肝经郁热所致泄泻之证。症见少腹隐痛，腹泻便稀，时或脓血，肛门灼热，口苦，神倦，苔薄黄，脉弦数等，仿龙胆泻肝汤出入：龙胆草 3g，炒山栀 9g，炒黄芩 6g，软柴胡 5g，车前子 20g，当归 10g，秦皮 9g，苍术 6g；有里急后重者加白芍 15g，张锡纯"白芍者泻肝胆之火"；有脓血便者加白头翁 20g，马齿苋 20g；腹痛甚者加川楝子 10g。

（周富明 1995 年 12 月）

泄木扶土法治疗慢性结肠炎 20 例

（一）一般资料

1. 性别与年龄　男 12 例，女 8 例，年龄 25~35 岁 8 例，36~45 岁 7 例，46 以上 5 例。

2. 职业　体力劳动者 7 例，非体力劳动者 13 例。

3. 病程　6 个月 ~1 年者 12 例，1~2 年者 6 例，2 年以上者 2 例。

4. 主证　20 例中均有顽固性腹泻，苔薄白，脉细弦等。其中腹痛便后缓解者 17 例，黏液脓血便者 6 例，黏液便而无脓血者 11 例，单纯顽固性腹泻、腹痛伴胁痛者 3 例，伴有肠鸣者 15 例，有里急后重者 5 例，伴精神萎靡者 18 例。

5. 兼证　伴中焦虚寒者 8 例，脾肾阳虚者 3 例，肝郁气滞者 8 例，湿热蕴结者 3 例（其中 2 例既有中焦虚寒，又有肝郁气滞）。

本组均经乙状结肠镜检查确诊。

（二）方药

1. 基本方 痛泻要方（防风、白术、陈皮、白芍）加乌梅、木瓜、党参、山药、山楂。

2. 加减法 有脓血便者加白头翁、椿根皮、地榆炭；气滞腹痛者加川楝子；中焦虚寒者加干姜、荜茇等；偏肾阳虚者加巴戟肉、鹿角霜、补骨脂；下痢日久不已者加赤石脂、芡实等。

（三）疗效

1. 疗效标准 一个半月为一疗程。显效：经一疗程治疗，临床症状及体征均消失，乙状结肠镜检查正常；有效：经一疗程治疗，临床症状及体征部分消除或减轻，乙状结肠镜检查病变减轻；无效：经一疗程治疗，临床症状及体征无变化，甚或加剧，乙状结肠镜检查病灶无改善或加重。

2. 临床疗效 显效 14 例，占 70%，有效 4 例，无效 2 例，总有效率 90%。

（四）典型病例

冯某，男，28 岁。1985 年 6 月 15 日诊，患者于 1984 年 8 月开始腹泻，每天 2~5 次，大便溏薄，无脓血黏液及腹痛，故未介意。延及 10 个月，近来腹泻加重，伴脓血黏液便，里急后重，左下腹疼痛。经本院乙状结肠镜检查发现直肠有弥漫性出血点。患者神疲，面色无华，食欲不振，烦躁易怒，苔薄白，脉细弦。否认血吸虫病史。中医辨证系肝强脾弱、土虚木乘，以泄肝木扶脾土，处方：炒白芍 15g，炒白术 9g，炒防风 6g，炒陈皮 6g，怀山药 9g，炒山楂 12g，乌梅 6g，木瓜 9g，党参 18g，川楝子 10g，椿根皮 18g。以上方加减服药 4 周，病情逐渐好转，连续服药 6 周，自觉诸症消失，一个半月后乙状结肠镜复查病灶消失。

（五）讨论与体会

对于本病的治疗，宋·陈无择主张"随证主治"，明·张景岳认为"以利水为上策"。清代医学家叶天士指出："大便未结，腹中犹痛"，乃"阳明胃土已虚，肝风振动内起"，从而创"泄木扶土"之法，并明确"用甘以理胃，酸以制肝"之品治之。实践证明，临床不仅要重视审证求因，还应重视泄肝木以达到扶脾土的目的，此乃本组基本方的立法依据。

基本方以痛泻药方加木瓜、乌梅、山楂、山药、党参而成。痛泻要方系刘草窗方，张师认为这是一张抑木扶土而不是扶土抑木的方剂。加入木瓜、乌梅以制肝木；加入党参、山药甘温补中；山楂酸甘微温，既制肝木，又能健中助运。全方组合，有泄肝木，健脾土之功。即东垣"治脾胃必先制肝木"之意。

（周富明 1987 年 4 月）

水肿证治八法

水肿，是指体内水液停留，面目、四肢、胸腹乃至全身浮肿的一种疾患。早在《内经》就有"水气""水病"的记载。现代医学的肾炎、肾功能不全、肝功能失代偿期、心衰及低蛋白血症等，均可导致水肿的发生。临证治疗可将其归纳为八法：

1. 宣肺利水法 本法适用于外邪外侵，阻遏肺气而致水湿不化，小便不利，头面乃至全身浮肿者，常用越婢加术汤加减，取麻黄、生姜宣肺解表以行水；白术健脾利水；石膏清肺胃之郁热；大枣、甘草补益肺脾、调和营卫。

2. 温脾行水法 本法主治脾肾阳虚、水湿内停而致的全身浮肿，尤以腰以下为甚，用实脾饮加减，方中附、姜、术、朴、草果、茯苓温运脾肾；大腹皮、木瓜、木香顺气行水；甘草调中温胃。

3. 温阳利水法 本法用于肾阳衰微，水湿泛滥所致周身浮肿、腰膝酸软，畏寒肢冷，小便不利。择真武汤加减，方用附子之辛热以温肾中阳气，合白术补脾制水，共奏温脾肾之阳，利内停之水之功；茯苓导水下行；生姜温散水气；芍药敛阴和阳。

4. 健脾利水法 本法主治因脾虚水湿内聚而致肢肿、纳减、便溏，面色萎黄，小便短少。选方以参苓白术散加减，方用参、苓、术、草即四君子汤补脾胃之气以化水湿；扁豆、山药、苡仁健脾助运以化水；莲子健脾益肾；砂仁行滞启中；桔梗开肺气以助利水，起提壶揭盖之功。

5. 消肿利水法 本法适用于湿热下注，肾与膀胱气化失利所致头面、下肢浮肿，甚或全身浮肿、溲赤、苔黄、脉数等。常择通苓汤为主。方中白术、猪苓、茯苓、泽泻四苓散利水消肿；车前、木通、茵陈、瞿麦清热除湿。

6. 滋阴利水法 本法主治湿热久羁伤及肾阴而致阴虚水热互结之证，方用猪苓汤加味，方中猪苓、茯苓、阿胶滋阴利水；泽泻、滑石清热渗湿，再加茅根、小蓟、旱莲草以清热凉血。

7. 活血化瘀法 本法适用于水肿日久不愈，邪入络脉，使血瘀水阻而致肿益甚者。方以桂枝茯苓丸加红花、水蛭出入，方中桂枝、茯苓通行血脉、渗利水湿；丹皮、桃仁、赤芍、红花、水蛭助桂、苓以活血化瘀利水。

8. 温阳泄浊法 本法主治肾阳衰败，脾阳虚衰，阴浊毒邪内郁，水湿日久不化者。治以温脾汤加味，方中参、附、姜、草温阳益气以扶正；大黄泄浊导下以攻邪，加半夏、陈皮降逆止呕，使浊邪随大黄导下而排出；加茯苓、车前、大腹皮行气利水，加速泄浊。诸药合用，有温肾健脾、降逆泄浊、导下利水之功。

（周富明 1996 年 11 月）

特发性水肿从肝论治

自古以来论治水肿多从肺脾肾着手，而从肝者甚少。近年来笔者常以四逆散合痛泻要方出入从肝治疗特发性水肿，收效满意。特举一案，介绍如下。

张某，女，83 岁。1985 年 4 月 15 日诊。水肿发作一年多，晨起面浮臂粗，午后转移到下肢肿胀，按之凹陷不起，体胖神疲，脘腹胀满，经中西医多次治疗，其效不显。苔薄、舌淡红，脉细弦带滑。证属肝郁脾虚，水湿不化。治以疏肝解郁，健脾利水。柴胡 9g，炒枳壳 10g，炙甘草、杭白芍、青防风各 6g，炒白术、新会皮各 12g，茯苓、丹参各 15g。三剂。药后水肿减轻，续服十剂而愈。

笔者临证认识到水液代谢与五脏六腑皆相关。肝主疏泄，通利三焦，肝气条达，气机畅行，水液随之升降，开合有序，则水液代谢正常。反之，若疏泄失职，气机乖乱，三焦不通，水液因之滞留，则发水肿。《诸病源候论·水肿》明确指出"青水者，先从面目肿遍一身，其根在肝"。说明肝病可致水液代谢异常。特发性水肿是由内分泌紊乱所引起的水盐代谢紊乱综合征。多见于女性，与精神因素密切相关。故治宜疏利气机，冀肝疏气行，则水去肿消。

（周富明 1988 年 6 月）

治验二则体会

从事临床不久，尚无经验可谈。但对于"初学医三年，便谓天下无病可治，行医三年，乃知天下无药可用"古训，有了肤浅认识。书上病证典型刻板，临床疾病千变万化，要做到治病求本、辨证施治，确非易事。近期两则病例，疗效理想，摘录存案。

（一）咯血

魏某，男43岁，海盐县建筑公司，1980年2月23日初诊：木火刑金，灼伤肺络，咯血盈口，其色鲜红，日晡潮热，夜寐不宁，苔薄舌红，脉弦细数，治拟清肝泻火、滋阴凉血：海蛤壳24g，大生地15g，侧柏炭12g，黄药子15g，地榆炭18g，血余炭12g，白茅根30g，焦栀子10g，牡丹皮15g，白芨12g，三七粉5g（分吞）。三帖。

2月28日二诊：上方进三帖后，出血显减，续服两帖，咯血几无，乏力，寐劣，午后潮热，苔薄舌红，脉弦细数，治拟守法出入：海蛤壳24g，大生地15g，侧柏炭12g，黄药子15g，秦艽10g，地骨皮12g，白茅根30g，百合10g，白芨12g，三七粉5g（分吞）。五帖。

按：本案肺阴不足，又有肝火内扰，木火刑金，证见咯血盈口，日晡潮热，以清肝泻火、滋阴凉血为治，方中海蛤壳、焦栀子取黛蛤意（药房无青黛）清热泻肝凉血；生地、牡丹滋阴清热；侧柏、黄药子、白茅根凉血止血；地榆炭、血余炭，烧炭存性、收敛止血，血见黑则止；白芨、三七既为止血之要药，又有祛瘀之功效，用于此，防其血止留瘀之虞。二诊时咯血几无，阴虚潮热未已，原方出入，酌加百合、地骨皮、秦艽等养阴润肺、凉血止血之功。

（二）高血压

蒋某，女，59岁，海盐县二轻局，1980年2月28日初诊：肝肾不足，肝阳上亢，头昏目眩，心悸、无力，筋惕肉瞤，手足瘈疭，血压偏高（170/98mmHg），苔腻，舌红，脉象弦硬，脉证合参，有肝风内动之象，治以滋阴潜阳、镇肝息风。枸杞子12g，菊花12g，大生地15g，牡丹皮15g，紫丹参18g，石决明30g（先煎），决明子12g，夏枯草18g，双钩藤30g（后下），灵磁石30g（先煎），珍珠母30g（先煎）。5帖。另：琥珀多寐丸3支，每次半支，晚服。

3月7日二诊：头昏目眩，面红光亮，前服滋阴潜阳、镇肝熄风药后，筋惕肉瞤、手足瘈疭明显减轻，苔薄舌红，脉弦搏指，治宗原法：枸杞子12g，菊花12g，大生地15g，牡丹皮15g，建泽泻10g，怀牛膝12g，决明子12g，夏枯草18g，双钩藤30g（后下），左牡蛎30g（先煎），珍珠母30g（先煎）。7帖。

3月15日三诊：药后诸恙皆减，血压稳定（130/85mmHg），步履轻松，苔薄舌红，脉弦细，治滋肝肾、潜肝阳为法：大生地15g，牡丹皮15g，建泽泻10g，云茯苓10g，山茱萸6g，淮山药10g，枸杞子10g，怀牛膝12g，决明子12g，双钩藤30g（后下），左牡蛎30g（先煎），珍珠母30g（先煎）。7帖。嘱隔日一帖。

按：本例诊断为高血压病。依据证候脉象，属肝肾不足，肝阳上亢，有肝风内动之候，初诊以杞菊地黄丸意（枸杞子、菊花、生地、丹皮）以滋养肝肾；石决明、决明子治风阳上扰，有平肝潜阳之功；夏枯草清肝火，双钩藤平肝风，两药合用，平肝泻火，息风潜阳；灵磁石、珍珠母重镇潜阳，平肝息风；丹参"养心，定志，安神宁心"（《滇南本草》语）；加琥珀多寐丸平肝安神，定惊息风，诸药合用，滋阴潜阳、镇肝息风，符合"壮水之主，以制阳光"旨意，药后诸恙逐减，遂以守法续进，并以滋肝肾、潜肝阳间日服药，以期巩固。

（周富明 1980年6月）

痛泻要方运用举隅

痛泻药方由白术、白芍、防风、陈皮组成，功效泻肝补脾，为肝旺脾虚所致腹泻而设。笔者细玩方药组成，每感寓义无穷。药味虽简，配伍精当，其加减可广泛运用于杂病之中。兹举二例，以求正于同道。

例一：崩漏：王某，女，25岁。汛来初崩后漏，迄今半月未净，色艳、量中。平素带多，质清无秽。少腹不适，似痛非痛，胀坠喜按。头晕神倦，四肢无力，苔薄舌淡，脉左弦右缓。综观脉证，乃脾虚统摄无权，肝木乘而侮之，当以扶土抑木，以痛泻要方加味：炒白术10g，炒白芍6g，新会皮、青防风各5g，木瓜12g，制香附9g，黄芪、墓头回各15g，牡蛎18g。日服一剂，三剂后漏证愈，唯带多，去香附、墓头回，加海螵蛸15g，白芷6g，五剂后诸恙除。

按：肝脾二脏，一为藏血而主疏泄，一为统血而主运化。二者相互为用，关系密切，若失其常，就会发生各种病变，叶天士谓："冲任隶于阳明，阳明久虚，脉不固摄，有开无合（《临证指南医案·崩漏门》）。"分析本例病机，脾虚失统而致崩漏，良久由肝木所累，故用痛泻要方加味，以强脾土而抑肝木，令肝藏血而脾统血，则崩中自愈。

例二：腰痛：金某，男，58岁。患糖尿病多年，叠服降血糖之中西药物，收效甚微，后采取控制饮食，并以豆类为主食，尿糖尚能控制。近半年起，腰肌酸痛，日益加剧，以至于转侧不便，为之苦不堪言，苔薄，舌边齿痕，脉弦涩。揆度脉证，谛审良久，证诸庞杂，素有消渴，已非快事；又现腰痛，忧心忡忡，新旧交作，必伤七情，肝郁失达，脾为肝木所乘，脾困不为肌肉，而腰肌酸痛作矣，故拟抑肝木、扶脾土、调气血。处方：杭白芍、宣木瓜各15g，炒白术、川断肉各9g，青防风、新会皮各6g，怀牛膝12g，紫丹参18g。每日一剂，连进八剂，腰痛若失。

按："腰为肾府"，诚然腰痛与肾有关。然以痛泻要方治之，何理之有？乃因本例患者病历经年，情不自悦，肝郁不疏，则脾肾机能乖乱，脾虚失职，不为肌肉，气血壅滞，不通则痛。《素问·太阳阳明论》云："今脾病不能为胃行其津液……气日以衰，脉道不利，筋骨肌肉，皆无以生，故不用焉。"因此以痛泻要方加味，泻肝木，扶脾土，调气血，使肝疏调达，脾运复职，气血流畅，则诸恙罢悉。

（周富明 1986 年 10 月）

经方治黄

1. 产后黄疸　林某，女，28 岁。1988 年 10 月 9 日诊。患者半月前妊娠足月顺产，产后厌食、脘胀、泛恶、身微热，继之巩膜黄染。作肝功能检查：黄疸指数 30μmol，谷丙转氨酶 200μmol。诊断为"急性黄疸型肝炎"。刻见：肤目黄染，脘痞纳呆，泛恶，小溲赤，便艰，恶露少，小腹隐痛，脉弦细，苔黄腻。治拟扶正达邪。方用茵陈五苓散加减：茵陈、蒲公英各30g，茯苓、当归各12g，猪苓、泽泻、川芎各9g，白术、焦栀各10g，生大黄（先浸后下）6g。5 剂后，大便已畅，胃纳略增，恶露下，腹痛减。原方去生大黄、川芎，加车前子、半枝莲各20g。续服10 剂，诸症好转，肝功能复查示：黄疸指数 10μmol，谷丙转氨酶 80μmol。守方再服 15 剂，诸恙若失，肝功能已正常。

按：本例新产发黄，其本乎虚，复因湿热蕴阻中焦，所呈虚实夹杂之证。在治疗方面，则既要去病达邪，又要顾其产后气血不足，恶露瘀滞之状，故以茵陈五苓散清利湿热，合以白术、当归、川芎健脾养血祛瘀，以期祛邪不伐正，扶正而不恋邪，终达邪去正不伤的目的而告病愈。

2. 瘀黄　张某，男，43 岁。1989 年 10 月 15 日诊。五年前曾患肝炎。素有酗酒嗜好。此次以"黄疸肝炎""肝硬化伴腹水"而就诊。刻下：面色黧黑，肤目黄染，腹大如鼓，身热，心烦，肌肤粗糙，胁痛夜甚，大便三日一行，苔黄腻，舌布瘀，脉细涩。治拟清热消癥除积。处方：焦栀、生大黄、枳实、干地黄、蓬术、三棱、当归、桃仁各12g，黄芩9g，赤芍、地鳖虫、川芎各10g，丹参20g，生甘草5g。守法服药两月，黄疸消退，大腹渐小。以上方出入继服两月，诸症消失而收全功。随访未见复发。

按： 本例系癥积与酒疸交作而成瘀黄，治用清泄实热之栀子大黄汤和补虚活血化瘀之大黄䗪虫丸加减，药证相符，病渐消退，终至痊愈。

3. 黄汗 胡某，女，32岁。1989年7月15日初诊。症见：发热面浮，口渴，肢楚，出汗而热不甚解，汗出沾衣，色黄如柏汁，胸闷，小便黄赤，苔薄黄，脉细浮。询知日前汗出洗浴。血、尿常规及肝功能检查均正常。此属黄汗之证。治以和荣卫、散邪气。处方：川桂枝、防风各5g，生黄芪18g，白芍10g，苍术6g，知母、大豆卷、茯苓各12g，生姜3片。服药4剂，热退肿消，汗出色淡，已不沾衣。原方续4剂，诸症好转，唯感乏力。上方出入服7剂，黄汗止，余症亦除。随访未见再犯。

按： 本例黄汗是"以汗出入水中浴，水从汗孔得之"，水气和热内郁，水热交蒸，荣卫失和，故以和荣卫、散邪气为主，方中桂枝、白芍调和荣卫，黄芪以加强桂枝行阳气之功，知母清郁热，防风、苍术、豆卷去湿散热，茯苓渗利水气。全方有开有合，使邪有出路，正不耗伤，药中病机而收捷效。

（周富明 1993年2月）

当归六黄汤临床新用

当归六黄汤为李东垣《兰室秘藏》方，其功效滋阴清热、固表止汗，原为治疗阴虚有火而致盗汗所设。近年来，笔者根据其配伍结合现代药理分析提示，扩大其运用范围，收到理想效果，现介绍如下：

（一）慢性肾盂肾炎

笔者运用当归六黄汤加小青草、银花等治疗慢性肾盂肾炎32例，结果治愈20例，好转10例，无效2例，总有效率93.75%。典型病例陈女，54岁，因反复尿频尿急1年半再发一月于1994年10月15日诊，症见尿频尿急，腰酸，日晡身热，口干不欲饮，苔黄腻，舌偏红，脉濡数。尿常规示：脓细胞（++），白细胞（+++），尿培养示：大肠杆菌菌落数107/mL。经上方治疗2个月，诸恙若失。尿培养一月一次，共4次均为阴性。随访2年无复发。

慢性肾盂肾炎是由细菌感染而引起的慢性肾盂及（或）间质性炎症。除尿路刺激症状外，常伴有面色憔悴，倦怠，低热，腰痛等。尿常规检查有白细胞、脓细胞、尿培养阳性等。根据其特点，属中医"淋证""虚劳""腰痛"等范畴。盖《诸病源候论·淋病诸候》"肾虚而膀胱热故也……肾虚则小便数，膀胱热则水下涩，数而且涩，则淋沥不宣"。故其病位在肾与膀胱，病性为阴虚与湿热。而当归六黄汤中当归、二地（生地、熟地）养血育阴；三黄（芩、连、柏）泻火清热坚阴。药理分析认为，黄连对痢疾杆菌、大肠杆菌等均有较强的抗菌作用；加小青草、银花清热解毒，前者对杆菌有抑制作用，后者对多种杆菌、球菌有较强的抗菌作用。有认为银花等清热解毒药物尚有诱导产生干扰素作用，是一味理想的"扶正祛邪"之品。全方融滋阴养血、益气利水、清热解毒、抗菌消炎于一体，切合肾盂肾炎病机，故用之效佳。

（二）慢性痢疾

慢性痢疾是由于急性细菌性感染治疗不彻底，或反复感染失治所引起的。一般认为，细菌性痢疾病程超过2个月以上者为慢性痢疾。其临床表现为腹痛、里急后重、粪便黏液或脓血便，镜检可见脓细胞、红细胞，大便培养可见痢疾杆菌生长等。根据其临床症状，似属中医"肠癖""休息痢"范围。起初为湿热疫毒壅滞于内，薰蒸肠道之中，久之耗伤气血，损及阴阳，呈现虚中挟实征象。而用当归六黄汤加白术、制军，旨在扶其正气，达其余邪。方中归、二地、芪、术滋阴益气健中以培本；三黄、制军清热解毒泄浊以泻实。药中肯綮，效如桴鼓。如治范男，28岁，因"痢疾"半年于1995年1月15日诊，症见腹泻腹痛，便呈黏液，时有赤白冻兼杂，低热口干，盗汗，苔薄黄，舌偏红，脉细数。证属湿热内郁，阴分已亏。经上方加减治疗一月，症状消失。大便常规检查、培养均阴性。随访一年无恙。

（周富明 1997年1月）

柴胡临床运用举隅

柴胡为伞形科植物，其药用部分为北柴胡和狭叶柴胡的根。味苦微寒，入肝胆经。具有和解表里，疏肝升阳之功。现代药理分析得出结果：北柴胡含有柴胡皂苷、芸香苷；狭叶柴胡主要含挥发油。柴胡总皂苷具解热、镇痛、镇静、止咳及抗炎等作用，其临床应用广泛。笔者喜用此药，归纳如下。

（一）治肝

张某，男，35岁，1990年3月20日初诊。患慢迁肝三年，胸胁不适，隐隐作痛，时缓时甚，口苦纳欠，夜不安卧，脉弦细，苔薄黄。肝功能反复异常，今血检示：谷丙转氨酶200单位以上。证属肝郁气滞、湿热逗留，治拟疏郁泄浊为法：软柴胡9g，炒枳壳6g，赤芍6g，川连3g，淡吴萸3g，紫丹参15g，车前子30g（包煎），建泽泻6g，生米仁30g。14剂后证情均减。复查谷丙转氨酶80单位。守法出入，一月后诸恙若失，肝功能恢复正常。随访两年未见反复。

按：本例慢迁肝，一派肝郁湿阻之象，治当疏郁为要。方中柴胡为疏肝之要药。《滇南本草》谓其"行肝经逆结之气，止左胁肝气疼痛"，《日华子本草》亦谓有"除胁气满"之功。现代药理研究认为，柴胡中的柴胡皂苷a、b等有降低血清中SGPT、SGOT及总胆素的作用，并配枳壳理气，赤芍、丹参柔肝和络，伍车前、米仁、泽泻等泄利湿浊。药中肯綮，病去霍然。

（二）疗胆

金某，女，48岁，1989年9月8日初诊。原有慢性胆囊炎病史七年，每遇劳累或情志波动辄发。刻今：寒热交杂，胁下疼痛，痛引肩背，口苦而干，肤目黄染，小溲短赤，大便艰下，苔黄而糙，脉弦而滑。B超提示：胆囊炎、胆石症（泥沙样）。中医辨证：胆热瘀结，胆失通降，乃胆痹也。治拟疏胆清泄：醋柴胡15g，炒黄芩15g，焦山栀15g，川楝子15g，金钱草30g，鸡内金12g，玄胡索15g，赤、白芍各15g，车前子（包煎）30g，生大黄12g（先浸后下），绵茵陈30g，炒麦芽30g。两剂后疼痛缓解，原方又进七剂，诸症均减，黄疸消退。遂去大黄、茵陈、麦芽，加丹参20g，郁金10g，服15剂而安。

按：本例病属"胆痹"，系胆热瘀结，胆失通降而致。取大柴胡汤出入，以醋灸柴胡为君。《本草纲目》云："柴胡轻清，疏达胆气，胆气条达……故心腹胃中凡有结气，皆能散之也。"《药性论》认为柴胡有"宣畅血气"治"肩背疼痛"之功。现代药理实验研究表明：醋灸柴胡能明显增加胆汁的分泌。柴胡配黄芩则和解少阳，除寒热往来；再以清泄腑气实热、理气止痛、化石利胆之品相伍而收效迅捷。其中柴胡于此举足轻重，诚如《珍珠囊》所谓"去寒热往来，胆痹，非柴胡不能除"也。

（三）润肺

林某，女，40 岁，1992 年 5 月 3 日初诊。咳嗽痰少，口干咽燥，业已二月，胸闷心烦。叠进清燥救肺、宣肺宁嗽，收效甚微。苔薄舌红，脉来细略数。胸片提示：肺纹理增粗。证属燥热灼肺，肺失清肃。治拟润肺止咳：鳖血拌柴胡 5g，地骨皮 12g，炙桑皮 12g，南北沙参各 10g，甜杏仁 10g，麦门冬 10g，炒黄芩 3g，太子参 15g，炙白薇 10g。五剂后咳减，共服 15 剂告愈。

按：《日华子本草》记载柴胡有"除烦、消痰、止嗽、润心肺"之功。然又虑柴胡劫阴，乃以鳖血拌柴胡投之。果五剂后症减，遂守法为之，共三诊 15 剂而告痊。事后阅及资料，柴胡之药理分析显示尚有抗炎、抗病毒、止咳作用，才恍然大悟。

（四）升阳

宋某，女，30 岁，1990 年 6 月 25 日初诊。形体消瘦，精神疲惫，脘宇不适，纳谷脘胀，大便稀薄，少食运迟，时有潮热，脉细缓，苔薄舌淡。X 线胃肠造影示：胃下垂。中医辨证：中气不足，阳气下陷。拟升阳益胃法为之：软柴胡 10g，炒防风 5g，西潞党 15g，炙黄芪 15g，炒白术 10g，炒薏仁 18g，炒谷芽 15g，炒六曲 15g，大枣 30g，淮山药 10g。守法服药 15 剂，诸恙悉安。后以补中益气丸早晚各服 10g 以巩固。

（徐峻　周富明 1994 年 3 月）

甘草的临床应用

甘草为豆科多年生草本植物，其药用部分是根茎。《神农本草经》将其列为上品。其性平味甘，无毒。李时珍称其有治"五脏六腑寒热邪气，坚筋骨，长肌肉，倍气力，金疮𤸷解毒，久服轻身延年"之功。现代药理分析认为其含有甘草甜素、甘草次酸等。笔者喜用是药，尤多认识，兹归纳于下：

甘草蜜炙益气补中　时珍曰："补中宜炙。"甘草蜜炙，其性微温，其味甚甘。张锡纯认为"甘草是甘者主和，故有调和脾胃之功。甘者主缓，故虽补脾胃而实非峻补"。李杲称甘草有"缓正气，养阴血，补脾胃润肺"之功。笔者于临床常以蜜炙甘草为主，辅以他药，治中气不振，脾胃虚弱或心气不足，心阳不振等。如治王妪，心动悸，脉结代，面浮跗肿，唇绀气短，取炙甘草汤加丹参、川芎，其中炙甘草一味用量为15g。3剂后病情缓解。又治张某，胃痛绵绵，喜温喜按，得食痛减，舌淡，苔薄，脉缓，辨为中焦虚寒，以炙甘草15g，黄芪15g，杭白芍15g，肉桂3g，淡干姜3g，大枣5枚。3剂告瘥。

甘草生用清热解毒　时珍曰："泻火宜生用。"尝谓"生用泻火热"，"治痈肿"，其引用李杲谓"治肺痿之脓血，消五发之疮疽"，甘草梢"生用治胸中积热，去茎中痛尤妙"。笔者宗其说，于临床，但见溲短赤，尿频急，茎中痛，伴身热，苔薄黄，脉弦数者，恒以生草梢15g为君，臣之他药，每每效如桴鼓。治疮疡疔肿，用生甘草20g合生黄芪15g，丹皮6g，生地10g，蒲公英15g，亦收效甚捷。仲景桔梗汤之伍，乃桔梗合甘草是也，为治肺痈之名方，颇为后世所推崇。据现代药理分析，称甘草含有甘草次酸和黄酮苷，具有抗炎抗过敏之作用，又有认为甘草有类似肾上腺皮质激素样作用。

甘草补中缓急止痛　时珍引李杲谓："甘草甘温，平补脾胃……凡心火乘脾，腹中急痛，腹皮急缩者，宜倍用之，其性以缓急。"笔者临床体会，腹中急痛而有热象者，当生用为宜；腹中作痛而有虚寒之象者，以蜜炙效佳。据现代药理分析认为甘草具有松弛平滑肌，解除肌痉挛作用。故临床不仅仅"腹中急痛"有效，即使是肌肉疼痛亦屡试不爽。

甘草润肺止咳祛痰　时珍认为，甘草"治肺热咳喘，肺痿多涎，小儿热咳"颇佳。笔者以为，甘草甘缓，有润肺之功，因其性质平和，故不论肺寒咳喘或肺热咳嗽，均可配合应用。据现代药理研究认为，甘草中含有的皂苷，有祛痰作用，而其中的甘草次酸则有明显的中枢性止咳作用。

缓和药性美名国老　甘草，《别录》称其为国老，其"能安和草石而解诸毒也"。甄权谓甘草"解一千二百般草木毒，调和众药有功，故有国老之号"也。时珍引李杲谓："甘草气薄味厚，可升可降……甘性能缓急而又能协和诸药，使之不争，故热药得之缓其热，寒药得之缓其寒，寒热相杂者，用之得其平。"如仲景于调胃承气汤中配甘草，恐其速下也，亦缓之之意；小柴胡汤有柴胡黄连之寒，人参半夏之温，而甘草者则有调和之意等等，不胜枚举。沈自尹曾研究证明甘草尚能拮抗糖皮质激素的副作用，不能不说是解百毒之例。

（周富明 1992 年 3 月）

中西医结合治疗过敏性紫癜 25 例

1. 一般资料　本组25例，其中男17例，女8例；年龄9岁~18岁16例，

19~28 岁 7 例，29~39 岁 2 例；病程 2 天 ~3 个月，平均 25 天。临床分型单纯皮肤型：18 例，皮疹，以四肢尤以下肢伸侧、关节附近为多，分批出现，多对称分布，大小不一，新旧不一，高出皮面的斑丘疹样紫癜或呈渗出性红斑。关节型：4 例，以紫癜出现前或出现时有关节酸痛、肿胀，以膝、踝、肘、手指等关节为主，呈游走性；腹型：3 例，以儿童多见，紫癜出现前或出现同时伴有腹痛，呈发作性绞痛，可伴恶心，呕吐，甚者可便血。

2. 治疗方法 一般治疗量清除感染灶，避免接触或服用致敏物质，驱除肠道寄生虫等。①抗组织胺药物的选用扑尔敏片 4mg，1 日 3 次；或酮替芬 1mg，临睡服；腹型者初始予 10% 葡萄糖酸钙 10mL 静注；关节型者予强的松 1mg/kg·d，7~10 天，同时服用维生素 C，0.2g1 日 3 次。②中药治疗：全部病例均给予清营汤加减：水牛角 10g（另锉代饮），玄参、生地、麦冬、忍冬花、连翘、丹参各 10g，竹叶 6g，黄连、生甘草各 3g，紫草 20g，腹痛甚者加杭白芍 10g。每日 1 剂，水煎 2 次，分上下午服。4 周为 1 疗程。

3. 结果 疗效标准显效：经 1 疗程治疗后，症状消失，有关检查正常，并观察 2 个月无复发者；有效：经 1 疗程治疗后，病情明显好转，但未恢复正常；无效：经 1 疗程治疗后，病情无好转，甚或加剧。治疗结果：显效 17 例，有效 7 例，无效 1 例，总有效率 96%。

4. 讨论 过敏性紫癜，其病变为广泛的毛细血管及小动脉无菌性炎症反应，致血管壁通透性增高及渗出性出血和水肿。这些变化可累及皮肤、黏膜、胃肠道、关节和肾脏等，引起相应的临床表现。中医认为，本病的发生，系邪热内蕴，伤及营分，累及血分，血因热迫，脉络受损，溢于肌肤则为斑疹。在治疗时，西药以抗组织胺及维生素 C 以增加毛细血管致密性，减少通透性和脆性。如合并肾炎或混合型者，应以激素规范治疗，激素的治疗对缓解组织水肿有显著效果，但不能改变紫癜性肾炎的病程和预后，也不能预防紫癜的复发。如出现肾病综合征者，可用激素加环磷酰胺治疗。中药清营汤以清营解毒、退热养阴，其中水牛角清营分热毒，辅以玄参、生地、麦冬清热养阴；佐以竹叶、连翘、忍冬花、黄连、紫草以清热解毒，透热于外，使邪热转气分而解；再以丹参清热凉血，活血散瘀，以防血与热结而现变证。甘草清热解毒，有类激素作用，能起到免疫调节作用，同时尚能拮抗激素的副作用，是一种理想的抗过敏性紫癜的药物。

（李仙亚 周富明 1998 年 3 月）

三、妇儿科临证经验

古方新用治带下病

带下病是妇科常见病证，究其病因不外乎脾虚生湿、肾虚失固及湿热内侵等引起带脉失约而致。我在临床将本病分为脾虚湿阻、肾阳不足和湿热蕴结三型，分别采用健脾祛湿、温补肾阳、清泄热毒法，喜用仲景方，获效颇佳。

脾虚湿阻 洪某，27岁，工人，1979年5月19日初诊。带下量多，色白如涕，历时已久，面色萎黄，四肢无力，胃纳不振，下肢虚浮，苔白腻，脉细。此属脾虚失运，水湿自生，下注带脉。治拟温中健脾，行气化水为主，方取仲景理中汤合五苓散加味：白术10g，干姜、白芷、甘草各5g，茯苓12g，猪苓、泽泻各9g，桂枝3g，党参、海螵蛸各18g。五剂后带下除，续服10剂而痊愈。

按： 本例其本在脾虚，表现为带下增多、色白如涕，用理中汤温中健脾，五苓散行气化水，二方合用使脾健水化，湿无从生，乃治其本；白芷、海螵蛸收涩止带治其标，标本双顾而收功。

肾阳不足 李某，42岁，工人，1979年12月5日初诊。数月来带下量多如注，质清似水，腰膝酸软，伴耳鸣头昏，形寒怯冷。舌淡，脉细沉。脉证合参，当为肾阳不足，下元不固。治宜温肾阳固下元，方用肾气丸加味：熟地、芡实各15g，茯苓、淮山药各12g，山茱萸、肉桂各3g，炒泽泻、丹皮各9g，熟附子10g，海螵蛸20g。服药五剂带下减少，再服五剂带下除，唯腰酸耳鸣未已，改用肾气丸缓缓图之，二月后康复如常。

按： 本例为肾阳虚弱，下元不固，带脉失约之带下，先以肾气丸作汤剂加芡实、海螵蛸扶阳固涩，使肾气旺盛，下元得固，其病自愈，再用丸剂缓图以冀巩固。

湿热蕴结 金某，25岁，农民，1980年4月2日初诊。带下量多，色黄黏稠，腥秽奇臭，阴部瘙痒，小溲短赤，舌红、苔薄黄，脉数。辨证为湿热邪毒蕴结胞宫。方投白头翁汤加味：白头翁、鸡冠花各 20g，黄连 2g，椿根皮 15g，川黄柏、秦皮、丹皮炭各 9g，地肤子 18g。服四剂症减大半，继服五剂，诸羔若失。

按：本案乃湿热邪毒蕴结胞宫，损伤冲任带脉，秽浊之液下注而成。治用白头翁汤加味，以清热燥湿，凉营解毒，苦涩止带并进，效果显著。

（周富明 1987 年 10 月）

胎漏从肝论治

"胎漏"之病名，始见于《内经》，亦称"胎动不安"，于《诸病源候论》述之较详。现代医学的"先兆流产""习惯性流产"似属此范畴。根据"妊娠下血，冷热不调，七情失宜，气血不和所致，若伤于胎，则痛而下血，甚则坠矣"（宋·陈自明《妇人大全良方》）这一病机概念。笔者以为除了因气血不足、肝肾亏损，或跌仆闪挫，或过劳动胎等引起的胎漏外，"七情失宜"的论述，一语破的地阐明了情志不悦而伤胎元的病理机制，从而联想到《傅青主女科》的"妊妇有大怒之后……因而坠胎"之论和《保产要录》"盖怒伤气血……多易动胎"等，均指出了胎坠与肝怒有着很大的关系。

肝为刚脏，喜条达，主疏泄，司周身血液及情志活动。女子又常有余于气，不足于血而善郁，若因情志内伤，最易肝郁气滞而诸症见矣。故朱丹溪有"气血冲和，百病不生，一有怫郁，百病生焉。人身诸病，多生于郁"之论。肝经又与冲任两脉密切相关。肝经通于冲任两脉与胞宫互相联系，而肝藏血，主疏泄，司血海，对胞宫之行经和孕育起着十分重要的作用。如七情失宜（过亢或抑郁），伤及于肝，肝气不疏，气血逆乱，扰动胎元而坠下。

临床所见，七情失宜所致胎漏者，除有腰酸、腹痛、阴户见红外，尚有精神或悲怒，或抑郁，两胁窜痛，胸闷脘胀，苔薄黄，脉弦或弦滑。在治疗方面当宗"木郁达之"之训。临床用药，正如朱丹溪所指出的"胎至三月四月，忽腹痛，惟砂仁、木香能安胎、治痛行气，八九月必须顺气，用枳壳、紫苏之属"。常用方剂以逍遥散加减为主。笔者曾治一名三孕三坠又怀娠两月之赵姓患者，因几经有孕无产，逐情志不悦，抑郁不乐，胸闷胁痛，复见腰酸腹痛，阴道见红，精神紧张，夜不安康，胃纳不振，嗳气泛恶，苔薄黄，脉弦数。辨为情志失宜所致胎漏，用逍遥散加减：炙柴胡 6g，当归炭 10g，白芍 10g，黄芩 6g，白术 6g，薄荷 3g，荆芥炭 9g，合欢皮 12g，姜竹茹 9g，炒枳壳 6g，春砂仁 3g, 杜仲 9g, 辅佐精神开导, 并嘱注意休息, 包括禁忌房事。服药三帖后出血已住, 病情大减, 原方续进五帖, 诸证若失, 后嘱晨服逍遥丸 10g, 晚服归脾丸 10g, 以冀肝气得疏, 脾气健旺, 气血化生有源, 胎元有滋。如是每月服药 10 天, 连服 5 月, 并逐月嘱妇科检查, 终足月顺产。

（周富明 1991 年 3 月）

产后恶露辨治管见

产后恶露是产妇都会有的一种现象, 属于生理反应, 是产后随子宫蜕膜的脱落, 血液、坏死蜕膜组织经阴道排出。一般在三周内会干净的, 如果超过三周仍淋漓不断的属产后恶露不尽, 是病理现象, 应查找原因。根据个人经验, 常见的有气血不足, 冲任不固; 瘀阻胞宫, 血不循经; 肝肾亏损, 封藏不固; 或阴虚内热, 迫血妄行所致, 笔者虽为中医内科为主, 但在中医门诊, 妇科就诊者不乏其例, 兹不揣浅陋, 略陈管窥之见, 并举治案, 以就正于明贤。

（一）气血不足, 冲任不固, 当以补气养血, 固益冲任为法

气虚不足而恶露者, 多见恶露淋漓, 量多色淡, 神疲乏力, 懒言, 动辄自汗, 苔薄, 舌淡而胖, 脉细而缓。是由于产后元气不复, 或素体中气不足, 气虚不能摄血, 以致产后恶露淋漓不尽; 由于气虚, 乏力懒言; 气虚不固, 则动辄汗出; 舌淡胖, 脉细缓乃气虚征象。治以补气养血法, 我喜用四君子汤合黄芪当归补血汤加减。常用药物: 党参、白术、茯苓、炙甘草、炙黄芪、当归、仙鹤草等, 方中四君子汤为补气代表方, 以补气健脾而有化生气血之功, 适用用产后气虚, 脾胃薄弱者; 产后往往气虚血亏, 故合用黄芪当归补血汤以补气养血; 仙鹤草药性平和, 兼能补虚, 又能涩敛止血, 对于产后气虚恶露不尽者尤为适宜。如恶露质稀色淡者, 加鹿角片、菟丝子以温养经脉; 若伴有少腹似坠不适者, 多为中气不足, 气虚下陷, 可酌加玉桔梗、升麻, 以补气升提。曾治张某, 26 岁, 1983 年 4 月 12 日诊: 产后满月, 恶露淋漓不净, 色淡质清, 少气懒言, 腰俞酸楚, 少腹似坠, 胃纳不振, 乳汁清稀, 苔薄, 舌淡, 脉细缓, 产后未复, 气虚血亏。治以补气固本, 健脾养血: 潞党参 18g, 炒白术 10g, 云茯苓 10g, 炙甘草 6g, 炙黄芪 15g, 炒当归 9g, 仙鹤草 30g, 淮山药 9g, 海螵蛸 15g, 炒杜仲 9g, 桑寄生 9g, 炙升麻 6g, 玉桔梗 3g。五帖。

1983 年 4 月 17 日二诊：上药服后，恶露几净，腹坠亦减，胃纳略增，守法出入：上方去桑寄生、海螵蛸，加通草 6g，二至丸 9g，七帖告愈。

（二）瘀血内阻，血不循经，治以温化瘀滞，引血归经为主

瘀血内阻胞宫而恶露不绝者，常见恶露淋漓不断，色紫，或伴瘀块，少腹疼痛，或伴发热，苔薄，舌质紫暗，或伴瘀点，脉弦。是因瘀血阻滞胞中，经血运行不畅，血不归经溢于脉外，故恶露淋漓不断；因瘀血阻滞，或阳虚寒凝，气机不畅，故少腹疼痛而血色紫暗、瘀块；舌紫暗，脉弦为瘀血内阻之象。治以活血化瘀法，选生化汤加减。常用药物：当归、川芎、桃仁、炮姜、甘草、丹皮、益母草、制香附、肉桂等。方中应重用当归以补血活血；川芎行气活血，与香附相伍，加强行气而助化瘀之功；桃仁、益母草活血化瘀；丹皮凉血化瘀而止血，炮姜温经定痛而止血，一温一寒，凉而不凝，温而不散，为吾治产后瘀血恶露常用之药对也；《妇科玉尺》认为"平日肥壮，不发热者，体虚寒也"，而肉桂有补元阳，暖中焦，散寒通脉之功；甘草调和诸药。若瘀块多而腹痛甚者，酌加蒲黄、五灵脂，名失笑散，以活血化瘀、行气止痛；若瘀血甚而血虚者，加三七以活血祛瘀、养血生新；伴有发热者，可加焦栀子、蒲公英以清热凉血。曾治郑某，27 岁，住虹桥路二轻宿舍。1984 年 7 月 15 日初诊。产后 35 天，恶露不畅，色紫暗，有瘀块，少腹疼痛，入暮身热，不咳，小溲短赤，大便艰下，苔糙黄，脉弦。产后瘀血阻滞，荣卫不宣。治以活血化瘀、清热和荣；炒当归 15g，炒川芎 12g，桃仁泥 9g，炮姜 3g，甘草 6g，丹皮 6g，益母草 30g，制香附 9g，蒲黄炭 9g，五灵脂 9g，焦栀子 12g，制大黄 9g。3 帖。7 月 19 日二诊：上方服 1 帖后恶露增多，血块亦多，大便亦多，两天后，身热已退。刻下：恶露减少，腹痛缓解，乏力，纳少，苔薄黄，脉弦细。上方去大黄、栀子，加赤芍 9g，炒白术 9g，肉桂 3g（后下）。5 帖。7 月 26 日三诊：药后恶露已净，腹痛亦除，诸恙若失，唯感神倦，动辄易汗，胃纳欠振，苔薄脉细，拟益气固本、健脾苏中善后：潞党参 15g，炒白术 9g，云茯苓 9g，仙鹤草 30g，糯稻根 30g，淮山药 9g，炙黄芪 15g，炒当归 9g，益母草 30g，陈皮 6g，春砂仁 3g（后下）。

（三）肝肾亏损，封藏不固，宜以滋养肝肾，固涩奇经为治

因肝肾不足，封藏不固者，多兼阴虚内热之象，故症见大多为恶露淋漓，量少色红，面色潮红，口干咽燥，掌心灼热，苔少舌红，脉细数。此类大多产育较多，或流产频繁，肝肾受损，封藏不固；或素为阴虚之体，加之产后

出血，阴伤更甚，阴虚生热、热迫血行，且热又灼津耗液，故而恶露淋漓、色红且稠或臭；面色潮红，口干咽燥，掌心灼热是热伤阴分，阴不敛阳，津不上承之征；舌质红，脉细数乃阴虚内热之象。故以滋养肝肾，清热凉血为治，常选六味地黄汤合二至丸加味。常用药物为：地黄、丹皮、茯苓、泽泻、山药、山茱萸、旱莲草、女贞子、菟丝子、枸杞子、制五味子等。六味地黄汤为滋肾补阴代表经典方；合旱莲草、女贞子即二至丸，养肝益肾、滋阴止血；加菟丝子、枸杞滋肝肾固奇经，为肝肾不足、封藏失职之要药；五味子滋肾固涩。诸药合用，养肝益肾，固经止血。因阴虚而生热者加知母、黄柏，即知柏地黄汤，滋肾阴而清虚火，为滋阴清热代表方；如兼内热而懊恼者，酌加焦栀子、青蒿以清热和营；恶露秽臭而小腹不适者，酌加椿根皮、川楝子以清热除秽；伴口苦，乳房胀痛者，加栀子、八月札清热疏肝。曾治赵某，28 岁。1986 年 11 月 15 日初诊：既往曾人流史次，本次足月产钳助产，产时出血较多，产后一月，恶露淋漓，量少色红，半月来恶露秽浊，小腹不适，日晡身热，口干咽燥，溲赤，更衣日行而偏干，苔薄舌质红，脉细弦。产后血虚，虚热内生，肝肾亏损，奇经不固。姑拟滋肾养阴、清热除秽法，仿知柏地黄汤合二至丸加减：生、熟地黄各 9g，牡丹皮 9g，云茯苓 9g，淮山药 9g，川黄柏 9g，肥知母 9g，旱莲草 20g，女贞子 20g，椿根皮 30g，陈青蒿 9g，炒川楝子 6g。5 帖。11 月 20 日二诊：药后恶露减少，秽浊若失，诸恙皆减，苔薄，舌淡红、脉细。热象已去，肝肾亏损未复，奇经八脉未固。上方去椿根皮、川楝子、知母、黄柏；加阿胶珠 9g（冲），制首乌 9g，菟丝子 9g，五味子 3g，枸杞子 12g。7 帖。11 月 30 日三诊：上药服后，恶露已净，身热不再，二便尚调，唯感神倦，苔薄，舌淡红，脉细。以调理气阴为治，仿参芪地黄汤出入作善后。

（周富明 1987 年 6 月）

妇科治验心得

1. 妊娠恶阻

案一　沈某，女，25 岁，海盐丝绸厂。1980 年 3 月 1 日初诊：停经 5 旬，胃纳不振，脘腹不适，泛恶欲呕，形寒怯冷，腰俞酸楚，苔薄白，脉细滑。治以降逆和胃：炒党参 15g，炒白术 9g，姜半夏 9g，旋覆花 9g（包），春砂仁 3g（后下），藿香 10g，紫苏梗 9g，新会皮 9g，煨木香 6g，炒谷芽 15g，川续断 10g，生姜三片。三帖。

1980 年 3 月 4 日二诊：药进三帖，病情见减，脘腹已安，胃纳亦增，苔薄白，脉细滑，守上方，去苏梗、藿香、木香；加怀山药 9g，厚杜仲 9g，炒当归 9g。五帖。

按：本案胃脘不适，泛恶欲呕，为胎气内扰，脾胃失和所致。《女科要旨》所谓"妊娠脾胃虚弱，夹气而痰涎内滞，致病恶阻"是也。故以参、术、砂仁健脾燥湿以安中；姜、夏、旋覆花降逆和胃；藿、苏、新、木香芳香化浊；谷芽启中；续断补肾安胎。二诊时证情见减，遂以原方去苏、藿、木香；加山药、杜仲、当归健脾补肾养血以营胎元。

案二　张某，女，25 岁，1979 年 5 月 11 日初诊：妊娠两月，呕吐反复，近一周以补液葡萄糖、维生素 B₆、维生素 C 等支持治疗，但呕吐依然。刻下：空呕频作，口苦，食入即吐，神倦乏力，溲少色赤，更衣艰下，唇红且干，苔少，舌红少津，脉细滑数。胎气上逆，胃失和降；频繁呕吐，耗伤气阴。治拟益气养阴，降逆和中：太子参 15g，麦冬 10g，五味子 6g，北沙参 10g，鲜石斛 12g，干芦根 15g，姜竹茹 12g，生白术 9g，乌梅 6g，杭白芍 9g，大生地 9g，淡黄芩 6g，上黄连 3g。三帖。

1979 年 5 月 14 日复诊：妊娠两月，呕吐反复，前药服后，病情略减，能食少量米粥，神倦乏力，溲少色赤，更衣艰下，唇红，苔少，舌红少津，脉细滑数。药既能进，取效在即：嘱原方再进三帖。

1979 年 5 月 17 日三诊：妊娠两月，呕吐反复，前药服后，呕吐已住，能食米粥，已停止补液，乏力神倦，更衣日行，小溲短赤，苔薄，舌质偏红，脉细滑。胃纳已启，气阴渐复，拟以健脾胃、调气阴、养胎元；炒党参 10g，怀山药 9g，炒白术 9g，炒谷芽 15g，鲜石斛 12g，干芦根 15g，北沙参 10g，制玉竹 10g，淡黄芩 6g，桑寄生 9g，炒杜仲 10g。五帖。

按：本案为妊娠恶阻，反复呕吐，致气耗阴损，所谓呕则伤气，吐则伤阴，呕吐日久，气阴两伤。故初诊时以益气养阴，降逆和中法，为标本兼顾之计。方中太子参、麦冬、五味子益气养阴生津，北沙参、石斛、芦根、白芍、生地加强养阴生津以治其本，古有"留得一分津液，保得一分生机"，否则有气随津脱之虞；姜竹茹降逆止呕，乌梅既能生津，又能降逆，《本草经疏》谓乌梅"主下气，除烦满……化津液"，故竹茹、乌梅相伍，有降逆止呕、养胃生津之功；黄连苦降清热，黄芩清热安胎。诸药合用有益气养阴、降逆和中、清热安胎之功效。二诊时药已中病，原方续进，三诊时呕吐已住，且能食米粥，乃以健脾胃、调气阴、养胎元为善后。

2. 痛经

徐某，女，20岁，海盐丝绸厂。1981年10月30日初诊：每临经前腹痛，经行仍痛，以往需服"止痛片"，甚或病假。刻下适值，小腹痛剧，得温痛缓，经量少，伴血块，乳房作胀，口苦，苔薄白，脉弦紧，拟疏理化瘀，温寒止痛：蒲黄9g、五灵脂9g、炒当归12g、炒川芎9g、桃仁泥9g、杜红花9g、炒枳壳12g、八月札9g、制香附12g、炒青皮9g、小茴香6g、上肉桂3g（后下）。五帖。药后经净、痛定。嘱其临经前三天就诊。连续三月，愈。

按：本例痛经为寒滞胞宫，气机郁滞，故用失笑散合膈下逐瘀方意，方中蒲黄、五灵脂即失笑散，活血化瘀、止痛；当归、桃仁、红花养血活血，行瘀止痛；枳壳、八月札、青皮、枳壳疏理气机，行滞止痛；川芎为血中之气药，性善走散，香附乃气中之血药，功在理气，两者相伍，为调经止痛之要药；小茴香暖肾散寒止痛，肉桂温中祛寒通络，药中病机，方克奏效。

3. 闭经

陆某，女，22岁，海盐丝绸厂。1978年11月28日初诊：室女停经，愆期二旬。既往亦然，常需服药而至。形寒怯冷，神倦乏力，腰膝酸软，午后跗肿，苔薄白，舌淡，脉沉细。肾阳不足，寒气凝滞，治拟温阳化瘀，养血调经：全当归12g、炒川芎9g、紫丹参12g、上肉桂3g（后下）、鹿角片9g、紫河车9g、菟丝子12g、制香附9g、泽兰叶9g、怀牛膝12g。五帖。每日一帖，分头煎、二两煎，上、下午温服，服前加黄酒3滴。

1978年12月3日二诊：停经25天，进温寒化瘀、养血调经剂后，小腹胀痛，余无进退：原方加三棱9g、炒枳壳9g。五帖。服用方法同前。

1978年12月10日三诊：前药服三帖后，汛届来临，量少，有块物，少腹隐痛，腰骶酸楚。刻今汛净，神倦乏力，眩晕，寐劣，苔薄白，脉沉细。汛届初撤，血海空虚，肾精亏损，宜补肾填精、养血固冲法：熟地黄9g、全当归9g、怀山药9g、鹿角片9g、菟丝子12g、制附子6g、上肉桂3g（后下）、枸杞子12g、炒杜仲12g、炒阿胶6g（冲）、茯神9g、夜交藤12g、炙黄芪15g。七帖。

1978年12月18日四诊：药进补肾填精、养血固冲法后，诸恙若失，寐安神爽，苔薄舌淡红，脉细有力，上方去茯神、制附子、肉桂；加巴戟天9g、川续断9g。七帖。

1978年12月30日五诊：汛届将临，乳房作胀，腰俞冷酸，季胁少腹胀痛，苔薄白，脉细弦，拟疏理化瘀，调理冲任：炒当归12g、炒川芎9g、桃仁泥9g、杜红花9g、炒枳壳12g、台乌药9g、制香附12g、五灵脂9g、小青皮 9g，泽兰叶 9g，上肉桂 3g（后下），怀牛膝 12g。七帖。

1979 年 1 月 10 日六诊：上药服至五帖时汛事临期，量适中，有块物，少腹隐痛，刻今汛事已净，神倦腰酸，苔薄白，脉沉细。宜补肾填精、养血培本：熟地黄 9g，全当归 9g，怀山药 9g，鹿角片 9g，菟丝子 12g，枸杞子 12g，炒杜仲 12g，炒阿胶 6g（冲），龟甲 9g，肉苁蓉 12g，炒党参 15g，炙黄芪 15g。七帖。

七至十二诊，按上方法，经前疏理气机、活血化瘀、调理冲任为法，经净后以补肾填精、补气养血、调理冲任为治，随证加减，共十二诊。汛届如期而至，五天左右净。随讯一年，经行正常。

按： 闭经原因颇多，《金匮要略》概括为因虚、积冷、结气所致。《诸病源候论》认为是"劳伤过度，血气枯竭"，而《备急千金要方》认为与"血脉瘀滞"有关，《丹溪心法》则认为闭经是由"躯脂满"引起。本案患者为缫丝工种，常年浸水作业，水湿内聚，寒从湿生，胞宫寒凝，冲任失调，以致月事愆期，甚则闭经。因寒则凝，气滞血瘀，久则肾精亏损。故以温阳化瘀、填精养血为法，参入紫河车、鹿角片血肉有情之品，并以黄酒为引，药至八帖，汛事转潮。考虑患者既往常有闭经史，嘱其坚持服药。经前以疏理气机、活血化瘀为法，经净后以补肾填精、补气养血为主，并随证施治而收全功。

4. 产后盗汗

高某，女，28 岁，1980 年 1 月 28 日初诊：产后五旬，盗汗频作，寐则汗出，寤则湿衣，筋脉瘛疭，更衣艰下，口渴，纳少，苔薄，舌红，脉细略数。产后未复，气阴两虚，治拟益气养阴，润肠通便：太子参 12g，生白术 12g，炒当归 12g，炒川芎 6g，杭白芍 12g，生牡蛎 24g（先煎），糯稻根 18g，瘪桃干 18g，炒瓜蒌仁 18g（打），火麻仁 12g，郁李仁 12g，大枣 30g。五帖。

1980 年 1 月 28 日二诊：药后汗出若失，更衣日行，余恙皆减，苔薄，舌偏红，原方去火麻仁、郁李仁，加北沙参 10g，鲜石斛 18g。五帖。愈。

按：《诸病源候论·妇人产后诸病候》曰："血为阴，产则伤血，是为阴气虚也……而阴气虚弱不复者，则汗出不止也。"汗多津亏，则大便难；津血亏虚，筋脉失养，则瘛疭。故《金匮要略·妇人产后病脉证治》谓"新产血虚，多汗出……亡津液，胃燥，故大便难"。本案辨为气阴两虚证，方中太子参益气生津；生白术健脾益气、止汗通便；当归、川芎、白芍养血敛阴；牡蛎、糯稻根、瘪桃干养阴固表，善治自汗盗汗；瓜蒌仁、火麻仁、郁李仁润肠通便，大枣健脾养血而调和诸药，药证相符，收效迅捷。

（周富明 1982 年 5 月）

小儿暑热症治疗心得

暑热症多见于 3 岁以下小儿，以长期发热，口渴、多饮、多尿、少汗甚至汗闭为临床主要症状，且是以夏季发病为特点的季节性疾病，因此，又称为"夏季热"，是江南地区夏季小儿的常见病之一。

中医认为，小儿稚阴稚阳之体，阴气未充，阳气未盛，其体温调节、脏腑机能均未完备，尤其是营养状况较差、脾胃功能虚弱者，对于中枢神经系统的调节能力更弱，因而，更易发病。是故，体质孱弱是本病发生的根本原因，而感受暑热之气是发病的外在因素。中医强调"天人相应"的整体观和"正气内存，邪不可干"的病理观，人体是一个有机的整体，人与外界环境是息息相关，当体内正气旺盛，阴阳平和，即便六淫横行，也不致染身患病；但如果体内正气不足，脏腑不健，阴阳稚弱，稍有不慎，就会发病，且往往逗留难去。即所谓"邪不可干，邪之所凑"。因此，当小儿或先天禀赋不足、肾气虚弱，或后天失于调摄、脾胃两虚，或病后失养、气阴两虚等，皆可因不能耐受暑气熏蒸而发生本病。所见症状如上述，发热，口渴、多饮、多尿、少汗甚至汗闭等。发热是暑热症的主要症状，且大多长期发热，一般体温在 38~40℃之间。体温的增高常与气候有关，气候越热，体温愈高。早晨气温偏低，体温也低一些，午后气温升高，体温也随之上升。如无其他并发症，秋凉之后体温渐即下降。由于暑热伤气，肺卫失宣，腠理闭塞，汗不能泄，热不得散，因而汗闭肤灼、身热不退；口渴多饮，多为暑气熏灼，津液耗损而致；暑热伤气，气伤不能化水，气虚不能固摄，故而小溲量多；汗与尿液，都属阴津，异物而同源，故汗闭则尿多，尿多则愈伤阴津，津伤必饮水自救，故而多饮多尿。

暑热证的治疗，重在清暑益气、养阴生津。临证恒以王孟英《温热经纬》清暑益气汤加减，每每效如桴鼓。清暑益气汤方由西洋参、石斛、麦冬、黄连、竹叶、荷梗、知母、甘草、粳米、西瓜翠衣等组成。方中西洋参甘苦而而凉，益气生津，养阴清热；西瓜翠衣味甘性凉，为清热解暑、生津止渴之主药；荷梗助西瓜翠衣以解暑清热；石斛、麦冬皆甘寒之品，助西洋参养阴生津，且石斛有清热之功，麦冬能清心除烦，三药共为辅主之品；佐以黄连苦寒，专攻清热泻火，助清热解暑之力；知母苦寒甘润，清热泻火，滋阴润燥；竹叶甘淡，清热除烦；使以甘草、粳米健脾益胃、启纳和中。诸药合用，清热解暑，益气生津，故谓"清暑益气汤"。用于暑热之证，"以清暑而益元气，无不应手取效"（《温热经纬》）。

验案：蔡女，3 岁，1982 年 7 月 18 日下午初诊：发热半月，无咳无泻，故未介意。近一周来热势弛张，晨低午高，最高时 39.5℃，午夜起渐凉，不咳无泻。胃纳显减，精神欠佳，但时有烦躁，肤烫无汗，喜饮，溲清。曾用小儿退热剂，仅取一时之效。唇干，乳蛾无肿大，苔薄根腻，舌偏红，脉数，指纹淡紫。时值炎夏，暑热熏蒸，小儿质薄，气分受邪。治拟益气清暑为法，仿清暑益气汤加减：太子参 6g，鲜石斛 6g，肥知母 3g，淡竹叶 6g，荷叶一角，淡甘草 3g，香薷 2g，大豆卷 6g。2 帖。1 帖水煎头煎、二煎汁，各 100mL，分 4 次温服。

1982 年 7 月 20 日二诊（代诊）：上药服后，微汗出，身热未尽撤，昨日体温 38.1℃，仍口渴，嘱原方继续 2 帖。

1982 年 7 月 23 日三诊：药后热势已平，亦无烦躁，唯胃纳未启，神情倦怠，苔薄，舌淡红，脉细。邪去正待复，原法出入：太子参 9g，鲜石斛 6g，麦门冬 6g，淡竹叶 6g，淡甘草 3g，怀山药 6g，炒麦芽 9g，大枣 3 枚。三帖。

按：小儿稚阴稚阳，不耐暑热熏蒸，当气候持续高温，小孩体温调节机能失常，故而高热持续，且有口渴、烦躁之征，属质薄受邪，暑热郁表，故以益气清暑之法，仿清暑益气汤去麦冬、黄连、粳米、西瓜翠衣，加香薷味辛微温、发汗解暑为反佐之计，豆卷透邪达表以解暑。二帖后热通未尽，续原方继服。4 帖后热平症安，唯神情倦怠，胃纳未启，故以前方去香薷、豆卷、肥知、荷叶，加山药、麦芽、大枣等以健脾启中善后。

要注意的是，对于夏季小儿高热，辨证要准确，并要排除其他病毒、细菌感染性疾病，以免误诊误治！

（周富明 1985 年 8 月）

儿科医案举隅

1. 咳嗽

祝某，女，5 岁，1980 年 10 月 5 日诊：咳嗽已经半月，初曾发热，服非那根加大力克糖浆、小儿止咳糖浆等，体温已正常，但咳嗽无缓解。刻下：咳嗽少痰，夜间尤甚，时有盗汗，口渴欲饮，咽红，舌尖红，少苔，脉细数，燥邪滞留，肺阴不足，治拟润燥宁嗽、养阴润肺：北沙参 6g，京玄参 6g，甜杏仁 6g，玉桔梗 2g，冬霜叶 6g，浙贝母 6g，生甘草 3g，青蒿 3g。三帖。

复诊：咳嗽已减，盗汗已解，喜饮。原方去桔梗、青蒿；加芦根 6g（去节），麦冬 6g。三帖。三帖服后诸症悉除。

按：本例咳嗽起于秋分前后，已值秋令，所谓"秋伤于燥"是也，加之小儿脏腑娇嫩，咳伤肺阴，致半月未已。有是证，定是法，润其燥、宁其嗽，养其阴，保其金，法与证合，药与法宜，故一诊去其半，二诊而告愈。

2. 哮喘

金某，女，9岁，1979年3月10日初诊：哮喘病史三年，每于冬春易发。据述第一次发病于冬季，先是咳嗽，继而喘息，甚至不得平卧，几经多家医院儿科就诊，无非解痉平喘、止咳化痰，乃至激素治疗，且激素需持续运用达三四个月。刻今咳嗽气喘2月，喉间痰鸣如水鸡声，时甚时缓。甚时不得平卧，烦躁难耐；缓时喘嗽依然，但能忍受。苔薄白，舌质淡，脉浮滑。哮喘，新邪引动伏痰，拟温化散寒、平喘降气：炙麻黄3g，生甘草3g，淡干姜3g，北细辛3g（后下），姜半夏6g，五味子3g，紫苏子6g，莱菔子6g，白芥子6g。三帖。

1979年3月15日复诊：服药后咳喘略减，大便似黏液状，日行2~3次。似有转机，续以前方再进。五帖。

1979年3月22日三诊：上药服后，咳喘减轻，喉间痰鸣声显少，能平卧，纳欠馨，大便2次，偶为黏液状。面色乏华，苔薄白，舌淡，脉细。哮喘，邪去正虚，肺脾同治、标本兼顾：炙麻黄3g，生甘草3g，淡干姜3g，北细辛3g（后下），五味子3g，炒地龙6g，炒党参9g，怀山药6g，炒白术6g。七帖。

1979年3月31日四诊：咳喘症状明显减轻，喉间无明显痰鸣水鸡声，激素亦由初诊时的每天3片减为1片，胃纳佳，二便调。续以标本兼顾为之：炙麻黄3g，生甘草3g，淡干姜3g，炒地龙6g，炒党参9g，黄芪12g，炒白术6g，怀山药6g，大枣5枚。七帖，隔日1帖。半月后激素停服，续原方七帖为善后剂。随访两年无复发。

按：本例为哮喘，年仅9岁，病史已三年。初诊时表现为宿疾伏痰于内，新邪逗留，正如戴元礼《秘传证治要诀·哮喘》"宿根"之谓："喘气之病，哮吼如水鸡之声，牵引胸背，气不得息，坐卧不安，此谓嗽而气喘，或宿有此根……遇寒则发。"据其脉症，寒痰内壅，气机上逆，故事病机了然，当务之急，温化散寒、平喘降气为要，取小青龙意合三子养亲。麻黄宣肺平喘，半夏化痰降逆，细辛、五味一开一合，以利肺气升降；干姜温中散寒以化痰饮；小孩子吐痰不易，故以三子降气平喘、温肺化痰，使痰涎从大便而下，也符合肺与大肠相表里这一机能；甘草既益气和中、又调辛散之品。诸药合用，共为温肺散寒、平喘降气、和中固本之功。二诊时，咳喘略减。唯大便次频，形似黏液状，此乃三子使痰涎从大便而下。病有转机，续以跟进，病情逐次好转，并以小青龙汤合四君子汤意为善后，随访安然。

3. 泄泻

鲁男，3岁，1981年7月6日初诊：腹泻一月，或呈完谷不化，或呈蛋花样便，日四、六次不等，小溲清长，胃纳不佳，动辄易汗，形瘦面黄，精神不佳，苔薄白，舌淡，脉细，脾虚失运，拟健脾助运法：炒党参5g，炒白术6g，云茯苓6g，炒麦芽9g，焦山楂6g，炒薏仁12g，炒扁豆6g。三帖。嘱米粥为主食，忌冷水浴。

1981年7月10日复诊：药后腹泻有减，但仍有三四次不等，便溏薄。能食欠振。苔薄白、脉细。守上方，去茯苓；加藿香5g，佩兰5g。3帖。

1981年7月15日三诊：腹泻瘥，能食欠振，动辄易汗，苔薄，脉细。拟益气固表、健脾启中：炒党参9g，绵黄芪9g，炒白术6g，怀山药6g，炒麦芽9g，焦山楂6g，炒薏仁12g，大枣3枚。三帖。

按：《景岳全书·泄泻论证篇》谓："泄泻之本，无不由于脾胃。"小儿脏腑未充，脾运未健全，加之暑令当时，湿气阻中碍脾，因致能食不化，便泄无度。以健脾助运为法，虽有效而病未尽除，故二诊时加入藿、佩清暑化浊而奏效，再以益气固表、健脾启中而告痊。

（周富明1981年10月）

四、验案选载

1. 头痛

何某，女，35岁，海盐县圩城公社。1982年7月8日诊：头痛，眉棱骨甚，时或颠顶痛，脘腹不适：川芎12g，香白芷6g，炒白术12g，苍耳子10g，炒僵蚕9g，炒陈皮10g，姜半夏9g，炒当归12g，制香附12g，川厚朴12g，炒枣仁9g。5帖。

按： 头痛、眉棱骨痛甚，"属阳明，上连目珠，痛在前额"（《冷庐医话·头痛》），邪犯阳明而引起，故以川芎升散、上行头目，白芷入阳明经，为方中之要药；苍耳子、天虫祛风止痛；足阳明胃经属胃络脾，阳明经气不利，致脾胃不和，脘部不适，故以白术健脾和胃；陈皮、半夏理气安中；厚朴、香附温中行气；当归养血和络，与血中气药川芎相伍，行气化瘀止痛；枣仁醒脾和胃而宁神，诸药合用共奏祛风止痛，疏通阳明，行气和胃之功，而病去霍然。

2. 牙痛、龈肿

吴某，女，25岁，海盐县社队企业局。1982年7月9日诊：虚火上炎，牙痛龈肿，治拟清泄：生地黄15g，生石膏20g，北细辛3g（后下），怀牛膝15g，炒川芎15g，荜茇2g，炒陈皮12g，炒白芍12g，连翘15g。2帖。

1982年7月12日诊：前方服后牙痛已住，龈肿亦消，唯感乏力，偶有耳鸣拟以调气阴善后：太子参20g，生白术12g，云茯苓12g，杭白芍12g，炒当归12g，大枣30g，赤芍12g，陈皮10g，枸杞子15g，炒枣仁9g，干菖蒲10g。5帖。

按： 牙痛龈肿，"多属手足阳明二经，胃热火旺之故"（《古今医统大全·齿门》），尝谓"肾气强则齿自坚，衰则齿必为痛"，揭示牙痛除了"胃火"，还与"肾虚"有关。故治则应两两顾全。方中石膏辛甘大寒，主清胃火；生地黄滋肾阴、清胃火，善"主齿痛"；牛膝引热下行，以降上炎之火；连翘清热；白芍、川芎敛阴止痛；细辛、荜茇善治牙痛，因其性温，能防寒凉害胃伤肾之弊，酌加枸杞以补"肾虚"，二剂而已，证即若失，复以凉润清胃、补肾坚齿善后。

3. 齿衄

周某，女，30岁，海盐县澉浦中学。1981年10月5日首诊：牙宣，口干口苦，乏力，溲红，苔薄黄，舌质偏红，脉细数，气阴亏虚，虚火上炎。治拟益气养阴，凉血止血：太子参20g，生白术12g，炙黄芪20g，茯苓12g，丹参20g，赤芍10g，丹皮炭10g，白茅根30g，女贞子18g，炒白芍15g，陈皮6g。7帖。

1981年10月13日二诊：虚火之象已却，牙龈出血已止，苔薄，舌淡红，脉细。原法续进：太子参25g，炙黄芪18g，当归炭15g，丹参25g，赤芍12g，丹皮炭10g，白茅根30g，熟地黄15g，女贞子12g，陈皮6g，炙甘草9g。5帖。

按： 齿衄，又称牙宣，是指牙龈齿缝间的出血。齿为骨之余，肾主骨生髓，肾多虚证，元阴不足，虚火上炎，故口干、舌红；乏力为气阴亏虚征。《血证论·齿衄》提出："肾虚火旺，齿豁血渗，以及睡则流血，醒则血止者，皆阴虚，血不藏之故。"方中太子参补气阴而凉润生津；炙芪、术、苓补气养血；丹参、赤芍、丹皮炭、白茅根凉血止血；女贞子味甘性凉，滋肝肾，清虚热；白芍敛阴柔络，引血归经；酌加陈皮以防寒凉碍胃之虞，全方药证相符，故收效也佳。

4. 暑湿证

唐某，女，58岁。平湖城关镇新华西村19幢。2000年8月5日首诊：时令炎夏，暑湿内阻，中焦受碍，便泄呕吐，便溏如注，刻今吐泻已住，神倦乏力，苔腻脉细，治拟疏化为之：川厚朴10g，苍、白术各10g，云茯苓10g，炒枳壳6g，新会皮6g，炒六曲15g，春砂仁5g（后下），姜半夏6g，广藿香10g，川楝子10g，干菖蒲6g，佛手片5g。4帖。

2000年8月10日二诊：时令炎夏，暑多夹湿，便泄泛恶，前投疏化之剂，证情见减，自觉身热，肢倦，苔薄，脉细，拟守法苏中为之：川厚朴10g，苍、白术各10g，广藿香10g，春砂仁5g（后下），炒会皮10g，炒麦芽15g，党参15g，生薏仁15g，飞滑石18g，生甘草3g，干菖蒲6g。5帖。

按： 周老认为，暑湿证是夏季、长夏季的常见证，是暑湿之邪交阻内蕴所致，《难经》有湿多成泄之说，本案见证颇合。故以疏邪化湿为治，方取藿朴夏苓汤加减，方中藿香芳香化浊以祛邪；苍、白术、茯苓燥湿健脾；厚朴、枳实理气化滞；砂仁、半夏化湿行气；川楝子、佛手理气和胃；焦六曲宽中助运。二诊，前证见减，自觉身热，肢倦，故于原法出入，加用六一散（滑石、甘草）以清暑利湿而收功。

5. 支饮

例一：周某，女，58岁，海盐县圩城公社五星大队。1982年2月3日首诊：风寒引动宿饮，咳嗽气急，痰出欠豁，胸闷，苔薄白，脉滑，治拟温化：炙麻黄5g，生甘草5g，炙紫菀10g，炙冬花10g，橘红、橘络各6g，桔梗5g，浙贝母12g，杏仁9g，防风9g，白芷6g。5帖。

1982年2月8日二诊：温肺化饮药后，咳痰已畅，咳嗽减少，胸闷减轻，舌脉同前，效不更方，处方：上方加陈胆南星9g。5帖。

按：《金匮要略》曰"病痰饮者当以温药和之"，因饮为阴邪，最易伤人阳气，反之阳能运化，饮亦自除。本案为外寒引动宿饮，故以麻黄、防风、白芷祛风散寒平喘，紫菀、橘红、橘络、浙贝母祛除痰饮，款冬花、桔梗、杏仁宣降相宜，相合肺的宣肃功能，故效果显著。

例二：徐某，女，49岁，海盐县武原镇东门队。1982年2月7日初诊：支饮治以温化：炙麻黄5g，生甘草5g，炙紫菀10g，炙款冬花10g，北细辛3g（后下），淡干姜3g，川桂枝6g，五味子6g，生黄芪20g，炙苏子10g，莱菔子10g（研），芦根30g（去节）。3帖。

1982年2月10日复诊：前进小青龙汤意，药后诸恙若失，治拟原法增减：炙麻黄5g，生甘草5g，炙紫菀10g，炙款冬花10g，橘红、橘络各6g，北细辛3g（后下），淡干姜3g，五味子9g，炙苏子10g，车前子20g（包煎），大腹皮12g。4帖。

按：饮积于胸者为支饮，饮为阴邪，本案颇合"病痰饮者，当以温药和之"之旨，取小青龙汤意，方中麻、桂辛温发散，温肺平喘；干姜、细辛温肺散寒；紫菀、款冬花、苏子、莱菔子下气定喘，消痰止咳；五味子敛肺止咳，黄芪升阳固表，以防麻、桂发散太过；芦根之用，有防辛温发散太过之弊。二诊时诸恙若失，守法出入收功。

6. 肺气肿

杨某，男，59岁，海盐县物资局职工。1982年12月7日首诊：咳痰多年，刻下咳嗽气急，动辄加剧，泡沫痰，腰酸，纳差，畏寒，舌质紫暗，苔白腻，脉滑。证属肺肾不足，肃纳无权：炙麻黄5g，炙紫菀10g，金沸草18g，生甘草5g，炙冬花10g，橘红、橘络各6g，百部10g，浙贝母9g，盐水炒五味子6g，紫石英20g。5帖。

1982年12月24日复诊：前药共服15帖，咳痰、咳嗽减少，畏寒消失，证情显减，苔薄舌紫暗，脉滑，原意出入：炙苏子10g，金沸草18g，枸杞子15g，炙冬花10g，炙紫菀10g，百部10g，浙贝母10g，大枣30g。5帖。另配参芪丸两瓶善后。

按: 本案为咳嗽日久, 久则由肺及肾, 母病及子, 肺肾两虚, 肺失肃降, 肾失纳气, 初诊为风寒束肺为主, 故以金沸草散加减发散风寒, 降气化痰, 加橘红、橘络、百部、紫菀, 加强化痰之力; 盐水炒五味子入肾而有滋肾纳气之功; 紫石英有温肺降气之功。二诊时证情显减, 加用补肾及补气的药物调理肺脾肾, 冀肺肾气不虚, 营卫调和, 外邪难于入侵机体, 合"正气存内、邪不可干"之意。

7. 慢支急发

张某, 男, 71 岁, 海盐县武原镇。1983 年 12 月 27 日初诊: 外感风寒引动宿饮, 咳喘, 痰出欠畅, 胸闷, 薄白苔舌淡, 予以温化: 炙麻黄 5g, 炙紫菀 10g, 北细辛 3g (后下), 甘草 5g, 炙冬花 9g, 橘皮、橘络各 10g, 金沸草 18g, 姜半夏 9g, 瓜蒌皮 15g。4 帖。

1983 年 12 月 31 日复诊: 咳喘咳痰症状好转, 治当步法续进: 炙麻黄 5g, 浙贝母 10g, 北细辛 3g (后下), 甘草 5g, 鱼腥草 15g, 橘皮、橘络各 9g, 金沸草 18g, 姜半夏 9g, 麦冬 10g。4 帖。

1984 年 1 月 6 日三诊: 气喘略减, 咳痰泡沫, 形寒肢冷, 苔薄白舌淡, 以温化法: 炙麻黄 5g, 炙紫菀 10g, 北细辛 3g (后下), 甘草 5g, 炙冬花 9g, 橘皮、橘络各 9g, 淡干姜 3g, 姜半夏 9g, 浙贝母 10g。4 帖。共服药 2 周余, 后症状缓解。

按: 患者有慢性支气管炎病史, 发病节气寒冷, 受寒后咳喘发作, 系风寒外感束肺, 引发宿痰, 痰随气升而见咳喘、咳嗽、咳痰诸症, 病性属寒, 《内经》有云: "寒者热之。" 治以温肺化饮, 降气化痰, 方中麻黄、细辛、半夏合用温肺化饮; 紫菀、冬花、金沸草降气化痰, 并随兼症而加减, 疗效显著。

8. 咳嗽

例一: 陈某, 男, 40 岁, 海盐县圩城公社。1982 年 7 月 8 日诊: 白腻苔, 脉浮滑, 咳嗽屡作, 痰少: 炙麻黄 5g, 生甘草 5g, 炙紫菀 10g, 橘红、橘络各 9g, 金沸草 18g, 玉桔梗 5g, 北细辛 3g 后下, 炒白术 10g, 炒楂肉 18g, 炙冬花 9g, 省头草 9g。5 帖。

1982 年 7 月 13 日复诊: 咳嗽经月未已, 胃脘隐隐作痛, 苔白腻, 治当疏化温化: 炙麻黄 5g, 生甘草 5g, 炙苏子 12g, 橘红、络各 9g, 金沸草 18g, 杏仁 12g, 沉香片 3g (次下), 北细辛 3g (后下), 炒天虫 9g, 炒白术 10g, 藿香 9g。6 帖。

按: 陈修园曰: "咳嗽不止于肺, 而不离乎肺也。" 周师认为, 肺为贮痰之器,脾为生痰之源，两者关系密切。因而，尤其是慢性咳嗽，除了治肺，还需治脾。如本案，咳嗽屡作，为慢性咳嗽；苔白腻，脉浮滑，风寒束肺，为痰湿郁结之象。故以三拗汤加味为治，三拗汤（麻黄、杏仁、甘草）疏风宣肺，止咳平喘；加紫菀、金沸草、款冬温肺止咳；细辛、桔梗温宣开肺，止咳祛痰；橘红、橘络祛痰化湿；白术、山楂健脾助运，有培土生金之意；夏令湿土主气，故加省头草芳香化湿，醒脾开胃；甘草调和诸药。复诊时胃脘隐隐作痛，治疗守法再进，原方略作增删，并加沉香片行气止痛，纳气平喘而收效。

例二：高某，女，28 岁，海盐螺丝厂。1983 年 7 月 9 日诊：痰热扰肺，肺胃失和，咳嗽少痰且稠厚，声嘶音哑，薄黄苔，脉滑数，治当清化和中：葶苈子 12g，大枣 30g，浙贝母 10g，橘红、橘络各 9g，金沸草 18g，桑白皮 12g，鲜石斛 20g（先煎），玉桔梗 5g，鸣蝉衣 5g，玄参 10g，山豆根 10g，厚朴 9g。3 帖。

1983 年 7 月 12 日二诊：咳嗽犹然，痰少，声嘶音哑较前好转，拟从宣和启中法：光杏仁 10g，桔梗 5g，金沸草 18g，浙贝母 12g，橘红、橘络各 9g，玄参 12g，桑白皮 18g，炙麻黄 3g，白前 12g，炒天虫 10g，蝉衣 5g，炒白术 12g，甘草 5g。5 帖。

按：本例咳嗽，为痰热咳嗽证，方取葶苈大枣汤泻肺逐痰；桑白皮、贝母、山豆根清肺热、化痰浊；橘红、橘络平喘化痰清热；玄参、鲜石斛清热利咽，与蝉衣、桔梗相伍，有清热疏风利咽之功；厚朴、金沸草、橘红、橘络和胃降逆化痰。诸药合用，共奏清热化痰，和中降逆之功。二诊时证情见减，从治法揣，胃纳呆滞，故以宣和启中法而诸症缓解。

例三：宋某，男，68 岁，海盐县城西公社。1982 年 7 月 9 日诊：正虚咳甚，治当扶正肃肺，佐以启中：炒白术 15g，太子参 20g，云茯苓 10g，金沸草 18g，浙贝母 10g，橘红、橘络各 10g，玉桔梗 5g，炙紫菀 10g，炙款冬花 10g，桑白皮 12g，姜半夏 9g，炙苏子 10g。4 帖。

1982 年 7 月 12 日复诊：代转方：证见减，原意再进：炒白术 15g，太子参 20g，金沸草 18g，浙贝母 10g，橘红、橘络各 10g，玉桔梗 5g，炙紫菀 10g，炙款冬花 10g，桑白皮 12g，姜半夏 9g，炙苏子 10g，沉香片 3g（次下）。7 帖。

按：本例脉案简约，要言不赘，据法测证，乃年高体虚，肺脾两虚，故以四君子汤合补肺汤合二陈意寓培土益气、补肺祛痰于其中。方中白术、太子参、茯苓健脾益气、培土生金之法；紫菀、款冬花、金沸草肃肺降气以平喘咳；半夏、橘红、橘络燥湿化痰、行气宽中；贝母清热化痰；沉香归脾肾经，纳气平喘,老年喘咳尤宜;于大队肃肺降气之中,唯桔梗一味独升,为引经之药,旨在开宣肺气以利祛痰。

9. 喘证

孙某,男性,53 岁,海盐东风公社。1982 年 7 月 9 日诊:气急咳嗽,痰出欠豁,胸闷:炙麻黄 5g,生甘草 5g,金沸草 18g,玉桔梗 5g,橘红、橘络各 9g,炙紫菀 10g,炙苏子 10g,炒白术 15g,浙贝母 10g,莱菔子 10g,光杏仁 9g。5 帖。

1982 年 7 月 14 日二诊:咳喘减轻,胸闷好转,苔薄,舌淡胖,脉细滑:炙麻黄 5g,生甘草 5g,玉桔梗 5g,炙紫菀 10g,炙苏子 10g,炒白术 15g,橘红、橘络各 9g,莱菔子 10g,光杏仁 9g,麦冬 9g,炒当归 12g,生黄芪 30g,枸杞子 12g。6 帖。

按:本案脉证简约,用药轻灵。方中麻黄润肺平喘止咳;金沸草、杏仁止咳化痰;紫菀、款冬、苏子、莱菔子温肺降气,平喘化痰;甘草、桔梗相伍,为宽胸祛痰药对。复诊时病情显减,原法出入,酌加黄芪、白术、当归、枸杞培土生金、补肾纳气以治本。

10. 支气管扩张咯血

邱某,男,52 岁,海盐县贮运站。1983 年 12 月 5 日诊:肺肾亏,肃纳无权,咳喘,痰中带血丝,舌偏红,拟润肺宁络:粉沙参 10g,浙贝母 10g,丹皮炭 9g,京玄参 10g,光杏仁 9g,白及片 12g,五味子 6g,麦门冬 10g,净连翘 15g。5 帖。

1983 年 12 月 10 日二诊:咳喘犹然,痰血已停,以润肺培土法进:粉沙参 10g,制黄精 20g,麦门冬 10g,玄参 10g,生白术 10g,五味子 6g,陈皮 6g,大枣 30g,枸杞子 15g。5 帖。

按:本例西医诊断为支气管扩张咯血。《丹溪心法·咳血》谓"咳血者,嗽出痰内有血者便是"。周老认为是阴虚火旺证,以润肺宁络法治,方中粉沙参、贝母润肺化痰;玄参、麦冬养阴生津;杏仁降气平喘,润燥止咳;五味子固肾纳气,丹皮烧炭存性,血见黑则止;白及止血宁络,《本草求真》言"白及……入肺止血",且有祛瘀生新之功。二诊时痰血已停,咳嗽犹然,原方去丹皮炭、白及,加入白术、陈皮、大枣等以润肺培土法收效。

11. 心悸

例一:浦某,男,50 岁,海盐县海塘公社。1983 年 12 月 15 日首诊:心悸,乏力,动则益甚,夜不能安卧,腰酸,胃纳可,舌淡红,苔薄,脉细。证属心肾亏虚,治宜益气养血,宁心安神:太子参 30g,炒白术 10g,制黄精

30g，云茯苓 10g，左牡蛎 20g，熟地黄 18g，大枣 30g，砂仁 6g（后下），炙甘草 9g。5 帖。

1983 年 12 月 20 日二诊：心悸、乏力好转，仍腰酸，易惊，舌淡红，苔薄，脉细。步法再进：太子参 30g，炒白术 10g，制黄精 20g，云茯苓 12g，左牡蛎 20g，枸杞子 15g，大枣 30g，当归 12g，白芍 12g，酸枣仁 6g，炙甘草 6g。5 帖。

按： 肾为五脏阴阳之本，尤与心关系密切，肾阴虚则心火无水，可生心悸；肾阳虚则心火无根，亦可致悸，故临床肾虚致悸较多见。正如《景岳全书·怔忡惊恐》所言："命门水亏，真阴不足而怔忡不已。"本案心悸乏力，腰酸，舌红，脉细，四诊合参，为肾虚导致心悸，参、术、茯苓、熟地、黄精益气补肾；牡蛎镇惊安神，《海药本草》谓牡蛎："主男子遗精，虚劳乏损，补肾正气，止盗汗，去烦热……能补养安神。"白芍、酸枣仁、大枣敛阴养心安神；妙在砂仁芳香醒脾，制约熟地黄的滋腻碍胃。

例二：梅某，男，41 岁，海盐县社企局，1983 年 12 月 5 日诊：心悸寐劣，怔忡，筋惕肉瞤，治当心肝两调，宁心安神：麦冬 12g，潞党参 12g，大枣 30g，灵磁石 30g，炙甘草 10g，珍珠母 30g，合欢皮 30g，炒枣仁 10g，左牡蛎 30g，连翘 15g，灯心 2 束。4 帖。

1983 年 12 月 12 日二诊，心肝失约，心神不宁，神色呆滞，治以调心肝明目：麦门冬 10g，潞党参 12g，大枣 30g，灵磁石 30g，炙甘草 9g，珍珠母 30g，合欢皮 30g，炒枣仁 9g，辰灯心 2 束，净连翘 10g。5 帖。

1983 年 12 月 19 日三诊，法取前意续进：麦冬 10g，大枣 30g，灵磁石 30g，炙甘草 9g，珍珠母 30g，合欢皮 30g，炒枣仁 9g，左牡蛎 20g，灯心 2 束，净连翘 10g。5 帖。

1983 年 12 月 24 日四诊，药后证情渐减，法取前意再进：麦冬 10g，灵磁石 30g，珍珠母 30g，炒枣仁 10g，左牡蛎 18g，灯心 2 束，炒当归 12g，炒白芍 12g，夜交藤 30g。5 帖。

1983 年 12 月 29 日五诊，治拟上法续进：辰麦冬 10g，珍珠母 30g，炒枣仁 10g，灯心 2 束，灵磁石 30g，左牡蛎 30g，杭白芍 10g，当归 12g，大枣 30g，炙甘草 5g，合欢皮 30g。5 帖。

1984 年 1 月 4 日六诊，药后证情逐减，当以上法续进：麦冬 10g，珍珠母 30g，炒枣仁 10g，灯心 2 束，灵磁石 30g，左牡蛎 30g，杭白芍 10g，大枣 30g，炙甘草 9g，夜交藤 30g。5 帖。

按：《素问·五脏生成》说："肝藏血，心行之，人动则血运于诸经，人静则血归于肝脏。"说明心肝两脏之间的紧密关系，血在脉管内正常运行有赖于心气的推动，"所以任物者，谓之心"（《灵枢·本神》）也。《诸病源候论·虚劳病诸候》云："心藏神而主之脉……心气不足……惊而动悸不定。"本案所见心悸寐劣，怔忡，筋惕肉瞤，皆与心不藏神，肝血不足有关，故以调心肝、宁心神为治，证治得法，症状得以逐渐好转。

例三：周某，女25岁，海盐澉浦中学。1982年7月9日初诊：精神不振，倦怠乏力、心悸心慌，烦躁口渴，眩晕寐劣，时有盗汗，间日更衣，食欲不振，舌质红，苔薄，脉细数，心脾两虚，气血不足，荣卫失和。治宗天王补心合归脾丸意，益气养血和荣宁神：炒党参25g，炒白术15g，炙黄芪25g，炙甘草10g，炒酸枣仁15g，合欢皮30g，仙鹤草18g，旱莲草18g，柏子仁12g，丹皮炭10g，远志15g，枸杞子15g，大枣30g。

1982年7月17日二诊：药后证情见减，治宗原法再进：炒党参25g，炒白术12g，云茯苓12g，炒当归12g，炙黄芪20g，炙甘草10g，炒酸枣仁9g，杭白芍12g，大枣30g，陈皮10g，熟地黄15g，草豆蔻10g，厚朴9g。7帖。

1982年7月24日三诊：前进益气血、和荣卫、宁心神剂后，证情逐减，续以原法增删：炒党参25g，炒白术12g，云茯苓12g，炒当归12g，杭白芍12g，炙黄芪20g，炙甘草10g，炒酸枣仁9g，大枣30g，枸杞子15g，制首乌10g，7帖。

按：周师认为思虑劳倦，伤气耗血，气血亏虚，心神失养而心悸等症丛生。治疗应调理心脾，滋阴养血、清心宁神为法。方选天王补心合归脾丸意，党参、黄芪、当归补气养血；炙甘草、酸枣仁、柏子仁、远志养心宁神；熟地黄味甘微温，入心养血，入肾滋阴；旱莲草、丹皮滋阴壮水以抑虚火内扰。二诊时诸证见减，遂以原方出入，证情逐次好转。

12. 胸痹

邹某，女42岁，海盐丝绸厂。1982年7月7日初诊：胸闷不适，心悸眩晕，动辄短气，薄白苔，脉细滑，心气不足，气机不利，治拟宽胸化浊、益气养心：全瓜蒌18g，薤白头12g，川郁金12g，川厚朴12g，制香附12g，潞党参18g，炒白术12g，新会皮12g，炙甘草9g，花龙骨18g，左牡蛎18g。五帖。

1982年7月12日二诊：心悸、胸闷、眩晕，薄白苔，脉细滑，治宗原法；炒党参20g，炒白术12g，云茯苓12g，丹参20g，炒当归12g，杭白芍12g，瓜蒌仁12g，薤白头9g，川厚朴10g，左牡蛎20g，姜半夏9g。5帖。

1982年7月17日三诊：证情较前减轻，又感溲频急，苔薄黄，脉细：瓜蒌仁18g，薤白头10g，川郁金12g，川厚朴10g，炒党参18g，炒白术15g，新会皮 10g，炙甘草 9g，花龙骨、左牡蛎、川柏各 10g，细木通 9g。5 帖。

按：周老常谓，胸痹的基本病机是气机郁滞，脉络瘀阻，故以益气养心，宽胸化浊为法，方中瓜蒌、薤白通阳泻浊，豁痰开结；党参、白术、茯苓、甘草、白芍益气养心；当归、丹参活血通络；龙骨、牡蛎入心、肝经，镇静宁心；半夏、厚朴逐饮涤痰；香附、郁金、陈皮宽胸理气、行气解郁而取效。再诊时见有热淋之象，故加于原法基础上，加黄柏、木通以清热通淋，亦为标本兼顾之法矣。

13. 盗汗

王某，女，43 岁，平湖城关镇城皇弄 26#。2004 年 12 月 28 日初诊：盗汗频作，时有牙衄，苔薄舌偏红，脉细：太子参 20g，炒白术 10g，麦冬 10g，糯稻根 20g，瘪桃干 20g，煅牡蛎 20g，白茅根 20g，合欢皮 10g，牡丹皮 6g，大枣 30g，生甘草 5g。7 帖。

2005 年 1 月 6 日二诊：盗汗频作，寐时汗出，寤时颈脖、胸前、甚则双腿内侧汗水湿透，前投调气阴、固本元之剂后，汗证若失，牙宣亦瘥，拟守法进之：太子参 20g，炒白术 10g，辰麦冬 10g，糯稻根 20g，瘪桃干 20g，煅牡蛎 20g，白茅根 20g，仙鹤草 15g，大枣 30g，制五味子 3g，赤芍 10g。7 帖。

按：《素问》有"汗者，精气也""汗为心之液"之谓，提示汗源于心。戴元礼谓："睡则汗出，醒则倏收，名曰盗汗；不分寤寐，不因劳累，自然汗出，名曰自汗"，明确汗证有盗汗自汗之分（《证治要诀》）。张景岳《景岳全书》云："自汗者属阳虚……盗汗者属阴虚。"指出汗证的不同病机。本案为气阴两虚之象，故以调气阴、固本元为治，融益气养心、滋阴固本、收敛固涩于其中，药中病机，去病霍然。

14. 面瘫

庄某，男，51 岁，海盐螺丝厂。1983 年 12 月 1 日诊：肝阳素亢，头胀面红，日前晨起右侧面瘫，歪向左侧，口角流涎，四肢无异，步履正常，血压 170/100mmHg。治当潜阳息风镇静：全蝎 2g（研吞），炒僵蚕 10g，广地龙 10g，蜈蚣 3 条，明天麻 9g（另煎），双钩藤 30g，当归 12g，杭芍 12g，怀牛膝 12g，珍珠母 30g。3 帖。

1983 年 12 月 5 日复诊：血压 150/88mmHg，治拟步法续进：全蝎 2g（研吞），炒天虫 10g，广地龙 10g，蜈蚣 3 条，天麻 9g（另燉），双钩藤 30g，当归 12g，怀牛膝 12g，煅牡蛎 20g，珍珠母 30g，杭白芍 12g。5 帖。

1983 年 12 月 10 日三诊：血压仍高，瘫侧仍疼，治以潜阳息风：花龙骨 18g，川芎 10g，明天麻 9g（另煎），青龙齿 15g，怀牛膝 12g，全蝎 2g（研吞），当归 12g，杭白芍 15g，煅牡蛎 20g。5 帖。

1983 年 12 月 19 日四诊：口眼开阖自如，续以原法出入：池菊花 6g，川芎 10g，地龙 10g，双钩藤 30g，炒僵蚕 9g，蜈蚣 2 条，怀牛膝 12g，炒枣仁 6g，青龙齿 15g。

按：本例"面瘫"，原有高血压病史。其肝阳素亢，营血失养，脉络空虚，风邪乘虚而入，故以平肝潜阳，息风化痰为法。方中全蝎、天虫、地龙、蜈蚣息风化痰、止痉通络；白芍、当归、牛膝相合，柔络和营、平潜肝阳；天麻、钩藤平肝息风；珍珠母、牡蛎、龙骨、龙齿以重镇潜阳。诸药合用，共奏熄风化痰、和营通络、平肝潜阳之功。

15. 梅核气

龚某，女，56 岁，平湖印刷厂。1996 年 11 月 8 日诊：慢性肾盂肾炎病史多年，证情时有反复。近半月来自觉喉间有梗物感，吐之不出，吞之不下，业经五官科诊查，拟诊为慢性咽喉炎。刻下喉间梗物感未减，伴腰俞酸楚，头晕耳鸣，怯寒纳呆，寐劣梦多，时时太息，苔薄腻，脉细弦。治拟温运脾肾，开郁散结：炒党参 15g，炒白术 10g，炒陈皮 10g，茯神 10g，生黄芪 15g，砂仁 3g（后下），益智仁 10g，姜半夏 9g，川厚朴 6g，紫苏梗 10g，玉桔梗 6g，生甘草 3g，灯心 1 束。4 帖。

1996 年 11 月 15 日复诊：前药服后喉间堵物症似有减轻，其余症状亦有缓解，唯寐劣多梦依旧，原方去桔梗、砂仁；加五味子 6g，石菖蒲 6g，7 帖。嘱隔日一帖。

1996 年 12 月 1 日三诊：药后诸恙若失，苔薄，脉细，续以原法温运脾肾，开郁散结缓图：炒党参 15g，炒白术 10g，全当归 10g，茯神 10g，生黄芪 15g，姜半夏 9g，川厚朴 6g，紫苏梗 10g，益智仁 10g，生甘草 3g，五味子 6g，石菖蒲 6g。7 帖。嘱隔日一帖。

按：本例原有慢性肾盂肾炎病史，后又自觉喉间有梗物感，周老认为喉间梗物感与其旧病有关，缘由久病脾肾两虚，水湿运化失职，湿浊内结，加之罹病情怀不悦，肝郁脾虚，聚湿酿痰，痰郁交阻，郁于胸膈之上，无形之痰梗于咽中，吞之不下，咯之不出，故而病情日重。治以温运脾肾、开郁散结为法，仿《证治准绳·类方》补气运脾汤以益气健脾化湿浊，合《金匮要略》半夏厚朴汤以行气降逆化痰，《金匮要略·妇人杂病脉证治》云"妇人咽中如有炙脔，半夏厚朴汤主之"，加桔梗利咽宣上，益智仁温肾暖脾化水湿。二诊时症状减轻，唯寐劣多梦依旧，原方去桔梗、砂仁，加五味子、石菖蒲，一开一合，养心宁神，豁痰开窍。

16. 眩晕

例一：李某，女，54 岁，海盐县武原镇城南大队。1982 年 7 月 10 日首诊：头晕目眩，如坐舟车，甚则泛恶，胃纳差，苔腻，脉滑。证属眩晕，痰浊上扰是也。治当降逆安中、健脾化浊：炒党参 20g，炒白术 12g，茯苓 10g，姜半夏 10g，藿香梗 10g，川芎 12g，白芷 6g，代赭石 18g，葛根 10g，合欢皮 18g，大枣 30g，酸枣仁 9g。5 帖。

1987 年 7 月 15 日二诊：头晕好转，腹胀纳差，苔腻，脉滑。治当守法：降逆安中、芳香化浊：炒党参 20g，炒白术 15g，苏叶 12g，姜半夏 10g，藿香梗 10g，草豆蔻 10g，陈皮 12g，谷、麦芽各 18g，大枣 30g，焦六曲 18g。5 帖。

按：古有"无痰不作眩"之谓。本例眩晕伴呕恶、纳差，苔腻，脉滑，正合痰蒙清窍之眩晕。方用半夏白术天麻汤加减，党参、白术健脾助运以化浊；半夏、茯苓、陈皮又为二陈汤意，燥湿健脾化痰；藿香、白芷芳香醒脾化湿；代赭石、葛根一升一降，恢复中焦气机之通畅；川芎上达巅顶；合欢皮、酸枣仁、大枣疏肝理脾，肝脾调和，气机通畅，痰湿自化，眩晕自止。

例二：黄某，男，28 岁，平湖市南桥乡星光村 8#。2003 年 3 月 21 日诊：头目眩晕，神倦乏力，腰膝酸楚，苔薄脉细弦，肾病历久，肝肾不足，虚阳上亢，治拟滋养肝肾，育阴潜阳为之：杭菊花 10g，枸杞子 12g，双钩藤 20g，生地 12g，牡丹皮 6g，白蒺藜 12g，夏枯草 20g，制首乌 10g，炒川芎 15g，紫丹参 20g，代赭石 20g，怀牛膝 12g。7 帖。

2003 年 3 月 28 日诊：肝肾不足，虚阳上亢，时有眩晕，滋养肝肾，育阴潜阳为之：杭菊花 10g，枸杞子 12g，双钩藤 20g，根生地 12g，牡丹皮 6g，白蒺藜 12g，夏枯草 20g，夜交藤 15g，炒川芎 15g，紫丹参 20g，炒白芍 10g，怀牛膝 12g。7 帖。

2003 年 4 月 4 日复诊：眩晕阵作，时有腰酸，苔薄脉细弦，拟从滋肝肾、和脉络、潜肝阳为之：生地 10g，牡丹皮 6g，云茯苓 12g，枸杞子 12g，炒杜仲 10g，白蒺藜 12g，制首乌 10g，川断肉 10g，杭菊花 12g，夏枯草 12g，炒川芎 12g，煅牡蛎 20g。7 帖煎服。

按：本案为肝肾不足，精不上承，故而眩晕、腰酸诸症迭起，方选杞菊地黄汤滋养肝肾、填精生髓充脑；钩藤、夏枯草、代赭石、白蒺藜等平潜虚阳，为治标之计；川断、杜仲益肾壮腰，丹参、川芎养血和络，标本兼顾，病情渐解。

例三：韩某，女，39 岁，海盐塑料厂。1982 年 7 月 10 日诊：颜面乏华，头晕目眩，心悸，眩晕，甚则房屋似倾，薄腻苔，脉濡滑，治当调理：炒党参20g，炒白术15g，姜半夏10g，川厚朴10g，炒川芎15g，花龙骨18g，青龙齿15g，白蒺藜12g，枸杞子15g，全当归12g，酸枣仁6g。5帖。

1982年7月16日复诊：眩晕见减，四肢无力，胃纳不佳，夜卧尚安，颜面乏华：西党参20g，炒白术15g，炒当归12g，炒川芎12g，新会皮12g，辰龙骨18g，炒谷芽18g，炒山楂18g，炒枣仁10g，生黄芪20g，枸杞子15g，大枣30g。

按：眩晕之因颇多，有"诸风掉眩，皆属于肝"之说，有"邪中于项，因逢其身之虚……入于脑则脑转。脑转则引目系急，目系急则目眩以转矣"（《灵枢·大惑论》）之谓。朱丹溪认为"无痰不作眩"，张景岳说"虚者居其八九"。其实诸家之论不能截然分开，常相互联系。本案颜面乏华，则为虚象可见，苔薄腻脉濡滑，则有痰湿之象。所谓"脾为生痰之源"，故化痰湿当以健脾治本。方中炒党参、炒白术以健脾益气；姜半夏、川厚朴燥湿化痰；龙骨、龙齿镇静安神、平肝潜阳；炒川芎、白蒺藜行气祛风；枸杞子、全当归、枣仁养血宁心安神。标本同治，收效显著。

例四：屠某，女40岁，平湖邮电局职工。2003年3月25日诊：眩晕阵作，神倦乏力，苔腻脉滑而细，证属肝阳上亢，挟痰上扰，治以滋肾平肝，化痰潜阳为之：明天麻10g（另煎），杭菊花10g，双钩藤15g（后下），炒川芎10g，白蒺藜10g，姜半夏10g，瓜蒌皮12g，干菖蒲10g，煅龙骨20g，珍珠母30g，合欢皮20g，枸杞子12g，丹参20g。7帖。

2003年4月1日二诊：眩晕阵作，神倦乏力，夜寐欠安，盗汗自汗，时有便溏，苔薄脉细，治以潜阳化浊，益气固本为法佐以养心宁神：明天麻10g（另煎），杭菊花10g，双钩藤20g（后下），白蒺藜12g，干菖蒲10g，煅牡蛎30g，珍珠母30g，炒枣仁10g，枸杞子12g，麦冬10g，杭白芍10g，瘪桃干30g。7帖。

2003年4月8日三诊：眩晕阵作，寐汗亦然，肢楚乏力，四末麻木，苔薄黄脉细弦，证属阴虚肾亏，虚阳上越，治以滋养抑阳为之：明天麻10g（另煎），菊花10g，枸杞子12g，双钩藤20g（后下），白蒺藜12g，干菖蒲10g，炒川芎12g，炒枣仁10g，柏子仁10g，瘪桃干20g，糯稻根20g，炒当归12，黄柏10g。7帖。

2003年4月15日四诊：迭进滋肾平肝，化痰潜阳，养心宁神剂后，诸证均减，守法续进：明天麻10g（另煎），杭菊花10g，枸杞子12g，双钩藤20g（后下），白蒺藜12g，干菖蒲10g，炒枣仁10g，柏子仁10g，瘪桃干20g，糯稻根 20g，辰麦冬 g，怀牛膝 10g。7 帖。

五诊至八诊略。

2003 年 5 月 23 日九诊：药后诸恙显减，眩晕偶作，夜寐尚安，汗证亦住，时有心悸，苔薄脉细，治以守法出入：明天麻 10g（另煎），炒白术 10g，杭菊花 10g，白蒺藜 12g，炒川芎 12g，柏子仁 10g，炒枣仁 10g，粉葛根 20g，辰麦冬 10g，干菖蒲 10g，制五味子 6g，紫丹参 15g，7 帖。

2003 年 6 月 13 日十诊：叠进滋肾平肝，化痰潜阳，养心宁神剂后，证情逐次好转，刻下诸恙若失，偶而心悸，苔薄，脉细，治以调滋肝肾心脾、宁心神为之：炙甘草 6g，麦冬 10g，杭菊花 10g，枸杞子 12g，粉葛根 12g，干菖蒲 10g，制五味子 6g，炒白术 10g，辰茯苓 12g，柏子仁 10g，炒枣仁 10g，紫丹参 15g，7 帖。

按：朱丹溪有"无痰不作眩"之说，张景岳说"虚者居其八九"，亦有"诸风掉眩，皆属于肝"（《素问·至真要大论篇》）之谓。结合本案脉证，系肝肾亏虚，痰瘀夹杂。选方以天麻钩藤饮合半夏白术天麻汤意，方中天麻、钩藤平肝息风而止头眩；半夏、白术健脾燥湿而化痰；龙骨、牡蛎重镇潜阳，白蒺藜平肝潜阳；当归、川芎、丹参养血祛风；枸、菊相伍，滋养肝肾、明目降火；心神不宁、失眠加合欢皮、夜交藤、酸枣仁以安神定志；时有盗汗，故择瘪桃干、黄柏等滋阴降火以治急。纵观是案，虽病情冗长，证情庞杂，因证因厘清，药证相吻，标本兼顾，徐图缓进，以获全功。

17. 胆结石、胆囊炎

例一：赵某，女，59 岁，海盐县食品厂工人。1982 年 7 月 9 日初诊：肝胆失利，季胁疼痛，右侧为剧，身热，口苦，小腹痛，二阴下坠感，大便干结，苔腻，脉弦。超声检查：胆结石、胆囊炎。治拟疏化：软柴胡 15g，全当归 10g，炒枳壳 15g，延胡素 12g，制香附 12g，川郁金 12g，鸡内金 10g，川楝子 12g，小茴香 6g，八月札 12g，黄连 3g，生大黄 6g（先浸，后下）。五帖。

1982 年 7 月 15 日二诊：前药服后，证情好转，更衣畅行，拟从原法再进：软柴胡 15g，全当归 12g，炒枳壳 15g，川郁金 12g，川楝子 12g，小茴香 6g，鸡内金 10g，大腹皮 12g，八月札 12g，佛手 10g，金钱草 20g，黄连 3g。五帖。

1982 年 7 月 20 日三诊：季胁疼痛若失，能食少运，带下清稀，苔薄，脉细弦，治当疏化，偕以安中：软柴胡 10g，杭白芍 12g，炒当归 12g，炒山楂 18g，小青皮 18g，川楝子 10g，炒白术 15g，香白芷 9g，鸡冠花 18g，陈皮 10g。五帖。

1982 年 7 月 26 日四诊：中虚运化失职，脘闷不适，泛恶，苔腻，脉缓：炒党参 30g，炒白术 15g，淡干姜 3g，制香附 10g，延胡索 12g，杭白芍 18g，香白芷 6g，鸡冠花 20g，生黄芪 20g，大枣 30g，五帖。

按： 西医的"胆囊炎，胆石症"，从其临床表现，归属于中医胁痛范畴，基本病机为湿热蕴结、气滞不畅，累及肝胆。本案证情错综庞杂，又年高正衰，故周师以疏化法为治。疏者，疏其肝胆，令其调达；化者，化其瘀浊，令其通调，乃至气血和平而诸症化矣。方中柴胡"行肝经逆结之气，止左胁肝气疼痛"（《滇南本草》），且能"疏达胆气，胆气条达……故心腹胃中凡有结气，皆能散之也"（《本草纲目》），与香附通络止痛，郁金行气解郁，枳壳理气消积，佛手舒肝辟恶等合用，疏利肝胆气机、和解少阳之邪；川楝子与小茴香合用，《本经逢源》谓："川楝子之苦寒，兼茴香之辛热，以解错综之邪。"金钱草、海金沙清湿热、利胆道。现代药理研究认为金钱草有松弛胆道括约肌、促进胆汁分泌、排除胆结石作用；鸡内金利胆化石，健中助运消食；当归活血养血；延胡索行气止痛，与川楝子为伍名金钦铃子散，疏肝泄热，活血止痛；八月札舒肝理气，活血止痛；生大黄通腑泄热；黄连清肝胆郁热。二诊后，能食少运，带下清稀，虑为肝木克犯脾土，故以原法，加白术、山楂健脾助运；酌加香白芷、鸡冠花燥湿治带，终以益气健脾，燥湿助运善后。

例二：沈某，女，35 岁，平湖照相制板厂。1996 年 6 月 28 日诊：苔腻而白滑，脉细而带弦，脘胁不适，胃纳不振，肢软乏力，病情反复，B 超提示胆囊结石，治拟疏化法为之：姜半夏 6g，淡干姜 3g，新会皮 10g，炒枳壳 6g，炒白术 10g，春砂仁 5g（后下），干菖蒲 10g，炒六曲 15g，炒谷芽 18g，广藿香 6g，佩兰叶 6g。4 帖。

1996 年 7 月 2 日复诊：前药服后，证情见减，脘胁略安，胃纳已增，唯苔仍厚腻，脉细弦，拟从原法续进：姜半夏 6g，淡干姜 3g，新会皮 10g，炒枳壳 6g，炒白术 10g，干菖蒲 10g，炒六曲 15g，广藿香 10g，炒鸡内金 6g，金钱草 20g，川郁金 10g。7 帖。

1996 年 7 月 9 日三诊：药后胃纳略增，脘胁舒适，唯感神倦肢楚，苔白脉细。续原法疏化为之：姜半夏 6g，淡干姜 3g，炒枳壳 6g，炒白术 10g，干菖蒲 10g，炒谷芽 15g，川石斛 20g，炒鸡内金 6g，金钱草 20g，川郁金 10g，春砂仁 5g（后下），麦冬 10g。7 帖。

按： 本案西医诊断为胆囊炎、胆石症。弃病从证，周师认为系湿邪困脾，肝胆气滞，故以疏化法为治，疏者，疏理气机；化者，芳香化湿，乃致脾运健而湿邪化，肝胆疏而炎症除。方中干姜、半夏、炒白术温中燥湿，行气健脾；

砂仁、菖蒲、藿香、佩兰芳香祛湿；郁金、枳壳疏利肝胆；金钱草利水代湿，鸡内金消食除积，两药合用，有利肝胆，排结石作用；酌加石斛、麦冬以制香燥伤阴之弊。

18. 胃脘痛

例一：李某，女，20 岁，海盐邮电局。1983 年 12 月 5 日诊：胃脘部隐隐疼痛，疼痛连及下脘，得温痛减，遇寒则重，虚寒凝滞，以温中和胃治之：杭白芍 18g，淡干姜 3g，煨木香 10g，台乌药 10g，川厚朴 12g，川郁金 12g，炒谷芽 18g，炒白术 12g。6 帖。

1984 年 1 月 4 日复诊，胃脘疼痛，连及下脘，遇温痛减，遇寒则重，续以温中和胃：杭白芍 15g，淡干姜 3g，台乌药 9g，炒白术 10g，川厚朴 10g，姜半夏 9g，五灵脂 9g，炒枳壳 12g。6 帖。

按：患者以腹隐痛为主症，得温则减，证属虚寒，寒性凝滞，故而腹部隐痛，寒性收引，寒凝气滞，故连及下脘部。治则以温中和胃，杭白芍、淡干姜、台乌药、姜半夏、温中祛寒，同时川郁金，炒枳壳、煨木香理气止痛，则诸症得消，病情缓解。

例二：陈某，女 22 岁。海盐县海塘 7 队，1983 年 7 月 10 日初诊：胃脘不适，口腻乏味，四肢沉重，神倦乏力，苔薄腻，脉滑，治当益气和中化浊：炒党参 18g，炒白术 15g，云茯苓 12g，姜半夏 12g，炒陈皮 10g，炒谷芽 18g，大枣 30g，藿香梗 10g，佩兰叶 10g，山楂炭 18g。5 帖。

1983 年 7 月 14 日复诊：药后诸证好转，苔薄白，脉滑，拟从原法再进：炒党参 20g，炒白术 15g，云茯苓 12g，川厚朴 12g，藿香梗 10g，佩兰叶 10g，炒山楂 18g，炒川芎 12g，陈皮 12g，白蒺藜 12g。5 帖。

按：脾失健运，胃失和降导致胃脘痛。脾喜燥恶湿，又值暑夏，暑多夹湿，秽浊困中，诸症叠见。周师以益气和中化浊为治，用党参、白术、大枣益气以健脾；半夏、陈皮降逆以和中；藿香、佩兰、厚朴芳香以化浊；谷芽、山楂健中以苏胃。药与证合，诸症自除。

例三：王某，女 64 岁，海盐县海塘公社北团大队。1982 年 7 月 10 日首诊：肝胃失和，气机失利，脘腹满闷，胃纳不振，苔薄白，脉细弦，治当疏和安中：软柴胡 9g，炒当归 12g，杭白芍 12g，小青皮 15g，制川朴 10g，大腹皮 12g，沉香片 5g（后下），八月札 12g，佛手片 12g，炒山楂 20g，谷、麦芽各 18g，炒六曲 18g。5 帖。

1982 年 7 月 15 日二诊：治宗原法，疏和健中：软柴胡 10g，炒当归 12g，杭白芍 12g，小青皮 15g，制川朴 10g，佛手片 12g，炒谷芽 18g，炒山楂 18g，炒六曲 18g，制香附 12g，延胡索 12g，沉香片 3g（后下）。5 帖。

按：本例属中医胃脘痛，证属肝气犯胃，故以疏肝和胃安中取效。

例四：李某，女，33 岁，海盐县城郊公社盐北大队。1982 年 7 月 15 日诊：胃脘疼痛，口腻乏味，便艰数日一行，呈颗粒状，治当疏和通腑：轻柴胡 10g，炒当归 12g，杭白芍 12g，小青皮 15g，大腹皮 12g，制香附 12g，枳实导滞丸 10g，川厚朴 10g，山楂炭 10g，莱菔子 10g，姜半夏 9g。4 帖。

1982 年 7 月 25 日复诊，药后胃脘略安，更衣畅下，胃纳亦增，唯感肢软，苔薄，舌淡，脉细，拟健脾益气安中：党参 20g，炒白术 15g，陈皮 12g，云茯苓 12g，生黄芪 20g，全当归 12g，佛手片 12g，大枣 30g，炒谷芽 18g，炒川芎 12g，白蒺藜 10g，枸杞子 15g。五帖。

按：气机不畅，湿热蕴结为本案的关键，故以疏和通腑、疏利气机、安和中州、泄热通腑诸法，药中病机，并以益气健脾、理血安中而告愈。《医学正传》谓："但通之法，各有不同。调气以和血，调血以和气，通也；下逆者使之上行，中结者使之旁达，亦通也；虚者助之使通，寒者温之使通，无非通之之法也。"周老用药灵活，药随证变，可见一斑。

例五：江某，男，30 岁，海盐县农林局。1983 年 1 月 7 日诊：胃脘疼痛，喜按，纳不振，泛酸，口淡乏味，四肢软，苔薄，脉细，治以和胃安中：杭白芍 15g，生黄芪 20g，煨木香 10g，淡干姜 3g，制香附 12g，佛手片 10g，姜半夏 10g，延胡索 12g，煅瓦楞子 20g，浙贝母 12g，沉香片 3g（次下）。4 帖。

1983 年 1 月 11 日复诊：药后症状显减，治守原法：杭白芍 15g，制香附 12g，浙贝母 12g，淡干姜 3g，炙甘草 6g，佛手片 10g，生黄芪 20g，煨木香 10g，煅瓦楞子 18g，沉香片 3g（次下），大枣 30g。6 帖。

按：周师常谓，胃脘痛证治，首当辨清虚实寒热，用药当顾全利弊。本例为中焦虚寒，用黄芪建中汤化裁以温中补虚，和里缓急；因嫌桂之温热有余有伤胃阴之弊，故择沉香以温胃散寒止痛而取效。

19. 痞满

陈某，女，40 岁，平湖市协作办。1996 年 6 月 11 日首诊：胃脘部痞满不适，时有胸闷，嗳腐吞酸，舌淡胖，苔腻，脉滑。中运失健，食滞中州。治宜运中和胃、消食导滞：炒白术 10g，炒枳实 10g，川厚朴 6g，陈皮 6g，小青皮 10g，砂仁 5g（后下），姜半夏 6g，鸡内金 10g，虎杖 18g，当归 10g，制大黄 6g，焦六曲 15g。3 帖。

1996 年 6 月 14 日复诊：前投运中和胃、消食导滞后，嗳腐吞酸消失，余恙均减，唯便溏，时有腹痛，舌淡胖，舌苔已化，脉滑。治宗原法为之：炒白术 10g，炒枳实 10g，川厚朴 6g，炒谷芽 18g，姜半夏 6g，川楝子 6g，鸡内金 10g，当归 10g，木香 6g，佛手 10g，石斛 18g。5 帖。

按：痞满早在《内经》中就有论述，《素问·异法方宜论》的"脏寒生满病"，《素问·五常政大论篇》的"备化之纪……其病痞"，以及"卑监之纪……其病留满痞塞"。病因多样，食滞中阻比较常见。《伤寒论》："胃中不和，心下痞硬，干噫食臭。"本案用枳实消痞丸加减，行气消痞，开胃进食，3 帖见效；二诊时加强理气和胃，注意寒温并用，加石斛以防芳香药物久用伤胃阴，李时珍在《本草纲目》中谓铁皮石斛"强阴益精，厚肠胃，补内绝不足，平胃气，长肌肉，益智除惊，轻身延年"，全方冀求恢复脾胃的运化功能。

20. 呕吐

朱某，男，64 岁，海盐县邮政局。1983 年 12 月 21 日诊：薄苔，脉细缓，泛恶，口乏味，治以安中和胃法进之：制半夏 10g，川厚朴 9g，炒谷芽 18g，炒白术 10g，新会皮 10g，淡竹茹 10g，炒山楂 18g，代赭石 18g，煨木香 10g。3 帖。

1983 年 12 月 24 日二诊：药后泛恶已停，胃纳亦馨，唯口苦未已，前法再进：制半夏 9g，陈皮 9g，炒谷芽 18g，炒白术 10g，厚朴 10g，炒山楂 18g，代赭石 18g，淡竹茹 10g，炒白芍 12g。4 帖。

1983 年 12 月 30 日三诊：胃纳部不适，纳谷不振，四肢软，治拟健中疏和：炒白术 10g，新会皮 9g，炒谷芽 18g，制半夏 9g，淡竹茹 9g，炒山楂 20g，沉香 3g（后下），草豆蔻 10g，川厚朴 9g。

按：《诸病源候论》云："恶心者，由心下有停水积饮作为也。"心下有水饮，脾胃失升降，胃气上逆，周老治以安中和胃法。方中半夏、厚朴、竹茹降逆止呕；陈皮、白术、木香理气和胃；代赭石为重镇降逆之要药，《医学衷中参西录》谓"降胃之药，实以代赭石为最效。"二诊时，病证十去其八，唯口苦未已，前方再进，加入白芍平肝敛阴；三诊纳谷不振，去代赭石，加入沉香、草豆蔻温中健脾而奏效。

21. 吐酸、嘈杂

例一：沈某，男，30 岁，海盐中百公司。1982 年 7 月 10 日初诊：胃脘不适，口淡乏味，泛恶呕酸，四肢软，苔薄白，脉细弦：杭白芍 15g，炒白术 12g，淡干姜 3g，毕澄茄 10g，生黄芪 20g，制香附 12g，大枣 30g，贝母 12g，延胡索 12g，炒谷芽 18g。四帖。

1982 年 7 月 17 日二诊，上方服后，胃脘已安，吐酸亦瘥，唯感乏力肢沉，胃纳欠振，苔薄，脉细，拟以安中健脾，芳香化浊：炒党参 20g，炒白术 15g，云茯苓 12g，炒当归 10g，制香附 12g，炒陈皮 12g，大枣 30g，畏木香 9g，杭白芍 15g，藿香 9g，佩兰叶 10g，川厚朴 9g，焦六曲 12g。

按： 本例为中焦脾胃虚弱，纳运不健，寒凝中焦，浊阴上逆，其脉细弦，且有泛酸，又有肝郁犯胃之象，故以温中和胃、疏肝降逆为治。方取黄芪建中汤意，黄芪补气建中；芍药缓急止痛；毕澄茄、干姜辛温散寒、降逆安中；贝母制酸止呕；香附、延胡疏肝理气、安中和胃；谷芽、白术健运中焦；大枣调和脾胃。二诊时前证已瘥，唯感乏力肢沉，胃纳欠振，恐时令长夏，暑湿困中，故加芳香化湿之品以辟浊甦中。

例二：徐某，女，56 岁，平湖市前港乡高新村。2003 年 11 月 11 日诊：苔薄舌红，脉细弦，胃脘不适，口苦泛酸，治拟清胃安中：淡吴茱萸 5g，上川连 3g，炒白芍 15g，北沙参 10g，淡竹茹 10g，川石斛 15g，干芦根 20g，生甘草 5g，煅瓦楞子 30g，煨木香 10g，枸杞子 10g。7 帖。

2003 年 11 月 18 日二诊：药后证减，守法续进：淡茱萸 5g，上川连 3g，炒白芍 15g，北沙参 10g，淡竹茹 10g，川石斛 15g，干芦根 20g，生甘草 5g，煅瓦楞子 30g，煨木香 10g，枸杞子 10g，盐杜仲 10g。7 帖。

2003 年 12 月 5 日三诊：胃脘不适，嗳气泛酸，纳少，苔薄舌偏红，脉细弦；淡茱萸 5g，川连 3g，炒白芍 15g，川石斛 15g，干芦根 20g，盐杜仲 10g，枸杞子 10g，浙贝母 5g，炒六曲 12g，炒白术 12g，怀牛膝 12g。7 帖。

2003 年 12 月 16 日四诊：胃脘已安，能食欠运，肢软乏力，苔薄，脉细，治以健脾，和胃：炒党参 15g，炒白术 12g，煅瓦楞子 30g，杭白芍 12g，云茯苓 12g，炒谷芽 18g，炒六曲 15g，炒枳壳 12g，煨木香 6g，大腹皮 12g，川石斛 15g，淮山药 10g。7 帖。

按： 本案为肝经郁火横逆侮胃，气火上逆，故以清胃安中法，左金丸（吴茱萸、川连）加竹茹、石斛、芦根、北沙参、甘草辈以清胃热、养胃阴；加瓦楞子、木香制酸顺气，终以养胃煎加减作善后。

22. 腹痛

俞某，女，49 岁，海盐县西塘桥镇曙光 9 组。2003 年 10 月 21 日诊：虚劳里急腹中痛，肢楚，面白，脉大，苔薄舌淡，温运缓急为之：川桂枝 5g，杭白芍 15g，淡干姜 3g，生甘草 5g，大枣 15g，当归 10g，云茯苓 10g。7 帖。

2003 年 10 月 28 日复诊：虚劳里急腹中痛，肢楚，面白，脉大，前投温运缓急剂后，诸症若失，再以原法为之：川桂枝 5g，杭白芍 15g，淡干姜

3g，生甘草5g，大枣15g，炒当归10g，云茯苓10g，炒白术10g。7帖。

按：本案腹痛，中焦虚寒，肝脾失和所致，《金匮要略·血痹虚劳病脉证并治》所谓："虚劳里急……腹中痛……四肢酸楚，小建中汤主之。"由于辨证精当，药证合拍，收效甚佳。

23. 黄疸性肝炎

张某，男，50岁，海盐县长川坝公社落塘大队。1982年2月1日诊：肝脾湿热蕴结，四肢软弱，口苦，纳谷不振伴泛恶，白睛、皮肤黄染，苔腻，脉弦，肝功能异常。治拟清利：绵茵陈30g，半枝莲12g，平地木18g，六月雪18g，虎杖根20g，生大黄10g（先浸后下），金钱草20g，车前子20g（包煎），云茯苓12g，川朴10g，丹参20g，焦山楂18g。5帖。

1982年2月7日二诊：药后胃纳略增，已无恶心，治从原法清利湿热，健脾和中：绵茵陈30g，半枝莲30g，平地木20g，生大黄10g（先浸后下），虎杖根18g，云茯苓12g，山楂18g，海金沙18g（包煎），陈皮12g，车前子18g（包煎）。8帖。

1982年2月15日三诊：前投清利湿热、健脾和中药后，诸恙显减，治拟柔和清利并进：当归12g，赤芍12g，丹参18g，绵茵陈12g，平地木12g，六月雪18g，虎杖根18g，陈皮12g，山楂20g，大枣30g。7帖。

1982年2月22日四诊：叠进清利湿热、健脾和中、柔肝和络剂后，诸恙若失，复查肝功能正常。当以柔肝健中、清利余邪为治：当归12g，赤芍12g，丹参18g，平地木12g，六月雪18g，虎杖根18g，陈皮12g，山楂20g，炒白术10g，大枣30g。14帖。

按：本例西医诊断黄疸肝炎，证属湿热蕴结肝脾，因以清热利湿为法，方取茵陈蒿汤加减，法随证定，方依法选，应证施治。三诊时诸恙显减，恐有苦寒伤肝之虞，故于清利之中合柔肝之品，如当归、赤芍辈。四诊时诸恙若失，复查肝功能正常，遂以柔肝健中、清利湿热，扶其正、祛余邪为善后。

24. 慢性肝炎

马某，女49岁，海盐县城郊学校。1982年7月10日初诊：原有肝病，迁延有年，化验检查肝功能异常，刻今脘胁疼痛，疼痛每因情志而增减，口苦口干，嗳气，纳差不振，四肢软，苔薄根略腻，舌质偏红，脉细弦，治以柔肝疏和、健脾安中：清炙柴胡15g，炒当归12g，杭白芍15g，紫丹参20g，炒山楂20g，平地木20g，六月雪20g，虎杖根18g，枳实导滞丸10g，制香附12g，川郁金12g，延胡索12g。5帖。

1992年7月17日二诊：前法柔肝疏和、健脾安中药后，证情显减，治从原法再进：清炙柴胡 15g，全当归 12g，紫丹参 12g，炒白术 15g，太子参 18g，净连翘 18g，平地木 18g，六月雪 18g，虎杖根 18g，炒山楂 18g，生黄芪 20g。7 帖。

1992 年 7 月 23 日三诊：证情若失，治宗原法，益气健脾、柔肝和络：太子参 20g，生白术 12g，紫丹参 20g，全当归 12g，炒陈皮 10g，虎杖根 18g，六月雪 18g，炒山楂肉 18g，生黄芪 20g，炒川芎 9g，大枣 30g，茵陈 20g。7 帖。

1992 年 8 月 2 日四诊：肝病，偶有胁痛，薄苔，脉细弦，复查肝功能正常，拟养血柔肝，益气健中：全当归 12g，杭白芍 15g，紫丹参 20g，太子参 20g，炒白术 15g，生黄芪 20g，川郁金 12g，延胡索 12g，制香附 12g，炒山楂 18g，大枣 30g。6 帖。

按：本例西医诊断为慢性肝炎，从临床征象来看，属于中医胁痛，胁为肝之分野。《伤寒杂病论》有"见肝之病，知肝传脾，当先实脾"之训。周师以柔肝疏和、健脾安中为法，主次厘清，两两相顾。用清炙柴胡，减少其燥性，以免"柴胡劫肝阴"之弊；虎杖清热解毒、活血化瘀，现代研究认为有促进肝细胞再生、抗纤维化作用，对急慢性肝炎均有效用；香附、山楂健脾和胃。二诊、三诊时症情逐解，治宗原法，随症加减。四诊时查肝功能正常，偶有胁痛，以养血柔肝、益气健中善后。

25. 泄泻

徐某，男，37 岁，曹桥乡吴汇塘村 3 组。2003 年 6 月 13 日诊：旧恙肾病有年，病情尚趋稳定。刻下便泄，粪呈水样，脘满纳呆，神倦肢重，苔薄白，脉细而浮，治以芳化安中为之：广藿香 10g，佩兰叶 10g，新会皮 6g，炒六曲 15g，春砂仁 5g（后下），炒谷芽 15g，煨木香 6g，大腹皮 10g，香白芷 6g，川楝子 6g，紫苏梗 6g，炒米仁 12g。7 帖。

2003 年 6 月 20 日复诊：药后便泄已住，小腹不适，苔薄腻脉细，治拟守法，疏化安中为之：广藿香 10g，佩兰叶 10g，新会皮 6g，炒六曲 15g，炒薏仁 12g，春砂仁 5g（后下），制香附 10g，炒谷芽 15g，干菖蒲 10g，川石斛 15g，杭白芍 15g，干芦根 15g。7 帖。

按：本案泄泻，是夏季常见病，为风寒夹湿，侵犯脾胃，中州被遏，升降失司，湿浊中阻。故以辛温辟浊、祛暑化湿之藿香正气散加减，药中病机，病去霍然。

26. 痢疾

例一：高某，女，36 岁，海盐武原镇东门队。1982 年 7 月 8 日诊：肠道湿滞，脘腹疼痛，里急后迫，苔黄脉数：葛根 12g，黄柏 10g，黄连 3g，黄芩

10g，制厚朴 10g，制香附 12g，川楝子 12g，延胡索 12g，小青皮 15g，杭白芍 15g，炒山楂 18g，花槟榔 10g。4 帖煎服。

1982 年 7 月 12 日复诊：前法清利药后，证情较前好转，治宗原意：葛根 12g，黄柏 10g，黄连 3g，制厚朴 10g，制香附 12g，小青皮 15g，杭白芍 12g，炒枣仁 15g，左牡蛎 20g，川楝子 12g，合欢皮 12g。5 帖煎服。

按：患者腹泻，伴里急后重，脉证合参，系肠道湿滞，故择葛根芩连汤加减以清利湿热。方中葛根辛甘而凉入脾胃经，升脾胃清阳之气；黄芩、黄连、黄柏清热燥湿、厚肠止利，药证合拍，效如桴鼓。

例二：李某，女，31 岁，前港乡红征村 8 组，1996 年 6 月 7 日诊：腹痛腹泻，便下黏冻，便次频作，时为脓血，小溲短赤，口渴纳呆，苔薄黄干，脉弦数，病已两天，自服黄连素乏效。感受时邪，热毒蕴结肠道，治拟清解肠道热毒，白头翁汤加减：白头翁 30g，北秦皮 10g，川连 3g，真川柏 10g，炒黄芩 10g，赤白芍各 10g，牡丹皮 10g，马齿苋 30g，炒川楝子 10g，金银花 30g，净连翘 15g，川草薢 20g。3 帖。

1996 年 6 月 10 日复诊：药后腹痛腹泻已住，胃纳欠振，疲惫肢软，苔薄，脉细，拟守法以祛余邪，健脾以启中州：白头翁 30g，北秦皮 10g，上川连 3g，真川柏 10g，赤白芍各 10g，马齿苋 30g，炒川楝子 10g，炒白术 10g，淮山药 10g，炒麦芽 15g，太子参 15g。5 帖。

按：本例痢疾是感受时邪，热毒蕴结肠道所致，故以白头翁汤清解肠道热毒；加黄芩、银花、连翘以加强清热解毒之力；赤白芍、牡丹凉血清热；川楝子苦寒清热，行气止痛；草薢利湿去浊以净肠道；马齿苋既有清热解毒、止泻痢、除肠垢之功，又有益气补虚之效。二诊时下痢已住，胃纳欠振，乃以达余邪、启中州而收全功。

27. 淋证

例一：顾某，女，34 岁，海盐西塘桥镇胜丰村。2003 年 9 月 26 日首诊：尿频尿急，淋滴不尽，腰俞酸楚，神倦乏力，舌淡胖，苔根黄腻，脉濡。湿热下注，气化失利。治拟清热利湿通淋：瞿麦 15g，萹蓄 15g，石韦 15g，生甘草 5g，炒杜仲 10g，枸杞子 10g，炒白术 10g，淡竹叶 10g，黄芩 6g，黄连 3g，黄柏 5g，姜半夏 10g。7 帖。

2003 年 10 月 3 日复诊：尿淋滴不尽好转，腰酸楚，舌淡胖，苔根黄腻，脉濡。守法续进：瞿麦 15g，萹蓄 15g，石韦 15g，生甘草 5g，炒杜仲 10g，枸杞子 10g，炒白术 10g，淡竹叶 10g，黄柏 5g，姜半夏 10g，薏苡仁 20g，狗脊 10g。14 帖。

按：淋证始见于《内经》，《金匮要略》并对本病的症状作了描述："淋之为病，小便如粟状，小腹弦急，痛引脐中。"淋证初起多表现为湿热蕴结膀胱，治疗主要为清热利湿通淋，刘河间认为"治湿之法，不利小便，非其治也"。故用瞿麦、萹蓄、石韦三药为利水通淋的要药；黄连、黄芩、黄柏清热燥湿；淡竹叶引药下行；杜仲性平和，补益肝肾，诸无所忌，枸杞子甘平质润，平补肝肾，二药合用既补肾壮腰，又不留湿；姜半夏祛痰湿。全方有利水通淋，清热祛湿之功，二诊病情好转，湿热减轻，酌加补肾之品以善后。

例二：沈某，女，68岁，曹桥乡章桥5组。2003年5月2日诊：尿频尿急，小腹不适，似下坠感，病历有年，证情反复，苔根黄腻，脉细，湿热下注，治拟清利下焦，佐以行滞：石韦20g，瞿麦20g，萹蓄20g，川楝子12g，炒枳壳12g，制香附12g，炒白术12g，炒白芍15g，煨木香10g，新会皮12g，川、怀牛膝各12g。7帖。

2003年5月9日二诊：尿频尿急，小腹不适，似下坠感，病历有年，药后证情略有缓解，续以原法再进：石韦20g，瞿麦20g，萹蓄20g，川楝子12g，炒枳壳12g，制香附12g，炒白术12g，炒白芍15g，煨木香10g，新会皮12g，佛手片10g，川、怀牛膝各12g。7帖。

2003年5月13日三诊：药后尿频尿急若失，仍时有腹部不适，苔根腻，舌质偏红，脉细，有虚实夹杂之象，拟清化扶正并进：苍、白术各10g，川厚朴6g，炒六曲12g，炒谷芽15g，春砂仁6g（后下），干芦根12g，川石斛12g，川楝子10g，石韦15g，新会皮10g，京赤芍12g，枸杞子12g。7帖。

2003年5月27日四诊：前药服后，诸恙若失，唯感乏力，苔薄，脉细，拟扶正气达余邪：苍、白术各10g，川厚朴6g，炒六曲12g，炒谷芽15g，炒党参15g，生黄芪15g，软柴胡6g，玉桔梗6g，川石斛12g，石韦15g，新会皮10g，枸杞子12g。7帖。

按：本案病史较长，正气不足，气机壅滞，湿热不化，故以标本兼治，取八正散方意清利下焦湿热；枳壳、香附、木香、新会皮疏理气机；白芍敛阴以防苦寒伤阴；白术健脾以苏中州。气机疏通，脾气健运，湿热之邪自去。

28. 劳淋（肾盂肾炎）

例一：王某，女，63岁，平湖南桥石桥村3#。2002年1月1日首诊：腰俞酸楚，神倦乏力，耳鸣眩晕，舌淡，苔薄，脉沉细。病系劳淋，证乃脾肾亏虚，湿热内蕴。治拟健脾益肾、利湿化浊：炒党参 15g，炒白术 10g，猪、茯苓各 10g，川、怀牛膝各 12g，枸杞子 12g，炒杜仲 12g，炒当归 12g，炒川芎 10g，薏苡仁 20g，泽泻 6g，炒枳壳 10g。7 帖。

2003 年 2 月 25 日复诊：腰俞酸楚，神倦乏力，纳谷不振，舌淡，苔薄，脉细。治拟益气健脾启中：炒党参 20g，炒白术 12g，茯苓 12g，枸杞子 12g，炒杜仲 10g，炒谷芽 18g，炒六曲 15g，炒当归 12g，虎杖 20g，丹参 15g，石菖蒲 10g，瓜蒌皮 15g。7 帖。

2003 年 5 月 16 日三诊：腰酸乏力好转，胃纳可，原法再进：炒党参 20g，炒白术 12g，茯苓 12g，狗脊 12g，炒杜仲 10g，炒当归 12g，炒川芎 12g，虎杖 20g，芦根 20g，石斛 20g，石菖蒲 10g。7 帖。

2003 年 9 月 26 日四诊：旧恙肾盂肾炎证尚安，近来胃脘不适，纳谷不振，苔薄舌淡，脉细。苍、白术各 10g，厚朴 6g，陈皮 10g，白芍 10g，柴胡 6g，姜半夏 10g，木香 6g，杜仲 10g，川断 10g，当归 10g，丹参 10g，生甘草 6g。7 帖。

2003 年 11 月 25 日五诊：尿频急，溲短赤，腰俞酸，胃纳差，大便黏，湿热下注膀胱，以清利下焦为法：瞿麦 20g，萹蓄 12g，石韦 20g，冬葵子 12g，车前草 20g，薏苡仁 20g，虎杖 20g，杜仲 10g，川断 10g，黄芩 6g，黄柏 5g，丹参 10g，炒白术 12g。7 帖。

2003 年 12 月 26 日复诊：间断服药 1 月，诸恙皆减，时有腰酸，苔黄腻，治拟清利湿热，益肾壮腰：瞿麦 20g，萹蓄 20g，石韦 20g，冬葵子 12g，车前草 20g，薏苡仁 20g，忍冬花 20g，杜仲 10g，狗脊 10g，枸杞子 12g，川、怀牛膝各 12g。7 帖。

按：淋证之遇劳即发者为劳淋。《诸病源候论·淋病诸候》："劳淋者，谓劳伤肾气，而生热成淋也。"其症小便淋沥不断，涩痛不甚，遇劳即发。该案患者从 2002 年至 2003 年跨度 2 年，多次以尿淋滴不尽就诊，期间有胃脘不适、纳谷不振，予以香砂六君子汤加减调治，余大多予以健脾益肾、清利湿热之品治疗，多用瞿麦、萹蓄、石韦、冬葵子等利水通淋的要药，及黄连、黄芩、黄柏清热燥湿之品，杜仲、枸杞子、牛膝等平补肝肾，既补肾健脾，又不留湿。

例二：朱某，女，38 岁，当湖街道蔬菜队 3#。2003 年 2 月 21 日诊：尿频尿急，尿时不适，遇劳则甚，腰俞酸楚，神倦乏力，胃脘时有不适，苔薄根腻，脉细，治以滋肾壮腰、清利下焦，佐以安中和胃：生地 10g，牡丹皮 6g，猪苓 10g，茯苓 10g，淮山药 6g，炒杜仲 10g，枸杞子 12g，知母 10g，黄柏 10g，制香附 10g，煨木香 10g，焦六曲 15g，佛手 10g。7 帖。

2003 年 2 月 21 日复诊：尿频尿急，尿时不适，遇劳则甚，腰俞酸楚，神倦乏力，胃脘向安，胃纳欠佳，苔薄根腻，脉细，治以滋肾壮腰、清利下焦：生地 10g，牡丹皮 6g，茯苓 10g，淮山药 6g，炒杜仲 10g，枸杞子 12g，知母 10g，黄柏 10g，桑寄生 12g，煨木香 10g，焦六曲 15g，炒麦芽 15g。7 帖。

2003 年 3 月 7 日三诊：药后诸证见减，胃脘已安，带下增多，守原法出入：生地 10g，牡丹皮 6g，茯苓 12g，制山茱萸 10g，淮山药 6g，炒杜仲 10g，枸杞子 12g，知母 10g，黄柏 10g，焦六曲 15g，煨木香 10g，鸡冠花 20g。14 帖。

2003 年 3 月 21 日三诊：淋证，经治匝月，证情显减，遇劳乏力，时有腰酸，苔薄脉细，治拟滋肾清热，益气健中缓图：生地 10g，牡丹皮 6g，茯苓 10g，淮山药 6g，制山茱萸 10g，炒杜仲 10g，枸杞子 12g，知母 10g，黄柏 10g，太子参 20g，桑寄生 12g，炒白术 10g，生黄芪 15g。7 帖，隔日 1 剂。

2003 年 4 月 18 日（四诊）：药后诸恙若失，唯腰酸反复，时感乏力，苔薄脉细，治拟滋肾健脾、扶正达邪：熟地 10g，淮山药 6g，牡丹皮 6g，泽泻 6g，制山茱萸 10g，炒杜仲 10g，枸杞子 12g，炒党参 15g，炒白术 12g，车前草 20g，生米仁 30g，陈皮 10g。7 帖，隔日 1 剂。

按： 巢元方在《诸病源候论·诸淋病候》中谓，"劳淋者，谓劳伤肾气而生热成淋也"。本案之治，师古而不泥古，先以知柏地黄汤滋肾清热，合杜仲、枸杞、桑寄辈以强肾壮腰；因胃气薄弱，佐入养胃安中之品。二诊时胃脘向安，故去香附、佛手。三诊时，诸证见减，胃脘已安，带下增多，加入鸡冠花清热燥湿治带。之后，病情渐轻，遂以滋肾清热，益气健中缓图而告愈。周老尝谓，劳淋的基本病机是正气已伤，余邪留恋，至虚之处，更易容邪，导致病程缠绵，时作时止，故治疗过程中应重视扶正与祛邪的关系，并注意顾护胃气，方能达到理想目标。

例三：钱某，女性，66 岁，平湖市城关镇庙街。1996 年 6 月 28 日诊：尿频尿急，小腹不适，时有下垂感，腰酸肢困，尿检 WBC+++，RBC+，苔薄黄，脉细弦，治拟滋肾清热：川黄柏 5g，川萆薢 20g，生地黄 10g，牡丹皮 10g，建泽泻 6g，细木通 3g，炒杜仲 10g，枸杞子 10g，桑寄生 15g，白头翁 20g，焦山栀 12g，金银花 10g，川楝子 10g。7 帖。

1996 年 7 月 5 日复诊：旧恙未已，复又饮食所伤，便泄伴黏冻样，小腹不适，尿检白细胞 ++，苔薄根腻，脉沉细，拟滋肾清热、清肠道湿热并进之：真川柏 5g，肥知母 5g，牡丹皮 5g，建泽泻 10g，关木通 5g，川楝子 10g，炒山栀 10g，白头翁 20g，马齿苋 30g，苍、白术各 6g，北秦皮 10g。7 帖。

1996 年 7 月 12 日三诊：药投滋肾清热与清利肠道湿热后，证情显减，以守法再进：真川柏 5g，肥知母 10g，干根黄 10g，牡丹皮 6g，建泽泻 10g，山萸肉 6g，川楝子 10g，炒谷芽 20g，淮山药 6g，炒白术 6g，北秦皮 10g。7 帖。

按：据肾盂肾炎的症状，属淋证范畴，巢元方《诸病源候论·诸淋病候》曰："诸淋者，由肾虚膀胱热故也。"周师辨为肾虚湿热下注之证，故以滋肾清热为治，方取知柏地黄汤化裁。二诊时又因饮食所伤，正值暑热之季，湿热蕴结肠道，"正虚之处，便是容邪之处"，故于原法基础上加白头翁、秦皮、马齿苋治下利腹痛、清热解毒，为标本兼治之法。三诊时证情显减，遂加白术、谷芽、山药等健脾启中而收效。周师常谓治老年人病，更要注重脾胃之气，脾胃健旺，化生有源，正气存内，邪不可干。

29. 尿路感染

王某，女，34 岁，海盐县长川坝公社。1982 年 7 月 9 日诊：腰酸腹疼，小便淋漓，尿检提示血尿，血检提示炎症，舌偏红，脉沉细。拟滋阴清热凉血为之：生地黄 15g，丹皮炭 10g，怀山药 12g，云茯苓 10g，泽泻 12g，大小蓟各 30g，炒黄柏 10g，旱莲草 18g，女贞子 18g，益母草 20g，小茴香 6g（后下）。5 帖。

1982 年 7 月 14 日复诊，腰酸好转，腹痛已除，治宗原法滋阴清热、和荣凉血：生地黄 15g，丹皮炭 10g，白茅根 30g，大小蓟各 30g，旱莲草 12g，女贞子 18g，益母草 20g，炒当归 12g，赤芍 15g，连翘 12g，6 帖。

1982 年 7 月 21 日三诊，证情见减，尿检正常，治宗原法：生地黄 15g，牡丹皮 10g，杭白芍 12g，白茅根 30g，怀山药 15g，炒黄柏 10g，川断 12g，泽泻 12g，生黄芪 20g，枸杞子 15g，炒当归 10g。5 帖。

按：患者小便淋漓不尽，腰膝酸疼，尿检提示炎症及血尿，系尿路感染，肾阴亏虚，腰为肾府，故见腰膝酸疼，阴虚则生内热，迫血妄行，故见血尿。予以六味地黄汤合二至丸为主，补肝肾，强腰膝；黄柏、连翘清热；大小蓟、白茅根清热凉血；在大队苦寒凉血剂中，稍佐小茴香温运辟浊、和胃止痛。药证相合，收效亦佳。

30. 肾结石

例一：柯某，男，55 岁，平湖市黄姑镇旧塘 6 组。2002 年 3 月 12 日诊：腰俞酸楚，苔腻根黄，脉细弦，B 超提示肾脏结石。治以化浊利湿、健脾益肾：苍、白术各 12g，川厚朴 10g，云茯苓 12g，川、怀牛膝各 12g，虎杖根 20g，桑寄生 12g，炒杜仲 12g，生黄芪 20g，炒当归 12g，生薏仁 30g，石韦 30g，7 帖。

2002年3月19日二诊，治以守法化浊利湿通淋排石：苍、白术各12g，川厚朴10g，云茯苓12g，虎杖根20g，生薏仁30g，川、怀牛膝各12g，石韦30g，炒鸡内金15g，炒杜仲12g，枸杞子12g，金狗脊12g。10帖。

按：脾虚健运失职，肾亏气化失司，因而水湿内生，水湿日久化热，湿热久蕴，煎熬尿液，凝结成砂石为石淋，《诸病源候论·诸淋病候》所谓"石淋者，淋而出石者，肾主水，水结则化石，故肾客砂石，肾虚为热所乘"是也。案中，周老以化浊利湿、健脾益肾之法，用白术、生黄芪益气健脾；茯苓、生米仁淡渗利湿，并助芪、术以健脾；炒当归甘温而润，善于行走，与寄生、杜仲相伍，益肾壮腰又助气化；苍术、厚朴燥湿化浊；石韦、虎杖清热通淋排石；牛膝性善下行，引邪外出。二诊守法，加鸡内金以"理气利湿"（《本草再新》），化坚消石而收全功。

例二：任某，男，45岁，钟埭乡连丰村20组。1996年6月25日诊：右肾结石伴囊肿，腰痛阵作，尿赤，纳少，苔薄根腻，舌布瘀，脉细弦，拟清热利水、活血通淋为之：石韦30g，瞿麦30g，萹蓄20g，金钱草30g，炒鸡内金10g，川、怀牛膝各12g，炒白芍20g，泽泻6g，炒杜仲10g，紫草20g，丹参20g。7帖。

1996年7月2日复诊：右肾结石伴囊肿，时有腰痛，尿赤，苔薄根腻，舌布瘀，脉细弦，再以清热利水、活血通淋法：石韦30g，瞿麦30g，王不留行子12g，金钱草30g，炒鸡内金10g，川、怀牛膝各12g，炒白芍20g，泽泻6g，紫草20g，丹参20g。14帖。

1996年7月14日复诊：右肾结石伴囊肿，近来疼痛渐解，胃纳欠佳，苔薄，脉细弦，治从原法清利下焦湿热，溶石化石为之：石韦30g，瞿麦20g，金钱草30g，炒鸡内金10g，川、怀牛膝各12g，炒白芍15g，丹参20g，泽泻6g，补骨脂10g，生薏仁18g，车前草20g。14帖。

按：本例肾脏结石伴肾囊肿，病历既久，又有瘀象。用石韦散加减，方中瞿麦、萹蓄、石韦利水通淋；金钱草、鸡内金消坚溶石；泽泻利水通淋而补阴不足，配芍药缓急止痛而有敛阴之功；紫草、丹参凉血活血、化瘀通络；川、怀牛膝强肾化瘀，又引药下行，使邪有出路。二诊时加王不留行以加强利水通淋、活血化瘀。全方寓清利下焦、活血通淋、敛阴滋肾于一炉，药与证合，诸证渐解。

31.肾积水

潘某，女56岁，平湖朝阳路育才新村21号。2004年12月27日诊：腰俞酸楚，口干咽燥，溲短赤，乏力，有肾结石史，苔薄根腻，舌质偏红，脉细略数，拟滋阴清热：川黄柏 6g，肥知母 10g，根生地 6g，淮山药 10g，制山茱萸 6g，猪、茯苓各 10g，虎杖根 20g，石韦 20g，金钱草 20g，川牛膝 10g，桑寄生 10g，牡丹皮 6g。7 帖。

2005 年 1 月 4 日二诊：服药七剂后症状好转，守法再进：黄柏 6g，知母 10g，生地 6g，山药 10g，山茱萸 6g，猪苓 10g，茯苓 10g，虎杖 20g，石韦 20g，金钱草 20g，焦栀子 10g，生薏仁 20g，赤芍 12g。7 帖。

按：《证治准绳》云："膀胱为水脏，热甚则生湿，湿生则水液浑。"湿热蕴结下焦，尿液受其煎熬，日积月累结为砂石。湿热日久，耗伤真阴，以至阴虚与湿热并存，方选知柏地黄汤加减。方中黄柏清热燥湿、泻火除蒸；知母清热泻火，滋阴润燥，与滋阴补肾之六味地黄汤相伍，为滋阴降火，清热润燥；金钱草、石韦清热解毒、利水通淋；虎杖清热利湿；牛膝利尿通淋、引药下行，使邪有出路。诸药合用，共奏滋阴清热、利水通淋之功。

32. 前列腺增生

纪某，男，69 岁，平湖徐埭徐东 6 组。2003 年 12 月 15 日诊：尿频、尿后余沥，神倦乏力，浮肿屡作，舌淡，苔薄，脉沉细，拟益气通淋化浊为之：生黄芪 20g，炒白术 10g，西党参 15g，猪、茯苓各 12g，盐杜仲 10g，石韦 30g，冬葵子 10g，紫丹参 15g，虎杖根 20g，车前草 15g，炒枳壳 10g。14 帖。

2004 年 1 月 2 日二诊：服药 14 剂，尿频减，仍腰酸、乏力，再以原法益气化浊和络为之：生黄芪 20g，炒白术 10g，西党参 15g，猪、茯苓各 12g，盐杜仲 10g，冬葵子 10g，炒续断 10g，金狗脊 10g，紫丹参 15g，炒当归 10g，虎杖根 20g，炒枳壳 10g。14 帖。

2004 年 1 月 16 日三诊：药后证情见减，守法续进：生黄芪 20g，炒白术 10g，西党参 15g，盐杜仲 10g，枸杞子 10g，金狗脊 10g，紫丹参 15g，虎杖根 20g，车前草 15g，生薏仁 30g，茯苓皮 12g，桑白皮 15g。14 帖。

2004 年 2 月 13 日四诊：跗肿，午后尤剧，神倦，苔薄，脉细，治拟益气化浊为之：生黄芪 20g，炒白术 10g，西党参 15g，盐杜仲 10g，枸杞子 10g，金狗脊 10g，茯苓皮 12g，桑白皮 15g，石韦 30g，车前草 30g，淮山药 10g，新会皮 10g。14 帖。

2004 年 2 月 27 日五诊：前进益气化浊、宣上通淋药后，证情渐减，偶有盗汗，法宗原意，佐以和荣：生黄芪 20g，炒白术 10g，云茯苓 10g，盐杜仲 10g，枸杞子 10g，川牛膝 10g，紫丹参 15g，川桂枝 3g，杭白芍 10g，炒当归 10g，大枣 30g，仙鹤草 30g。14 帖。

上法加减调治半年，诸证未作。

按： 前列腺增生属中医癃闭、淋证范畴。古人云："小便之通与不通，全在气之化与不化。"《素问·宣明五气》谓："膀胱不利为癃，不约为遗溺。"本案脾肾气虚为本，瘀浊夹杂为标，方中黄芪、白术、党参、茯苓健脾益气，杜仲、续断、狗脊益肾补虚，共为扶正之计；石韦、冬葵子、猪苓利湿通淋，虎杖、丹参清热行瘀，皆为祛邪之法；枳壳开郁行气，车前草通达下焦，与诸药合用，有气化、通达之功而获全功。

33. 急性肾炎

潘某，男，13 岁，平湖市黄山乡牛场 7#。2000 年 8 月 25 日初诊：急性肾炎，病已月余，起初曾发热脸浮，当地治疗后，体温正常，浮肿消退，但尿蛋白、红细胞依然，刻下咽痛，乳蛾肿大，苔薄黄，舌尖红，脉细，尿检蛋白（++）、红细胞（+），拟法清热和络、滋肾凉血为治：忍冬花 20g，净连翘 10g，生甘草 3g，淡竹叶 6g，生地 10g，玄参 10g，牡丹皮 6g，白茅根 30g，野荞麦根 30g，京赤芍 10g，枸杞子 10g，净蝉衣 5g。7 剂。

2000 年 9 月 2 日二诊：急性肾炎，尿蛋白、红细胞未已，咽痛好转，乳蛾仍肿大，苔薄黄，舌尖红，脉细，再以清热和络、滋肾凉血为治：忍冬花 20g，净连翘 10g，生甘草 3g，根生地 10g，京玄参 10g，牡丹皮 6g，白茅根 30g，野荞麦根 30g，京赤芍 10g，枸杞子 10g，苎麻根 15g，净蝉衣 5g。7 剂。

2000 年 9 月 15 日三诊：叠进清热凉血、滋肾固本剂后证诸若失，尿检亦佳，苔薄脉细，治拟滋肾固本为之：根生地 10g，京玄参 10g，牡丹皮 6g，淮山药 10g，白茅根 30g，野荞麦根 30g，枸杞子 10g，金樱子 10g，芡实米 10g，净蝉衣 6g，生甘草 3g。7 剂，隔日一剂。

按： 本例西医诊断为急性肾炎。据其脉证，周师认为风热郁结，耗营伤络，精微下泄，故而乳蛾肿大，尿蛋白、红细胞反复。遂以清热和络、滋肾凉血为治：方中忍冬花、净连翘清热解毒；蝉衣疏风热而利咽喉，野荞麦根清热解毒，有"治喉闭、喉风喉毒"（《纲目拾遗》）之功，两药相伍，为治喉风喉闭要药；淡竹叶清热通淋、白茅根清热凉血；生地、玄参滋阴清热凉血；牡丹皮、京赤芍清热凉血兼散瘀；枸杞子甘平质润，补肾固本而不恋邪；甘草清热解毒、调和诸药。诸药合用，融清热解毒、疏风利咽、滋阴凉血于一方，祛邪而不伤正，扶正而不恋邪，故而收效满意。三诊时证诸若失，尿检亦佳，乃以滋肾固本为善后。

34. 难治性肾病综合征

周某，女，37 岁，钟埭新塘 17 组。2002 年 7 月 12 日诊：反复水肿 15

个月伴加剧一周。曾在上海某医院住院并肾活检,诊断为肾病综合征,IgA 肾病,用激素及环磷酰胺治疗。病情反复,水肿时轻时重,目前强的松 15mg,一日一次,口服,顿服;雷公藤多苷 20mg,一日三次,口服。刻下:坐轮椅推入诊室,满月脸,神倦乏力,腰膝酸软,胃纳不振,溲少便稀,下肢水肿明显,按之没指,苔薄白,舌质淡,舌下脉络瘀粗,脉沉细。血浆总蛋白 48g/L,白蛋白 27g/L,尿蛋白定量 2300mg/d。脾肾阳虚,水湿内阻,肾病日久,瘀浊交织,治拟温运脾肾、活血化瘀、行气利水:制附子 6g,桂枝 3g,黄芪 30g,白术 10g,焦六曲 15g,茯苓皮 15g,车前草 30g,杜仲 10g,菟丝子 15g,仙灵脾 15g,水蛭 6g,川芎 10g。7 帖。

2002 年 7 月 19 日二诊:肾病综合征,满月脸,神倦乏力,腰膝酸软,胃纳不振,大便仍稀,日行 2~3 次,下肢水肿,按之没指,苔薄白,舌质淡,舌下脉络瘀粗,脉沉细。治守原法,温脾肾、化瘀浊、利水湿:制附子 6g,川桂枝 3g,生黄芪 30g,炒白术 10g,焦六曲 15g,茯苓皮 15g,车前草 30g,川牛膝 10g,炒杜仲 10g,菟丝子 15g,仙灵脾 15g,生水蛭 6g。7 帖。

2002 年 7 月 26 日三诊:肾病综合征,病情有所缓解,胃纳不振,大便仍稀,水肿减轻,苔薄白,舌质淡,舌下脉络瘀粗,脉沉细。治以温运脾肾、活血化瘀:制附子 6g,淡干姜 3g,生黄芪 30g,炒白术 10g,焦六曲 15g,炒麦芽 15g,茯苓皮 15g,车前草 30g,川牛膝 10g,炒杜仲 10g,菟丝子 15g,仙灵脾 15g,生水蛭 6g。7 帖。

2002 年 8 月 2 日四诊:证情渐减,动辄乏力,大便成形,跗肿午后为甚,苔薄白,舌质淡,舌下脉络瘀粗,脉沉细。治守原法,温脾肾、化瘀浊、启中州:制附子 6g,淡干姜 3g,生黄芪 30g,炒白术 10g,焦六曲 15g,炒麦芽 15g,云茯苓 10g,益母草 15g,川牛膝 10g,炒杜仲 10g,菟丝子 15g,仙灵脾 15g,生水蛭 6g。14 帖。

五诊至七诊略。

2002 年 9 月 27 日八诊:扶入诊室,时有腰酸,神倦乏力,动辄尤剧,午后跗肿,二便如常,苔薄根腻,舌边齿痕,脉细。复查血浆总蛋白 56g/L,白蛋白 31g/L,尿蛋白定量 1330mg/d。治拟益气健脾,温肾和络:生黄芪 30g,炒党参 15g,炒白术 10g,云茯苓 10g,焦六曲 15g,春砂仁 5g(后下),炒麦芽 15g,川牛膝 10g,炒当归 10g,仙茅 10g,仙灵脾 15g,生水蛭 6g。14 帖。嘱改雷公藤多苷 20mg,一日三次,口服,强的松 12.5mg,一日二次,口服。

九诊至十四诊略。

2002 年 12 月 20 日十五诊:病史同前,病情稳定,步入诊室,时有腰酸,动辄乏力，二便如常，胃纳亦佳，苔薄，舌淡，脉细。复查血浆总蛋白 55g/L，白蛋白 30g/L，尿蛋白定量 720mg/d。治宗益气健脾，温肾和络法：生黄芪 30g，炒党参 15g，炒白术 10g，云茯苓 10g，炒杜仲 10g，枸杞子 10g，淮山药 10g，川牛膝 10g，炒当归 10g，仙茅 10g，仙灵脾 15g，紫丹参 15g。14 帖。改雷公藤多苷 10mg，一日三次，口服，强的松 10mg，一日两次，口服。

2003 年 1 月 3 日十六诊：叠进温肾健脾、活血化瘀、益气行水、醒胃启中剂后，证情逐次减轻，精神亦佳。唯蛋白尿反复不已。治以益气健脾、益肾固本：生黄芪 30g，炒党参 15g，炒白术 10g，云茯苓 10g，炒杜仲 10g，枸杞子 10g，淮山药 10g，金樱子 10g，芡实 10g，覆盆子 12g，桑寄生 10g，仙灵脾 15g，紫丹参 15g。14 帖。

2003 年 2 月 14 日十八诊至 2003 年 3 月 28 日二十一诊略。

2003 年 4 月 11 日二十二诊：病情稳定，自觉尚安，偶有寐劣，苔薄，舌淡略胖，脉细。复查血浆总蛋白 60g/L，白蛋白 35g/L，尿蛋白定量 510mg/d。续以益气健脾、益肾固本为法：生黄芪 30g，炒党参 15g，炒白术 10g，茯神 10g，淮山药 10g，枸杞子 10g，金樱子 10g，芡实 10g，紫丹参 15g，灵芝 15g，夜交藤 15g，仙灵脾 15g，薏苡仁 30g。14 帖。改雷公藤多苷 10mg，一日三次，口服，强的松 7.5mg，一日一次，口服。

二十三诊至二十五诊略。

2003 年 6 月 6 日二十六诊：病情稳定，自觉亦安，治守原法。并改：雷公藤多苷 10mg，一日一次，口服，强的松 5mg，一日一次，口服。

二十七诊至三十诊略。

2003 年 8 月 19 日三十一诊：神倦乏力，胃纳不振，时时欲泛，肾病日久，脾运失健，时值炎夏，暑多夹湿，苔薄，舌淡略胖，脉细。治以标本兼顾，温运脾肾，降逆安中：炒党参 15g，炒白术 12g，云茯苓 12g，生黄芪 15g，菟丝子 10g，枸杞子 10g，广藿香 10g，姜半夏 10g，焦六曲 15g，淡竹茹 10g，新会皮 10g，薏苡仁 30g。14 帖。并嘱停雷公藤多苷片，继服强的松 5mg，一日一次，口服。

2003 年 9 月 5 日三十二诊：药后泛恶若失，胃纳亦增，更衣艰下，苔薄，舌淡红，脉细弦，续以原法，佐以通腑：炒党参 15g，炒白术 12g，云茯苓 12g，生黄芪 15g，川石斛 15g，枸杞子 10g，干芦根 20g，平地木 20g，焦六曲 15g，制大黄 6g，新会皮 10g，炒枳壳 12g。14 帖。

2003 年 10 月 7 日三十三诊：再以原法进之：炒党参 15g，黄芪 30g，炒白术 10g，云茯苓 12g，炒杜仲 10g，枸杞子 10g，金樱子 10g，芡实 10g，炒当归 12g，紫丹参 15g，薏苡仁 20g，新会皮 10g。14 帖。

2003 年 10 月 21 日三十四诊：治以原法再进：炒党参 15g，黄芪 20g，炒白术 10g，茯苓 12g，炒杜仲 10g，枸杞子 10g，虎杖 20g，炒当归 12g，丹参 15g，薏苡仁 20g，平地木 20g，陈皮 10g。14 帖。改：强的松 5mg，一日一次，口服。

2003 年 11 月 4 日三十五诊：再以原法，肩胛骨酸痛尤剧，故佐以养血祛风和络：炒党参 18g，炒白术 12g，茯苓 12g，炒当归 12g，炒川芎 12g，炒杜仲 10g，丹参 15g，徐长卿 10g，川独活各 10g，桂枝 3g，炒白芍 15g，桑枝 15g。14 帖。

三十六至三十八诊略。

2003 年 12 月 30 日三十九诊：肾病日久，经治病解，已停用西药，尿蛋白消失，肝肾功能能正常，苔薄，脉细，续以守法为善后：炒党参 15g，生黄芪 30g，炒白术 12g，云茯苓 12g，炒当归 10g，炒杜仲 10g，丹参 15g，川石斛 15g，金樱子 10g，芡实 10g，枸杞子 10g，菟丝子 10g，肉苁蓉 10g。14 帖。

2017 年 1 月 27 日门诊因感冒就诊，顺便复查，各项指标均正常。随访 13 年无复发。

按：难治性肾病综合征之"难"，难在高复发率、不易治愈。根据其临床表现，归属于中医尿浊、水肿、虚劳等范畴，其病位在肾，涉及肺、脾、胃、三焦、膀胱及气血阴阳等。治疗的原则是标本同治，所谓"标"是指诱因、症状、体征及并发症；"本"是指病因、发病机理及内在的病变。由于其病机交织，证情庞杂，故周老认为发病初始以中西医结合治疗为宜。西药激素、细胞毒药物应用必须规范；而中医药的治疗，应将宏观辨证与微观辨证结合起来。由于激素、细胞毒药物的应用，会改变疾病本身所表现的临床征象，因而运用中医药，旨在尽最大可能减少西药的副作用，充分发挥其正作用，起到增效减毒作用，以此来达到提高疗效，减少复发率的目的。本例病程冗长，而疗效理想，全在病者信任，医者恒心。

35. 尿浊

例一：沈某，男，50 岁，广陈镇高新村。2014 年 6 月 10 日诊：一年前体检发现尿蛋白，行肾活检提示轻微病变，曾经强的松、科素亚等治疗，蛋白尿反复。刻下：蛋白 +，镜检红细胞 3~4/HP。神倦乏力，腰酸肢软，更衣欠畅，泡沫尿多，舌淡胖苔根腻，脉细，证属脾肾气虚、湿浊内阻。拟健脾益肾、温阳化浊：黄芪 30g，炒白术 10g，炒当归 10g，盐杜仲 10g，仙灵脾 15g，枸杞子 10g，炒续断 10g，炒白芍 10g，片姜黄 10g，瓜蒌仁 10g，制大黄 6g。7 帖。

2014 年 6 月 17 日复诊：自觉乏力症状好转，舌淡胖苔薄脉细。黄芪 30g，炒当归 10g，盐杜仲 10g，仙灵脾 15g，枸杞子 10g，炒白芍 10g，片姜黄 10g，瓜蒌仁 10g，制大黄 6g，制首乌 10g。7 帖。上方服后，诸恙悉减，查肝、肾功能正常，24 小时尿蛋白定量 47mg/d。效不更方，续以上法增删，以期巩固。

按：本例西医诊断为慢性肾炎，肾活检提示轻微病变，表现以蛋白尿为主，唯感乏力。中医无蛋白尿之称。根据蛋白尿以泡沫尿为特征的现象，似属中医尿浊范围。尿浊者，脾肾气虚所致。肾虚不能藏精，封藏失司；脾虚不能固摄，统摄无权，清气不升，浊阴不降，精质下流是也。故《诸病源候论·虚劳病诸候》曰："肾藏精，其气通于阴，劳伤肾虚，不能藏于精，故因小便而精液出也。"治宜健脾益肾化浊法，健脾者统其摄，益肾者固其精，仿枸杞子散意，方取黄芪 30g 益气统摄，白术健脾，以加强黄芪之固摄；杜仲、枸杞、续断益肾填精；当归、白芍养血柔络；片姜黄温经活血，仙灵脾温肾壮阳、祛风除湿，酌加制大黄、瓜蒌仁以通便泄浊。诸药合用，共奏益气健脾、温肾固摄、祛风化浊之功。兹后，随着病情好转而用药略作增删，因药中病机而获效亦佳。

例二：沈某，女，40 岁，黄山乡南荡村 6#。1996 年 7 月 2 日首诊：尿检蛋白 ++，腰酸，乏力，舌淡胖，苔薄白，脉沉细。证属尿浊，脾肾亏虚，气虚不摄。治宜健脾益肾固摄：生黄芪 15g，炒白术 10g，茯苓 20g，赤芍 15g，炒杜仲 10g，炒川断 10g，枸杞子 10g，芡实 10g，蝉衣 5g，炒地龙 6g，玉米须 20g，贯众 20g。10 帖。

1996 年 7 月 12 日复诊：尿检蛋白 +-，腰酸好转，胃纳一般，舌淡红，苔薄白，脉沉细。药效可。仍予健脾益肾固摄。处方：生黄芪 20g，炒白术 10g，茯苓 30g，赤芍 15g，炒杜仲 10g，枸杞子 10g，芡实 10g，蝉衣 5g，炒地龙 6g，玉米须 20g，鹿衔草 30g，丹参 20g，砂仁 5g（后下）。10 帖。

按：蛋白尿归属于中医之尿浊范畴，主要病机为脾肾亏虚，湿热下注。本案为脾肾亏虚，腰为肾之外府，肾气虚，腰府失养，故腰酸；脾气虚，清气不达四末，故乏力。本方中黄芪、白术、茯苓健脾益气；杜仲、川断、枸杞子、芡实补肾固摄；大补之剂易碍脾生湿邪，故以玉米须、地龙、贯众清热利湿；蝉衣、赤芍祛风活血，符合现代中医对蛋白尿病机之认识。故二诊蛋白尿减少，除继续用健脾补肾之外，同样注重利湿活血的应用。

36. 慢性肾炎

例一：沈某，男，60 岁，平湖市某局。2003 年 5 月 3 日首诊：肾病多年，尿蛋白反复，平素腰酸，易感冒，舌淡胖，苔根腻，脉细弱。脾肾气虚，风湿扰肾。治宜健脾益肾，祛风化湿：生黄芪 20g，炒白术 12g，茯苓 12g，炒杜仲 10g，炒川断 10g，枸杞子 10g，川芎 12g，当归 12g，赤芍 15g，蝉衣 5g，丹参 15g，六月雪 20g，陈皮 6g。7 帖。

2003 年 5 月 9 日复诊：尿检蛋白 ++，腰不酸，苔根腻，脉细弱。守法同前。处方：生黄芪 20g，炒白术 12g，茯苓 12g，炒杜仲 10g，炒川断 12g，枸杞子 12g，川芎 12g，当归 12g，赤芍 15g，蝉衣 5g，丹参 15g，六月雪 20g，陈皮 6g。7 帖。

按： 慢性肾炎病程长，属中医之"水肿""尿浊""腰痛"范畴，周主任认为其主要病机为脾肾两虚，湿热瘀血为标，虚实夹杂。本案中患者肾病日久，脾肾俱虚，故腰酸，舌淡胖，夹有湿邪，故苔腻。处方中黄芪、白术、茯苓健脾益气；杜仲、川断、枸杞子补肾；川芎、当归、赤芍、丹参养血活血；六月雪疏风解表、清热利湿，《浙江民间常用草药》谓其："平肝，利湿，健脾，止泻。"江浙沪医家常用本药治疗肾病，意在利湿健脾以强肾；蝉衣疏散风热、息风止痉，二者合用祛风除湿之力更强；陈皮健脾化湿，助脾胃运化。全方共奏健脾益肾、祛风化湿之能，故效如桴鼓。

例二：朱某，女，36 岁，平湖市前进乡图泽村 7#。2003 年 11 月 7 日诊：肾病历久，尿检不佳，形疲神倦，苔薄舌淡，脉沉细。肾气不固，精质下流，治益气固本为法：生黄芪 20g，炒白术 12g，云茯苓 10g，芡实 10g，金樱子 10g，覆盆子 10g，炒当归 12g，生薏苡仁 20g，虎杖根 15g，白茅根 30g，忍冬花 15g，生甘草 5g，7 帖。

2003 年 11 月 14 日复诊，再以原法益气固本为之：生黄芪 20g，炒白术 12g，云茯苓 10g，芡实 10g，覆盆子 10g，金樱子 10g，炒当归 12g，生薏仁 20g，虎杖根 20g，白茅根 20g，生甘草 5g，炒杜仲 10g，7 帖。

2003 年 11 月 25 日三诊：药后自觉尚安，再以原法进之：生黄芪 20g，炒白术 10g，云茯苓 12g，芡实 10g，覆盆子 15g，金樱子 12g，炒当归 10g，虎杖根 20g，白茅根 20g，枸杞子 10g，生甘草 5g，六月雪 20g，7 帖。

2003 年 12 月 9 日四诊：叠进益气固本剂后，证情好转，以原法进之：生黄芪 20g，炒白术 12g，云茯苓 12g，芡实 12g，覆盆子 10g，金樱子 12g，炒当归 12g，炒杜仲 10g，枸杞子 12g，白茅根 20g，海螵蛸 20g，煨木香 10g，7 帖。

2003 年 12 月 19 日五诊：肾病历久。尿蛋白反复，苔薄脉细，治拟益气固本为法：生黄芪 20g，炒白术 12g，云茯苓 12g，芡实 12g，覆盆子 12g，金樱子 12g，炒杜仲 12g，枸杞子 12g，白茅根 30g，海螵蛸 15g，炒川断 12g，生薏苡仁 30g，7 帖。

2003 年 12 月 26 日六诊：肾病日久，汛事淋漓不尽，舌淡苔薄脉细，治拟守法益气固本佐调冲任，方药如下：生黄芪 20g，炒白术 10g，云茯苓 12g，覆盆子 12g，金樱子 12g，炒当归 12g，炒杜仲 10g，枸杞子 10g，海螵蛸 20g，墨旱莲 20g，制女贞 20g，金狗脊 10g，7 帖。

按： 周老常谓，尿蛋白的下漏与中气不足、肾精不固有关，因而以益气固本为治之大法，方中黄芪、白术合用益气固卫寓"玉屏"之精要；金樱子、芡实为水陆二仙，有固肾涩精之功；枸杞、杜仲、覆盆子、海螵蛸等加强益肾固摄之力；茯苓、薏苡等淡渗之品，使邪有出路。汛事淋漓不尽，与冲任失调有关，《证治准绳·女科》谓："经水过多者，为气虚不能摄血也"，肾病患者尤为多见，故在益气固本的基础上加二至丸（墨旱莲、女贞子）以滋补肝肾而调冲任，诸药合用共奏益气固本统摄精微之功。

例三：李某，女，38 岁，平湖市新埭镇新华村 11 组。2002 年 6 月 28 日诊：腰俞酸楚，耳鸣，尿检不佳，血尿反复，苔薄白质偏红，脉细弦，治拟滋肾填精，凉血和络：熟地黄 10g，淮山药 6g，牡丹皮 6g，炒川断 12g，炒杜仲 12g，枸杞子 12g，白茅根 30g，小蓟炭 20g，藕节炭 20g，川石斛 20g，干芦根 20g，生甘草 3g，虎杖根 20g。7 帖。

2002 年 7 月 5 日复诊：再拟滋肾填精，凉血和络：熟地黄 10g，淮山药 6g，牡丹皮 6g，炒杜仲 12g，枸杞子 12g，白茅根 30g，小蓟炭 20g，藕节炭 20g，虎杖根 20g，干芦根 20g，川石斛 20g，生甘草 5g，制黄精 10g。11 帖。

2002 年 7 月 16 日三诊：旧恙肾病未已，复因饮食不洁，腹痛腹泻，便成水样，神倦乏力，苔薄脉细，治拟和中安胃，健脾化浊：炒六曲 15g，炒山楂 12g，炒谷芽 18g，新会皮 6g，炒薏仁 18g，淡干姜 3g，制川朴 6g，苍、白术各 12g，川连 3g，马齿苋 30g，生甘草 5g，炒白芍 15g。7 帖。

2002 年 7 月 23 日四诊：神倦乏力，筋惕肉𥆧，苔薄质淡脉沉细，治拟益气养血，滋养肝肾：太子参 20g，炒白术 10g，云茯苓 10g，生黄芪 15g，炒当归 12g，炒川芎 12g，鸡血藤 18g，紫丹参 15g，枸杞子 12g，炒杜仲 12g，徐长卿 12g，生甘草 5g，干菖蒲 12g。7 帖。

按： 本案为慢性肾炎，以血尿为主症，据其脉症，为肝肾不足，气阴两虚。方中熟地黄、山药补肾填；川断、杜仲、枸杞滋补肝肾；丹皮、小蓟炭、藕节炭、虎杖根清热凉血止血；白茅根、石斛、芦根养阴清热；甘草调和诸药。诸药合用，共奏滋肾调肝、凉血止血之功。三诊时又现腹痛腹泻，所谓"至虚之处，便是容邪之处"，故在原法之中加入川连、马齿苋，扶正祛邪并进，邪祛之后，以调气阴、滋肝肾、和脉络善后，乃得其功。

例四：金某，男，40岁，嘉兴南湖区新丰镇大桥7#。2003年9月9日诊：血尿反复半年余，腰背酸楚，胃纳不振，动辄短气乏力，苔薄舌淡红，脉细，当地尿常规检查：RBC（+++）。治以益气滋肾凉血，佐以通淋：炒党参15g，炒白术10g，猪苓10g，茯苓10g，白茅根20g，小蓟炭15g，旱莲草20g，女贞子20g，石韦20g，冬葵子10g，炒杜仲10g，枸杞子10g，瞿麦20g。14帖。

2003年9月30日二诊：血尿反复半年余，腰背酸楚，胃纳不振，动辄短气乏力，苔薄舌淡红，脉细。前投益气滋肾凉血，佐以通淋剂后，自觉证情见减，法宗原意为之：炒党参15g，炒白术12g，茯苓12g，白茅根20g，小蓟炭15g，旱莲草20g，女贞子20g，石韦20g，冬葵子10g，山药10g，炒杜仲10g，枸杞子10g。20帖。

2003年11月21日三诊：血尿历久，腰酸偶作，时有跗肿，劳累后加剧，苔薄脉细，治以守法益气化浊为之：炒党参15g，炒白术10g，茯苓12g，白茅根20g，小蓟炭20g，旱莲草20g，女贞子20g，炒杜仲10g，枸杞子12g，丹参20g，炒当归20g，生薏仁20g。20帖。

2003年12月19日四诊：叠进益气滋肾凉血，佐以通淋后，证情逐渐缓解，当地尿常规检查（-）。治以益气健脾、滋肾固本：炒党参15g，炒白术10g，茯苓12g，白茅根20g，小蓟炭20g，旱莲草20g，女贞子20g，炒杜仲10g，枸杞子12g，丹参20g，金樱子15g，芡实15g。20帖。

按：本例血尿，周老认为是脾肾两虚，脾虚统摄无权，肾虚固涩失司。故首诊仿四君意（党参、白术、茯苓）益气统血；用二至丸（女贞子、旱莲草）加炒杜仲、枸杞益肾固本；白茅根、小蓟炭凉血止血；瞿麦、石韦、冬葵子利尿通淋。二诊时证情见减，故以守法治之，最后在原法基础上加水陆二仙（金樱子、芡实）加强健脾固肾为善后。

例五：黄某，男，17岁，当湖镇梅园小区5幢。2004年1月16日初诊：肾炎史二年，病情稳定。刻下：腰酸，口渴，咽痛，溲短赤，苔薄黄，舌尖红，脉略数。尿常规检查示：红细胞（+++），蛋白（+）。治拟清热凉血为之：忍冬花15g，净连翘10g，生甘草5g，淡竹叶10g，炒黄芩6g，白茅根15g，川石斛15g，石韦15g，枸杞子10g，炒杜仲10g，太子参15g，生黄芪15g，净蝉衣5g。7帖。

2004年1月23日二诊：药后症状缓解，苔薄黄，舌尖红，脉略数。尿常规检查示：红细胞（++），蛋白（±），治拟守法续进：忍冬花15g，净连翘 10g，生甘草 5g，淡竹叶 10g，炒黄芩 6g，白茅根 15g，川石斛 15g，干芦根 15g，枸杞子 10g，小青草 30g，太子参 15g，生黄芪 15g，净蝉衣 5g。7帖。

2004年2月20日再诊：上方连服两旬，诸证若失，复查尿常规检查示：红细胞（-），蛋白（-），苔薄，舌淡红，以扶正固本法治：生黄芪 20g，炒白术 12g，云茯苓 10g，剪芡实 10g，金樱子 10g，炒杜仲 10g，枸杞子 10g，覆盆子 10g，炒黄芩 6g，生薏仁 20g，生甘草 3g，白茅根 20g，炒六曲 15g。14帖。

按：本案原有肾病史，已缓解。据其脉证，乃感邪化热，扰动宿疾，起因于上焦，移热于下焦，所谓"热在下焦者，则尿血"（《金匮要略·五脏风寒积聚病脉证并治》），故以清热凉血为法，取银翘散加减。方中金银花、连翘、竹叶清热泻火；黄芩、白茅根清热凉血止血；石韦清上利下，善治血淋；蝉衣、甘草清热利咽；虑其肾气素亏，故加石斛归胃、肾经，滋阴凉润，与枸杞子、杜仲、黄芪、太子参辈伍，扶正而不恋邪。药后诸羔若失，逐以扶正固本为善后。

例六：黄某，女性，36岁，当湖街道7组。2002年1月12日诊：血尿蛋白尿反复，腰俞酸楚，神倦乏力，苔薄舌淡，脉细，治拟益气健脾，滋肾固本：生黄芪 30g，炒党参 15g，炒白术 12g，云茯苓 10g，炒杜仲 12g，枸杞子 12g，芡实 15g，覆盆子 12g，金樱子 10g，白茅根 30g，藕节炭 20g，川草薢 15g。7帖。

2002年1月28日二诊：血尿反复，腰俞酸楚，神倦乏力，苔薄舌淡，脉细，病无进退，原法再进：生黄芪 30g，炒党参 15g，炒白术 12g，炒杜仲 12g，枸杞子 12g，芡实 15g，覆盆子 12g，金樱子 10g，藕节炭 20g，净蝉衣 5g，金狗脊 12g，桑寄生 10g。14帖。

2002年2月19日三诊：血尿反复，腰俞酸楚，神倦乏力，苔薄舌淡，脉细，尿检红细胞少许，尿蛋白（++），前药服后证情见减，续以原法：生黄芪 30g，炒党参 15g，炒白术 12g，炙升麻 6g，软柴胡 6g，炒杜仲 12g，枸杞子 12g，芡实 15g，金樱子 10g，净蝉衣 5g，墨旱莲 20g，制女贞 20g。14帖。

2002年3月12日四诊—九诊略

2002年6月25日十诊：叠进益气健脾、滋肾固本出入，证情逐渐缓解，尿检偶有异常，唯感乏力，体形消瘦，汛来淋漓，苔薄，脉细，拟步原法，补中益气、滋肾固本为之：生黄芪 30g，炒党参 15g，炒白术 12g，全当归 12g，炙升麻 6g，新会皮 90，金樱子 10g，芡实 15g，仙鹤草 30g，墨旱莲 20g，制女贞 20g，盐杜仲 10g，枸杞子 12g。14帖。

按: 本案以血尿、蛋白尿反复为主症,结合其脉症,属中气不足,固摄无权。故以补中益气、滋肾固本为治,方选补中益气汤、水陆二仙丹、二至丸出入而收效。

例七:俞某,男 13 岁,平湖市曹桥乡马厩村 15 组。2003 年 11 月 4 日诊:肾病数年,曾面浮、肢肿,蛋白尿,经住院治疗,上述症状渐缓解,唯血尿反复。刻下,偶有盗汗,苔薄舌红,脉细略数,尿常规检查红细胞(++)。拟滋肾清热,凉血宁络法:生地 10g,牡丹皮 6g,淮山药 6g,小蓟炭 15g,白茅根 20g,茜草炭 15g,太子参 15g,生甘草 5g,炒当归 10g,焦山栀 10g,净蝉衣 3g。7 剂。

2003 年 11 月 11 日诊:血尿,偶有盗汗,苔薄舌红,脉细略数,拟守法再进:根生地 10g,牡丹皮 6g,淮山药 6g,小蓟炭 15g,白茅根 20g,茜草炭 15g,太子参 15g,生甘草 5g,炒当归 10g,焦山栀 10g,净蝉衣 3g。7 剂。

2003 年 11 月 25 日二诊:肾病血尿,偶有盗汗,苔薄舌红,脉细略数,治拟守法再进:根生地 10g,牡丹皮 6g,淮山药 10g,小蓟炭 15g,白茅根 20g,茜草炭 15g,太子参 15g,生甘草 5g,炒当归 10g,焦山栀 10g,枸杞子 10g。7 剂,隔日一剂。

2003 年 12 月 9 日三诊:盗汗已瘥,尿常规检查红细胞(±),治以滋肾凉血和络为之:根生地 10g,牡丹皮 6g,淮山药 6g,小蓟炭 20g,白茅根 20g,茜草炭 20g,太子参 15g,生甘草 5g,炒当归 12g,焦山栀 12g,枸杞子 10g,炒白术 6g。7 剂,隔日一剂。

2003 年 12 月 23 日四诊:自觉无恙,尿检正常,再以原法滋肾凉血和络为之:根生地 10g,牡丹皮 6g,淮山药 6g,小蓟炭 20g,白茅根 20g,茜草炭 15g,太子参 10g,生甘草 5g,焦山栀 10g,枸杞子 10g,炒白术 6g,炒杜仲 10g。7 剂,隔日一剂。

按: 本例西医诊断为肾炎,急性期症状缓解后血尿反复。诊时除偶有盗汗,尿红细胞外无其他症候。据其脉症,舌红脉细数,为阴虚内热之象。周师以滋肾清热,凉血宁络法,取六味地黄丸加减,方中生地、牡丹皮、淮山药、枸杞子、炒杜仲滋补肾阴而降火;小蓟炭、白茅根、茜草炭、焦栀子凉血止血以宁络;周师认为离经之血,必有血瘀,故以炒当归祛瘀生新、引血归经;又以太子参、白术益气健脾以摄血;蝉衣清风热;甘草调诸药。诸药合用,寓止血于滋阴降火、活血化瘀、益气摄血之中,治病求本,标本兼顾,病证向愈。

37. 紫癜性肾炎

倪某,男 44 岁,住址:平湖市林埭乡群丰村 6 号。2003 年 10 月 24 日初诊:

下肢皮疹，其色暗红，按之不褪色，病情反复，历时半年，刻下皮疹依然，午后跗肿，尿检蛋白、血尿，苔薄舌偏红，脉细略数：紫背浮萍30g，紫丹参15g，紫草30g，生地黄10g，牡丹皮6g，云茯苓10g，制山茱萸10g，淮山药10g，建泽泻10g，赤芍10g，枸杞子10g，净蝉衣6g。7帖。

2003年11月10日复诊：下肢皮疹，其色暗红，病历半年，前进清热凉血和营剂后皮疹几退，浮肿亦减，尿检蛋白、红细胞依然，苔薄舌偏红，脉细略数，治守原法：紫背浮萍30g，紫丹参15g，紫草30g，生地黄10g，牡丹皮6g，云茯苓10g，怀山药10g，制茱萸10g，旱莲草10g，女贞子20g，净蝉衣6g，生甘草3g。14帖。

2004年2月6日三诊：前进滋肾凉血和络剂后，证情趋于稳定，唯午后跗肿反复，苔薄舌偏红，脉细：根生地10g，牡丹皮6g，云茯苓12g，炒杜仲10g，枸杞子10g，炒当归12g，虎杖根20g，车前草20g，生薏仁30g，炒白术12g，全狗脊12g，炒六曲15g。14帖。

2004年4月20日四诊：治以守法再进：生地10g，牡丹皮6g，云茯苓12g，炒杜仲10g，枸杞子10g，全狗脊12g，制大黄10g，生薏仁30g，虎杖根20g，紫丹参20g，六月雪20g，炒六曲15g。14帖。

2004年7月30日五诊：治以守法再进：生地10g，牡丹皮6g，淮山药6g，炒杜仲10g，枸杞子10g，炒白术12g，车前草20g，生薏仁20g，西党参20g，炒川芎12g，赤芍15g，生甘草5g。14帖。

按： 周老认为紫癜性肾炎的基本病机为阴虚血热、脉络瘀阻，且容易复发者，与"瘀"相关。古训"凡物有根者，逢时必发。失血何根，瘀血即成根也，故反复发者，其中多伏瘀血"（《血证论》）。周老根据其临床实践，自拟三紫地黄汤（紫背浮萍、紫丹参、紫草合六味地黄汤）以治本病，并强调将祛瘀贯串始终。方中紫背浮萍、紫丹参、紫草（三紫）凉血散瘀；六味地黄汤滋阴补肾；加枸杞子补肾填精以固本；蝉衣清热祛风；赤芍凉血祛瘀。二诊时皮疹几褪、浮肿亦减，原方出入，加二至丸（旱莲草、女贞子）等滋肝肾而固精气。之后，随证施治，病情逐次好转。

38. 水肿

邓某，女，32岁，平湖建材市场。2013年6月11日诊：慢性肾炎史3年，尿蛋白反复，几经中西医治疗，病情一度稳定。近半年来双下肢水肿屡作，曾服利尿剂，能取一时之效，药后复然。刻下眼睑略浮，下肢水肿明显，肌肤绷紧，按之没指，尿少，乏力，纳呆，苔薄，舌胖淡，舌下脉瘀粗，脉沉细涩。尿蛋白定量2300mmg/d，血肌酐105μmmol/L，血浆白蛋白28g/L。

气虚血瘀，湿滞肌肤，治拟益气化瘀，温阳利水：黄芪 30g，党参 15g，炒白术 10g，制附子 6g，淡干姜 3g，全当归 15g，桃仁 10g，红花 10g，川牛膝 20g，水蛭 3g，茯苓皮 30g，益母草 30g。7 帖。

2013 年 6 月 18 日复诊：药后浮肿似有减轻，下肢肌肤略有松弛，尿少增加，余恙如前，药既获效，毋庸重更，前方续进。7 帖。

2013 年 7 月 16 日三诊：前方服药近一月，浮肿明显消退，唯踝部略有水肿，午后为甚，纳可，精神亦佳，苔薄，舌淡红，舌下脉络瘀粗，脉细有力，谨守原法出入：黄芪 30g，党参 15g，炒白术 10g，鹿角片 10g，菟丝子 15g，全当归 15g，桃仁 10g，红花 10g，川牛膝 20g，水蛭 3g，淮山药 10g，益母草 30g。7 帖。

2013 年 8 月 20 日四诊：叠进益气化瘀、温阳利水、益肾健脾剂后，浮肿消退，胃纳如常，二便亦调，苔薄，舌淡红，舌下脉络瘀粗，脉细有力。尿蛋白定量 680mmg/d，血肌酐 102μmmol/L，血浆白蛋白 35g/L。仍以原法出入：黄芪 30g，党参 15g，炒白术 10g，鹿角片 10g，菟丝子 15g，枸杞子 15g，淮山药 10g，制山茱萸 10g，丹参 15g，桃仁 10g，红花 10g，川牛膝 20g。7 帖。

按：本例患者肾病复发，周老常谓，从西医角度讲，肾病高凝现象严重，从中医角度讲，肾病日久，无不入络成瘀。从本案病证分析，虚、瘀、寒、湿夹杂，故以益气化瘀、温阳利水为法，方中黄芪、党参、白术益气培本；附子、干姜温肾助阳；桃仁、红花、当归，取桃红四物意，活血化瘀，加水蛭破血行瘀，药理研究认为水蛭中的水蛭素能延缓和阻碍血液凝固，有较强的抗凝血作用；川牛膝逐瘀利水，益母草活血通络，茯苓皮利水消肿，三物相伍，加强活血化瘀而又有较强利水消肿作用。三诊时水肿明显消退，证情明显好转，舌质由胖淡转为淡红，在原法基础上，去大辛大热之附子、干姜，加入较为温和的鹿角片、菟丝子，以免过热伤阴；并改茯苓皮为淮山药以健脾益肾。四诊时诸恙若失，化验结果也明显好转，故以益气健脾、温肾填精、活血化瘀于一炉为善后。

39. 多囊肾衰竭

华某，男，39 岁，乍浦镇山湾七#。2003 年 8 月 15 日诊：多囊肾并发肾功能不全，面色无华，神倦乏力，腰酸怯冷，苔薄舌淡胖，脉沉细。治拟温肾化浊和络为之：生黄芪 20g，炒白术 12g，茯苓 12g，三棱 12g，莪术 10g，赤芍 12g，制大黄 10g，薏苡仁 20g，枸杞子 12g，丹参 15g，当归 12g，党参 10g。7 帖。

2003 年 8 月 22 日复诊：腰酸痛好转，稍感身痒，舌淡胖，苔根腻，脉沉细。

原法再进，佐以祛风燥湿：生黄芪 20g，炒白术 12g，茯苓 12g，三棱 12g，莪术 10g，赤芍 12g，制大黄 10g，薏苡仁 30g，枸杞子 10g，蝉衣 5g，白鲜皮 15g。7 帖。

2003 年 8 月 29 日复诊：腰酸痛、乏力、身痒均好转，舌苔稍腻，脉沉细：生黄芪 20g，炒白术 12g，茯苓 12g，三棱 12g，莪术 10g，赤芍 12g，虎杖 20g，薏苡仁 30g，制大黄 10g，丹参 15g，蝉衣 5g，生甘草 5g。7 帖。

2003 年 9 月 5 日复诊：诸症好转，苔已化，胃纳可，脉细：生黄芪 20g，炒白术 12g，茯苓 12g，三棱 12g，莪术 10g，制大黄 5g，六月雪 20g，虎杖 20g，蝉衣 5g，丹参 15g，当归 10g，焦六曲 15g，7 帖。

按： 多囊肾常致腰酸痛，日久可导致慢性肾衰竭，周师认为，慢性肾衰归为"溺毒"范畴。溺毒病名首见于清·何廉臣《重订广温热论》，其谓："溺毒……头痛而晕，视力朦胧，耳鸣耳聋，恶心呕吐，呼吸带有溺臭，间或猝发癫痫状，舌苔起腐，间有黑点。"周师认为脾肾虚衰是溺毒产生的根本，瘀浊内阻是溺毒恶化的基础。本案中患者腰酸痛、面色无华、神倦乏力、舌淡胖、苔腻、脉沉细为脾肾亏虚，瘀浊内阻之象。首诊方中黄芪、白术、茯苓、党参健脾益气；枸杞子益肾；三棱、莪术、赤芍、丹参、当归养血和血通络，有研究认为，三棱等活血化瘀药有抑制囊肿生长因子作用，能延缓囊肾生长；薏苡仁、制大黄化湿排毒，应用后脾肾健，气血充足，故腰酸痛好转，神倦乏力消失。湿性黏滞，缠绵难祛，而致身痒难忍，故二诊加用蝉衣、白鲜皮祛风除湿，加大薏苡仁用量。三诊时诸症好转，苔已化，还是给予健脾益肾，祛风除湿活血和络之法善后。

40. 慢性肾衰竭

例一：陆某，男，39 岁，嘉善县魏塘镇淡公路 359 号。2003 年 7 月 8 日诊：肾病历久，浊邪内蕴，颜面黧黑，怯冷，更衣艰下，苔腻而灰，舌瘀，脉细沉。肾功能提示：血肌酐 360μmol/L。治以益气温阳化浊、活络行瘀泄毒为之：生黄芪 30g，炒白术 10g，云茯苓 12g，蓬莪术 12g，京三棱 12g，六月雪 20g，生大黄 12g（先浸，后下），制附子 6g，仙灵脾 20g，生薏仁 30g，炒川芎 15g，丹参 15g。14 帖。

2003 年 8 月 22 日二诊：药后更衣日行，余恙依旧，守法续进：生黄芪 30g，炒白术 10g，云茯苓 12g，蓬莪术 12g，京三棱 12g，桃仁泥 10g，六月雪 20g，制附子 6g，生薏仁 30g，生大黄 12g（先浸，后下），煅牡蛎 20g，蒲公英 30g。14 帖。

2003 年 9 月 30 日三诊：脾肾衰败，浊毒内蕴，虚实夹杂，再以原法续进：生黄芪 30g，炒白术 10g，云茯苓 12g，炒杜仲 10g，枸杞子 12g，炒当归 12g，炒川芎 15g，京三棱 12g，蓬莪术 10g，制大黄 12g（先浸，后下），马鞭草 30g，煅牡蛎 30g。14 帖。

2003 年 11 月 14 日四诊：肾病历久，脾肾衰败，瘀浊交阻，苔薄舌淡，脉细弦，治宗原意出入：生黄芪 30g，炒白术 10g，云茯苓 12g，炒杜仲 10g，枸杞子 12g，桃仁泥 10g，炒川芎 15g，六月雪 20g，虎杖根 20g，蒲公英 30g，制大黄 12g（先浸，后下），马鞭草 20g，生薏仁 30g。14 帖。

2003 年 12 月 12 日五诊：叠进益气化浊、温阳活络、行瘀泄毒剂后，证情渐趋稳定，当地查肾功能指标提示：血肌酐 190μmol/L。续原法再进：生黄芪 30g，炒白术 12g，云茯苓 12g，炒杜仲 10g，枸杞子 12g，桃仁泥 10g，炒川芎 15g，六月雪 20g，虎杖根 20g，蒲公英 30g，炒当归 12g。14 帖。

按： 周老认为，慢性肾衰竭，应归属中医溺毒，是因脾肾衰败，二便失司，湿浊毒邪不得由尿液排出，滞留于体内所致。并创制溺毒清合剂治疗慢性肾衰竭。溺毒清合剂方由大黄、附子、黄芪、丹参、仙灵脾、牡蛎等组成。方中大黄旨在荡涤浊邪，其虽味苦性寒，但与附子同用可"去性取用"，去其苦寒，存其泻下；黄芪扶助正气，对"肾衰有抑阻作用"，且能"扩血管、降血压"和"利尿作用"；附子温阳以助气化；丹参养血活血，以缓解肾衰高凝状态；仙灵脾以加强温阳之功；牡蛎软坚协同丹参化瘀和络。全方组合具有补阳益气、活血化瘀、导泻泄浊、软坚解毒功效，有降低血清肌酐、尿素氮作用。周老就此作了系列课题研究，达到预期目标。本案即以溺毒清合剂为主方，随证加减，取得理想疗效。

例二：沈某，男，66 岁，嘉兴市西马桥社区。2003 年 3 月 4 日初诊。慢性肾衰，病历已久，神倦乏力，腰膝酸楚，口干，便秘，脉细弦，苔薄舌偏红，舌下脉络增粗，治拟滋养肝肾、和络泄浊为法：枸杞子 12g，生地黄 10g，淮山药 10g，制首乌 10g，生黄芪 20g，炒白术 12g，川、怀牛膝各 12g，制大黄 10g，炒川芎 15g，京三棱 12g，桃仁泥 10g，虎杖根 30g。14 剂。

2003 年 3 月 18 日复诊：病如前述，更衣畅行，苔薄舌略偏红，脉细弦，治拟滋养固本，活血达邪为之：枸杞子 10g，炒杜仲 10g，制首乌 10g，生黄芪 15g，炒白术 12g，京三棱 10g，桃仁泥 10g，生薏仁 30g，炒川芎 15g，制大黄 6g，炒当归 10g，紫丹参 15g。14 剂。

2013 年 4 月 15 日四诊：前进滋养肝肾、和络泄浊为法，自觉神清气爽，续以守法为治：枸杞子 12g，生地黄 10g，制首乌 10g，生黄芪 20g，西党参 15g，炒白术 12g，京三棱 12g，蓬莪术 12g，炒川芎 12g，制大黄 6g，炒当归

12g，虎杖根 20g，炒枳壳 12g。14 剂。

五诊、六诊略。

2003 年 7 月 27 日七诊：肾病历久，肾精不足，瘀浊内阻，治以滋肾扶正化瘀浊毒为之：枸杞子 10g，生地黄 10g，淮山药 10g，川石斛 12g，干芦根 20g，生薏仁 20g，虎杖根 20g，炒川芎 15g，京三棱 12g，制大黄 6g，生黄芪 20g，紫丹参 10g，炒白术 12g。14 剂。

按：本案为慢性肾衰竭。周师认为慢性肾衰竭的基本病机为脾肾衰败，浊毒内滞。然病久无不瘀阻，久病常累及肝，易致气滞血瘀、肝肾同亏，因而临证治病当知常达变。本案表现为肝肾亏损，又有脾肾两虚、浊毒瘀阻。周师常谓，有是证（病机），用是药（法则）；证不变，药亦不变。纵观本案七次诊疗，守滋补肝肾，益气健脾，泄浊和络法为大法，标本同治，证因兼顾，病情得以好转。

41. 肾性贫血

张某，男，61 岁，平湖市新仓镇联盟村。2003 年 11 月 7 日诊：慢性肾衰多年，神疲乏力，腰膝酸软，形寒怯冷，动辄短气，夜尿频作，苔薄舌淡，脉沉细，血肌酐 380μmol/L，血色素 81g/L，脾肾阳衰，浊毒内阻，气血两虚，治拟益气养血，温肾化浊：生黄芪 20g，炒党参 15g，上肉桂 3g（后下），炒当归 12g，炒川芎 12g，杭白芍 12g，枸杞子 12g，菟丝子 15g，制大黄 10g，生米仁 30g，盐杜仲 10g，炙甘草 6g。7 帖。

2003 年 11 月 14 日二诊：肾衰多年，神疲乏力，腰膝酸软，形寒怯冷，动辄短气，纳差，苔薄舌淡，脉沉细，前药服后，证无转重，当守原法：生黄芪 20g，炒党参 15g，上肉桂 3g（后下），炒当归 12g，炒川芎 12g，杭白芍 12g，枸杞子 12g，炒谷芽 15g，制大黄 10g，生薏仁 30g，盐杜仲 10g，炙甘草 6g。7 帖。

2003 年 11 月 21 日三诊：肾衰多年，脾肾阳衰，浊毒内阻，气血两虚，苔薄舌淡，脉沉细，治守原法，益气养血，温肾化浊：生黄芪 20g，炒党参 15g，上肉桂 3g（后下），炒当归 12g，炒川芎 12g，杭白芍 12g，枸杞子 12g，炒谷芽 15g，制大黄 10g，紫丹参 15g，桑寄生 10g，炙甘草 6g。7 帖。

2003 年 11 月 28 日四诊：叠进益气养血、温肾化浊剂后，证情有所改善，仍以原法为之：生黄芪 20g，炒白术 12g，云茯苓 12g，炒当归 12g，炒白芍 12g，炒川芎 12g，六月雪 15g，鸡血藤 20g，紫丹参 15g，制大黄 10g，炒杜仲 10g，枸杞子 12g，生薏仁 20g。14 帖。

2003 年 12 月 19 日五诊：肾衰多年，脾肾阳衰，浊毒内阻，气血两

虚，业经益气养血，温肾化浊治疗，诸证渐有减轻，精神亦爽。复查血肌酐
232μmol/L，血色素98g/L，苔薄舌淡，脉细无力：炒当归12g，炒白芍12g，
京赤芍12g，炒川芎12g，生黄芪20g，炒白术12g，六月雪20g，鸡血藤
12g，紫丹参15g，制大黄10g，枸杞子12g，炒补骨脂10g。14帖。

　　按：肾性贫血是慢性肾衰竭常见并发症，周师认为应归属中医"溺毒"
之气血两虚证。从慢性肾炎到慢性肾衰以至贫血的出现，是肾气由虚而衰的
过程，肾气衰惫，脏腑受累，三焦气化失常，浊毒弥漫，伐伤气血所致；再者，
肾病日久，肾精亏乏，不能化生气血亦致贫血，所谓"精气夺则虚""精是
血之根"是也。基于此，周师常以益气养血、温肾化浊为法，并自拟加味保
元煎治疗肾性贫血。加味保元煎系《景岳全书》保元汤加枸杞子、当归、薏
苡仁、大黄而成。方中党参、黄芪、肉桂、甘草益气温阳以固真元；枸杞子、
当归填精生血；大黄、薏苡仁泄毒利浊以畅三焦之壅滞。诸药合用，有温阳填精，
益气养血，渗利泄浊之功，能刺激造血机能，降低体内毒素，最终达到控制
肾衰竭进展和改善肾性贫血的目的。本案即以加味保元煎为主方，随证加减，
病情稳定，贫血改善。

　　42. 痛风

　　例一：王某，男，62岁，平湖当湖街道社区。2015年2月27日诊：右
踝关节内侧肿痛三天，按之痛甚，局部欣红，皮温偏高，口苦，溲赤便艰，
平素有嗜酒习惯，苔腻黄，脉滑数，治拟清利湿热，通络化浊：川黄柏10g，
制苍术10g，川牛膝10g，车前草15g，川独活10g，薏苡仁30g，土茯苓
15，虎杖根20，左秦艽10g，粉萆薢10g，炒蜂房10g，威灵仙15g，制大黄
6g。4帖。

　　2015年3月3日二诊：上药服4帖后，局部红肿疼痛基本消失，更衣畅行，
原方去大黄、车前，加建泽泻10g，续服7帖。

　　2015年3月10日诊：药进清利湿热，通络化浊后，诸恙若失，关节肿
痛消失，苔薄白，脉细，拟以健脾化湿、祛风通络为善后：西党参15g，云茯
苓10g，炒白术10g，制苍术10g，川牛膝10g，川独活10g，薏苡仁30g，左
秦艽10g，络石藤15g，粉萆薢10g，桑寄生10g，紫丹参15g。7帖。随访问
二年无复发。

　　按：本例痛风，据其平素生活嗜好及证情舌脉，应属湿热内蕴，与气血
相搏，阻于踝部所致，故以清利湿热，通络化浊为治，方选《医学正传》三
妙丸加味。方中黄柏、苍术、牛膝即三妙丸，清热利湿，祛风止痛；车前草、
薏苡仁利水化浊消肿；粉萆薢、土茯苓清湿热而利小便，故有消肿之功；独

活、虎杖、秦艽、蜂房、威灵仙祛风湿，利关节，通络止痛；大黄通腑泻热。三诊时诸恙若失，遂以健脾化湿、祛风通络以治本。

例二：李某，男，79岁，平湖当湖街道南阳社区。2016年5月10日初诊：右踝关节肿胀疼痛半月，加剧三天，局部肿胀明显，按之痛甚，皮温略偏高。去冬今春间已复发三次，体态肥胖，平素怯冷，有"冠心病、房颤"史多年。苔白舌淡，脉弦而结代，拟温化寒湿、祛风通络：制川乌3g，制草乌3g，川牛膝10g，川独活10g，炒白术10g，薏苡仁30g，左秦艽10g，炒当归10g，炒蜂房10g，川桂枝3g，威灵仙15g，延胡索10g。7帖。

2015年5月17日复诊：前药服后踝部关节肿胀疼痛好转，纳呆脘满，苔白舌淡，脉弦而结代，续以原法再进：制川乌3g，制草乌3g，川牛膝10g，川独活10g，炒白术10g，薏苡仁30g，炒麦芽15g，砂仁6g（后下），粉萆薢10g，川桂枝3g，威灵仙15g，紫丹参15g。7帖。

2015年5月25日三诊：踝关节肿胀疼痛消失，胃纳亦增，苔白舌淡，脉细结代，拟健脾化湿、祛风通络：生黄芪30，炒党参15g，炒白术10g，云茯苓10g，炒当归10g，土茯苓30g，薏苡仁30g，淡干姜3g，川牛膝10g，川独活10g，川桂枝3g，炒杜仲10g。7帖。随访一年无复发。

按：本例以痛风就诊，又有冠心病、房颤等，据其脉证，属中医痹证中的痛痹。治以温化寒湿、祛风通络为法，方取乌头汤意，方中川、草乌性热而善祛风湿、散寒止痛；桂枝通阳散寒，既能温经通脉，散寒止痛，又能助阳化气，振奋胸阳；独活善祛下焦风湿，下肢痹痛尤为相宜；牛膝能补肝肾强筋骨，引药下行，直达病所；秦艽、伸筋草、络石藤祛湿通络止痛；当归、延胡索活血行气；蜂房祛风止痛；白术、苍术、薏苡仁健脾除湿。药后痹痛逐减，乃以《妇人大全良方》三痹汤加减以益气养血、温阳通痹为善后。

43. 瘙痒

钱某，男，66岁，平湖市林埭镇群丰村。2012年11月17日诊。慢性肾衰竭多年，皮肤瘙痒3周。外院使用葡萄糖酸钙、氯雷他定、地塞米松等抗过敏药治疗，仍瘙痒不止。刻诊：全身瘙痒，皮肤遍布抓痕，面色萎黄，精神不佳，纳差，二便如常，苔薄白，舌淡，脉细。血红蛋白87g/L，血肌酐315μmmol/L，尿素17.7mmol/L，尿酸482μmmol/L，胆固醇4.34mmol/L。尿常规检查：红细胞–/Hp，蛋白（＋）。尿蛋白定量352mg。西医诊断：慢性肾衰竭，中医辨证为气血亏虚、血虚生风，治拟补益气血、疏风止痒：黄芪50g，全当归12g，青防风12g，地肤子20g（包煎），净蝉蜕3g，山栀子10，生地黄10g，熟地黄10g，炙甘草3g，黄柏6g，知母10g，制大黄3g。

每日1剂，水煎，分2次服。

复诊：7剂后瘙痒大减。守上方继服14剂瘙痒症状基本消除。

按：本例慢性肾衰伴皮肤瘙痒，据证据脉，属中医气虚血少，虚风内生，肌肤失荣而瘙痒，故以养血祛风为治，仿当归养血汤加减。本方重用黄芪大补元气，以资气血生化之源，符合"有形之血生于无形之气"之训；又伍当归养血和营，则阳生阴长，气旺血生，为补气生血的名方，乃当归补血汤方也，为补气养血要方；阴血亏虚则易化燥热，故以生、熟地黄滋阴凉润养血；《医学衷中参西录》云："甘草性微温，其味至甘，得土气最全……甘者主缓，故虽补脾胃而非峻补。炙用则补力较大……"甘草用炙，以补脾胃，脾胃得补则气血自生；以防风、地肤子、蝉蜕疏风止痒。黄柏、知母清热润燥；制大黄泄浊排毒。诸药合用，益气养血、祛风止痒，故服之效佳。

44. 痔疮

钱某，男，71岁，平湖黄姑乡中心村11号。2003年10月3日诊：慢性肾衰日久，病情稳定。近痔疾复发，痔血淋漓，苔薄腻，脉细，治拟益气化浊、佐清下焦：生黄芪20g，炒白术10g，云茯苓10g，炒杜仲10g，车前草20g，生薏仁20g，鹿含草20g，制大黄6g，无花果15g，槐花米12g，炒当归10g，紫丹参15g。7帖。

2003年10月24日二诊：投益气化浊、清利下焦剂后，痔血已住，守法再进：生黄芪20g，炒白术10g，云茯苓12g，车前草20g，生薏苡仁20g，鹿含草20g，制大黄6g，无花果15g，炒当归10g，川牛膝12g，紫丹参15g，14帖。

2003年11月14日三诊：慢性肾衰，病历已久，病久无不入络成瘀，治以法益气化浊、活血化瘀：生黄芪20g，炒白术12g，云茯苓12g，车前草20g，生薏仁20g，鹿含草20g，制大黄6g，炒川芎12g，炒当归12g，怀牛膝12g，紫丹参20g，六月雪20g。11帖，隔日一剂。

按：患者肾病日久，脾肾气虚，肾失封藏，脾不统血，痔血淋漓，且久病入络必瘀，表现为正虚邪实，本虚表实，故以益气化浊，清利下焦法，为标本兼治之计。方中黄芪、白术、茯苓系药组使用，益气健脾顾其本；无花果、槐花清利下焦、凉血止血治其标；车前草，薏苡仁利湿化浊达其邪；虎杖根、牛膝、当归、丹参清湿热、化瘀浊；大黄清热解毒、活血化瘀，有"推陈出新，戡定祸乱，以致太平"（《汤液本草》）。因而痔血缓解较快。

45. 月经不调

黄某，女，24岁，浙江沙普爱思药业公司。2013年12月28日诊：6年前因学习压力、作息失调，生活不规律引起月经失调，经来提前或错后7~10天，提前为多，经期腰腹痛甚。白带多，疲劳时出现黄带，大便易燥。常有头晕乏力，眼干发涩，喉间时有梗物感。曾用黄体酮治疗，收效甚微。经人介绍，前来诊治。刻症：月经刚过，腰腹酸楚，面色萎黄，黄褐色斑点，头晕乏力，眼干涩痛，视物疲劳，失眠多梦，口腔溃疡，大便燥，带多色黄，舌边尖红，苔薄干，脉弦细。证属肝经郁热，气血不足，先以疏肝解郁、清热调经为治：软柴胡 10g，炒黄芩 5g，新会皮 5g，薄荷 10g（后下），带心莲子 10g，制香附 g，牡丹皮 10g，焦栀子 10g，全当归 5g，炒椿皮 30g，川黄柏 6g，瓜蒌仁 15g，三七粉 3g（分次冲服）。7 帖。

2014 年 1 月 5 日二诊：上方服后白带明显减少，睡眠好转，仍感乏力，时有眩晕，二便尚调，苔薄舌淡，脉沉细。治拟益气养血、补肾填精为之：全当归 10g，杭白芍 10g，大熟地 10g，制黄精 15g，紫丹参 15g，五味子 3g，醋鳖甲 10g，枸杞子 10g，炙黄芪 15g，炒党参 15g，淮山药 10g，制香附 5g。14 剂。

2014 年 1 月 20 日三诊：前进益气养血、补肾填精法后，眠安纳佳，刻下汛届将至，略感腰酸，乳房作胀，少腹不适，苔薄，脉细滑：拟疏肝理气、养血调经：软柴胡 10g，全当归 10g，炒白芍 10g，炒白术 10g，茯神 10g，制香附 10g，小茴香 6g（后下），八月札 6g，炒枳壳 10g，炒川芎 10g，茺蔚子 6g，炒川断 10g。7 帖。

按：本例为月经不调，经值腹痛，平时带下色黄，辨证为肝气郁滞，湿热内郁，故以丹栀逍遥法疏肝理气、清热解郁而取效。月经不调证治，周老常谓，经前以疏肝理气为主，经后温肾填精为主，之后予养血和营为治，若有伴随症状，如带下赤白、经来腹痛等，则随证而治，往往收效理想。

46. 月经过多

张某，女，44 岁，海盐县标牌厂。1982 年 7 月 10 日初诊：汛潮如崩，口干目涩，治当益气和荣统摄：炒党参 30g，炒白术 15g，炙黄芪 18g，左牡蛎 20g，杭白芍 15g，槐花炭 18g，仙鹤草 20g，藕节炭 18g，黑地榆 18g，蒲黄炒阿胶 20g，莲房 20g。3 帖。

1982 年 7 月 12 日复诊：益气和营统摄法后，证情较前好转，治宗原法：炒党参 30，炒白术 15g，炙黄芪 25g，黑地榆 18g，蒲黄炒阿胶 25g，莲房 20g，左牡蛎 20g，当归炭 10g，女贞子 20g，旱莲草 20g，大枣 30g。5 帖。

按：本案为月经过多，由于汛潮如崩，故口干目涩，是营血亏虚，不能上荣于口目。以益气和营统摄为法。方中党参、白术、黄芪益气固冲；莲房善"止血崩"（《本草纲目》）；槐花、地榆凉血止血，均为塞流之计；仙鹤草、藕节炭收敛止血；白芍敛阴润燥，牡蛎收敛固涩；蒲黄炒阿胶化瘀止血而生新。

复诊时去槐花、藕节，加二至丸（女贞子、旱莲草）补肝肾固冲任而收效。

47. 闭经

步某，女，36岁，海盐县五金公司。1983年12月8日诊：汛事至而未至，逾期半月未行：当归12g，怀牛膝12g，月季花6g，川芎15g，川断12g，茺蔚子10g，肉桂3g（后下），京三棱12g，地鳖虫12g，莪术10g。4帖。

1983年12月12日二诊。冲任失调，汛潮停顿，治宜守法温寒通经：酒当归12g，地鳖虫12g，月季花6g，大川芎18g，京三棱12g，茺蔚子12g，肉桂3g（后下），怀牛膝15g，泽兰叶10g，4帖。2帖服后汛期至。

按：《金匮要略·妇人杂病脉证并治》认为"因虚、冷积、结气"是闭经的主要原因。本案脉案简略，以药揣证，当为寒凝血瘀所致，故于大队活血祛瘀之中，加肉桂以暖宫祛寒、温经通脉，药证相合，效如桴鼓。

48. 崩漏

严某，女，30岁，前进乡李墩村15组。1996年7月2日诊：旧恙慢性肾病、肾功能不全多年，病情稳定。刻今汛届半月，初始量多，依然淋漓。苔薄脉细，拟益气固摄法：生黄芪15g，炒党参15g，炒白术10g，砂仁拌熟地黄10g，藕节炭20g，炙升麻6g，当归炭10g，炒阿胶10g（冲），海螵蛸15g。7帖。

1996年7月25日二诊：上方服4帖时汛事已净，刻今汛届适值，已第三天，量多，腰酸，苔薄，脉细，治拟守法续进：生黄芪15g，炒党参15g，炒白术10g，砂仁拌熟地黄10g，藕节炭30g，炙升麻6g，当归炭10g，炒阿胶10g（冲），仙鹤草30g，杜仲10g，枸杞子10g。7帖。

按：《景岳全书·妇人规》认为，崩漏归属于月经病范围，"经之乱甚者"谓崩漏。《济生方》云："崩漏之病，本乎一证，轻者谓之漏下，甚者谓之崩中。"虽崩、漏有别，但因果相干，本乎一证，故统称"崩漏"。本案先崩后漏，缘于肾病多年，脾肾气虚，统摄无权，气虚下陷，冲任不固，故而淋漓不尽，治宗塞流，澄源，复旧原则，以益气固摄法，仿举元煎加减：方中黄芪、党参、白术益气补中，掇血固脱；升麻升阳举陷；熟地黄、阿胶、当归养血固冲，熟地合砂仁监制其滋腻碍胃之弊；海螵蛸、藕节收敛固涩，并有化瘀之功。二诊时量多如崩，伴有腰酸，守法去海螵蛸，加仙鹤草益气收敛，长治血崩（《百草镜》）；加杜仲、枸杞以滋肾强腰，药中病机，疗效也捷。

49. 带下

朱某，女，38岁，平湖市当湖蔬菜队。2004年1月2日诊：腰酸如坠，神倦乏力，外阴瘙痒，带下增多，赤白相兼，原有肾病史，苔薄根腻脉细，治拟清化：苍白术各10g，川厚朴6g，猪、茯苓各10g，车前草20g，生薏仁

20g，建泽泻 6g，椿根皮 20g，白鲜皮 15g，川、怀牛膝各 10g，炒杜仲 10g，枸杞子 10g，鸡冠花 20g，真川柏 10g。7 帖。

2014 年 1 月 15 日二诊：药后症状减轻，续以原法进之：苍白术各 10g，川厚朴 6g，猪、茯苓各 12g，车前草 15g，生薏仁 20g，炒杜仲 10g，枸杞子 10g，真川柏 5g，虎杖根 20g，鸡冠花 20g，广菖蒲 10g，徐长卿 10g。7 帖。

按：患者肾病史已久，脾肾本已亏虚，肾虚气化失常，脾虚运化失司，湿浊内蕴，下注下焦而带下增多、外阴瘙痒。以健脾益肾，清化湿浊为治。一诊中以白术、茯苓、生薏仁健脾阳；怀牛膝、炒杜仲、枸杞子补益肝肾；加以苍术、厚朴、猪苓、泽泻燥湿健脾；以椿根皮、白鲜皮、鸡冠花、真川柏祛风止痒，清热燥湿；川牛膝引药入肾经。二诊中加用广菖蒲、徐长卿，加强燥湿止痒之功效。

50. 妊娠恶阻

王某，女 26 岁，海盐县富亭公社。1982 年 2 月 7 日初诊，早孕三月，形寒纳少，泛恶伴咳嗽，痰少欠豁，薄苔，脉细滑，治以安和：炒白术 12g，炒党参 18g，姜半夏 10g，淡竹茹 10g，柿蒂 10g，陈皮 10g，藿香梗 10g，紫苏叶 10g，橘络 9g。4 帖。

1982 年 2 月 11 日二诊：前以安和法后，纳增，形寒略减，唯腰酸未已，薄苔，脉细滑，治以原发再进；炒白术 12g，炒党参 18g，姜半夏 10g，淡竹茹 10g，柿蒂 10g，藿香梗 10g，陈皮 10，砂仁 9g（后下），川续断 12g，菟丝子 10g，桑寄生 18g。5 帖。

按：周师认为，妊娠恶阻乃平素脾胃虚弱，受孕后冲脉之气上逆，导致胃失和降所致。故以益气健脾，理气和胃为法。方中党参、白术甘温益气，健脾燥湿；藿香、紫苏叶、柿蒂行气和中，理气安胎；姜半夏、陈皮苦温燥湿，理气化痰；淡竹茹化痰止呕为妊娠呕吐之要药。二诊时患者仍有腰酸形寒，加续断、菟丝子、桑寄生益肾固冲，全方具有健脾益气，降逆和胃，固冲安胎之效。

51. 产后恶露

刘某，女，30 岁，海盐无线电厂。1983 年 12 月 3 日诊：人流后半月恶露未尽，腰酸形寒，治以温固：川断 12g，枸杞子 15g，熟地 15g，桑寄生 15g，丹皮炭 10g，炮姜 6g，当归 12g，女贞子 18g，旱莲草 20g，大枣 30g，4 帖。

1983 年 12 月 7 日二诊：证大减，未尽撤：川断 12g，枸杞子 15g，女贞子 18g，桑寄生 15g，丹皮炭 10g，旱莲草 18g，炮姜 6g，藕节炭 20g，潞党参 20g，大枣 30g，5 帖。

按：《医宗金鉴》"产后恶露……若日久不断，时时淋沥者，或因冲任虚损，血不收摄"，周老认为人流后恶露与产后恶露病机相类。本案恶露不绝，伴腰酸形寒，应属冲任不固，下焦虚寒，故以熟地、川断、枸杞子、桑寄生补肾固冲；女贞子、旱莲草滋阴养血；当归、丹皮炭养血止血；炮姜温经止血，大枣益气和营。二诊时证大减，未尽撤，故加党参以加强补元气固冲任；藕节炭收摄止血又有祛瘀之功。

52. 小儿肺炎

徐某，男，2岁，海盐印刷厂职工家属。1983年12月10日诊：外邪入侵，肺失清肃：炙麻黄2g，杏仁5g，莱菔子5g（研），浙贝母6g，款冬花6g，橘皮、络各6g，炙苏子5g，大枣30g，甘草2g。3帖。

1983年12月13日二诊：药后证情略见好转，步法续进，佐以润肠通便：炙麻黄2g，杏仁5g，炙苏子5g，橘皮、络各6g，浙贝母6g，莱菔子5g（研），金沸草18g，瓜蒌皮12g，瓜蒌仁9g，炒谷芽12g，大枣30g。3帖。

1983年12月15日三诊：证如上：炙麻黄2g，金沸草18g，甘草2g，款冬花6g，光杏仁6g，瓜蒌仁10g，莱菔子6g（研），桑白皮6g，炒天虫6g。4帖。

1983年12月19日四诊：身热咳嗽，痰出欠豁：净连翘9g，淡竹叶6g，炙苏子6g，浙贝母6g，莱菔子6g（研），光杏仁6g，瓜蒌仁10g，炒天虫6g。3帖。

1983年12月22日五诊：治拟原法续进：净连翘9g，莱菔子6g（研），炙苏子6g，浙贝母6g，光杏仁6g，炒天虫6g，瓜蒌仁9g，瓜蒌皮10g，炒地龙6g。4帖。

1983年12月27日六诊：咳嗽，步法续进：连翘9g，浙贝母9g，莱菔子9g，炒地龙6g，桑白皮9g，光杏仁6g，粉沙参10g，炙百部9g，橘络6g。4帖。

按：本例西医诊断为小儿肺炎。脉案简约，用药轻灵。周老曾谓，因为小儿吐痰困难，而肺与大肠相表里，故应以降气化痰为治，使痰浊从肠道而出。初诊取三拗汤（麻黄、杏仁、甘草）方意加减以肃肺止咳。二诊时证情略见好转，但有肺热移于大肠之象，故以莱菔子、金沸草降气化痰，瓜蒌仁、杏仁润肠通便，使痰热有出路而诸证得愈。

（丁伟伟　李玉卿　沈佳红　沈晓昀　陈迪
陈美雪　张忠贤　费德升　蓝小琴　整理）

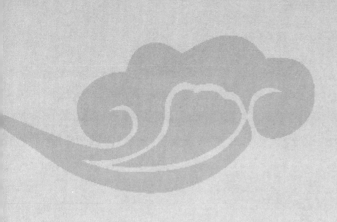

下篇　医学传薪录

一、医理求真

蛋白尿证治初探

蛋白尿是慢性肾脏疾病发生发展过程中的一个主要临床表现之一，而蛋白尿的反复或持久存在，不仅对肾组织有破坏作用，而且对整个机体都有不良的影响。过多的尿蛋白漏出，加重肾小管缺血、缺氧和肾小球硬化，最终导致肾小管、肾小球萎缩肾功能衰竭。因而阻断和控制尿蛋白漏出是保护肾功能的重要途径。蛋白尿是一种经检验所获取的临床表现，临床症状呈隐蔽性，一般以泡沫尿为首发表现，在较大量蛋白尿时可伴随出现浮肿、乏力，甚至于尿少、气急等临床症状。由于引起蛋白尿的疾病有多种，而临床表现又是多样性的、虚实兼夹的，因而治疗也比较棘手。运用西医药如激素、细胞毒药物治疗，虽有一时之效，但停药后极易反弹。如何从病因病原去解决根本问题，中医药的辨证论治似乎有一定优势。兹不揣浅陋，结合多年的临床实践，从中医药角度，对蛋白尿的病因病机和辨证论治作一探析，以求正于同道。

1. 对蛋白尿病因病机的认识 蛋白尿是现代医学的名称，中医无蛋白尿之谓，但根据其临床表现，应属"尿浊""精气下泄"和"虚劳"范畴。中医学认为精气是构成人体的基本物质，也是人体生长发育及各种机能活动的物质基础。蛋白尿的发生是因脏腑功能异常，精微物质丢失所致。《素问·金匮真言论》说："夫精者，身之本也。"《素问·六节脏象论》云："肾主蛰，封藏之本，精之处也"。《素问·经脉别论》曰："饮入于胃，游溢精气，上输于脾，脾气散精，上归于肺，通调水道，下输膀胱，水精四布，五经并行。"论述了水液精微在体内的代谢过程，涉及肺脾肾膀胱等脏腑。水液精微在体内的代谢，肺之通调水道、脾之转输、肾之封藏和膀胱之气化起着重要的作用。由于各种原因影响了上述脏器的功能，就会出现蛋白尿。若先天禀赋不足或劳伤过度，致肾失封藏之职，所谓开合失司，则精微外泄而成蛋白尿，此所谓"劳伤肾虚不能藏精，故小便精液出也"（《诸病源候论》）；若素体脾运不健，抑或药食所伤，致脾虚失于运化，脾气上输之精微不能归于肺而敷布周身，徒走膀胱，或脾气虚弱统摄无权，精微外泄，而出现蛋白尿；肺为水之上源，外合皮毛，外邪入侵，首先犯肺，肺失宣散，精微不布，气化失司，封藏失职，水谷精微失固下流而成蛋白尿。可见蛋白尿的形成与肺脾肾三脏功能失调关系密切。于此同时，风（寒）、湿（浊）、瘀往往是蛋白尿的发生和加重的诱发因素。太阳主表，内合膀胱，与肾相表里。风邪袭表，太阳气化不利，影响于肾；或风邪循经入里，直接伤肾，肾脏气化失司，水湿泛溢，外发浮肿，内则精微不固，致蛋白尿，《伤寒杂病论》所谓"风为百病之长……中于项，则下太阳，甚则入肾"是也。如前所述，人体内水液的运行，依靠肺、脾、肾三脏功能，由于各种致病因素侵袭人体，引起肺、脾、肾三脏功能失职，则体内水液运行发生障碍，水湿内停，阻塞气机，阳气不宣，久之则阳虚寒盛，寒湿凝滞，影响气血运行，从而导致气血瘀滞。湿瘀互为因果，终致湿瘀互结，壅滞三焦，气机升降失常，清气不升，精微下泄而为蛋白尿。湿浊瘀血是人体受某种致病因素作用后在疾病过程中所形成的病理产物，这些病理产物形成之后，又能直接或间接地作用于人体的某一脏腑组织，引发多种病证，故其又是致病因素之一。在蛋白尿的病程中，往往会因病程缠绵，病情反复，脾肾之气愈虚，"久病必虚""久病必瘀"，形成恶性循环，导致蛋白尿反复不已，其中瘀血贯穿始终。此符合现代医学的病理研究，免疫复合物在肾小球动脉壁上的沉积是肾脏病的基本病理之一，也是导致某些顽固性蛋白尿的原因和肾脏疾病存在高凝状态。

2. 对蛋白尿的辨证施治的认识 综上所述，蛋白尿是慢性肾脏疾病主要临床表现之一，其形成与肺脾肾三脏功能失调有关，而风（寒）、湿（浊）、瘀往往是蛋白尿的发生和加重的诱发因素，因而阻断和控制尿蛋白漏出是保护肾功能的重要途径。因而，调理肺脾肾功能，使肺之升降有序、脾之健运有常、肾之开合有司是治疗蛋白尿的基础，所谓扶正是也；同时，避风（寒）祛湿（浊）行瘀不可忽视，所谓祛邪是也。鉴于以上认识，结合多年临床经验，自拟固精化浊汤为基础方，结合辨证论治，疗效理想。

自拟固精化浊汤方由黄芪、炒白术、茯苓、薏苡仁、芡实、山药、菟丝子、川芎、丹参、鹿衔草等组成。方中黄芪、白术、山药、芡实健脾益气固本，具有扶助正气、固扶本元作用。而黄芪、白术合用具有补益肺脾之气，脾气健运，清阳得升，肺气充足，精微得布。现代研究认为黄芪有扩血管降压、利尿作用，能降低蛋白尿排泄和减轻脂肪组织过氧化对肾脏的损害；白术具有增强免疫功能、抗凝作用，并有提高机体对自由基的清除能力；山药健脾益气，助黄芪鼓舞正气；芡实益肾固精，与茯苓、薏苡仁健脾渗湿相伍，使肾气开合有度，分消清浊，以达到固本祛邪的目的；菟丝子入肾脾经，补肾益精；鹿衔草甘温入肾、益肾补虚，尚具活血化瘀作用；丹参一味，功同四物，既能活血，又能养血，与川芎配合，加强活血祛瘀作用，也符合蛋白尿、慢性肾炎患者有高凝状态的特点。现代药理研究丹参能降低血液黏稠度、改善微循环、抗凝血，并有改善肾功能，保护缺血性肾损害的作用，且能阻止肾功能恶化。综观全方，具有益气固本、健脾补肾、行瘀化浊之功。如伴见水肿明显者加车前草、马鞭草以利水消肿；伴咽喉肿痛或扁桃体肿大者可加贯众、蝉蜕以清热解毒、祛风利咽；伴血尿者加仙鹤草、小青草益气凉血；若舌有瘀斑、脉涩者，加地龙、生水蛭等以通络行瘀。其中地龙配合益气药物更适用于气虚血瘀之证，水蛭有破血、逐瘀及利水之功。《本经》称其"主逐恶血、瘀血……利水道。"现代药理研究认为水蛭唾液中含有一种抗凝血物质——水蛭素，具有较强的抗凝作用，因为水蛭素存在于水蛭的唾液中，因而临床用生水蛭为宜。

3. 病案举例

钱某，女，25岁，平湖市新仓镇石路村8组。2003年3月诊，反复泡沫尿伴双下肢浮肿一年余而来院就诊。患者一年前因泡沫尿伴双下肢浮肿去本市某医院就诊，检查发现尿蛋白（++），拟诊为肾炎，经治欠效，后又去嘉兴、上海等地就诊，病情反复，尿蛋白始终不已，乃来本院诊疗。患者常感腰酸肢楚、疲惫乏力，泡沫尿反复，但无口腔溃疡，无关节肌肉疼痛，无脱发。查体，一般尚可，测血压150／95mmHg，双眼睑不肿，甲状腺无肿大，心肺无异常，双肾区无叩击痛，双下肢凹陷性水肿±。血常规WBC4.5×10^9/L，Hgb120/L，pl162×10^9/L；Esr12mm/h；尿常规Pro（++），24h尿蛋白定量1600mg；肝功能GPT45u，TP62g/L，A36g/L，G26g/L；肾功能Scr91μmol/L，BUN7.1μmol/L；血脂分析CH5.2mmol/L，TG1.5mmol/L；血纤维蛋白原（Fbg）450mg/dl；自身免疫抗体（-）。舌淡苔薄根腻，脉沉细。中医辨证为脾肾气虚、湿浊内阻，病属尿浊；西医诊断：慢性肾炎；拟益脾肾、固本元，化浊和络为之，以固精化浊汤加减：黄芪30g，炒白术10g，茯苓皮15g，薏苡仁30g，芡实10g，山药10g，菟丝子15g，鹿衔草30g，车前草30g，丹参20g，川芎10g。服药一个疗程后，自觉症状减轻，下肢浮肿消退，苔根腻已化。药既获效，毋须重更，以上方加减，服药半年，复查血浆白蛋白39g/L，24h尿蛋白定量310mg。仍以固精化浊汤出入为方，至服药一年时复查血浆白蛋白，24h尿蛋白定量及其他相关理化检测均正常范围，自觉无明显症状。续以固精化浊汤方去鹿衔草，加制首乌、枸杞子等固本培元之品，嘱间日一剂，以善其后。再半年后，一切正常，始停止服药。随访三年无复发。

蛋白尿属于中医尿浊、水肿、虚劳等范畴。本病的发生，主要由于各种原因导致肺、脾、肾三脏功能失调，肺失宣散，水液不化；脾失统摄，精微下流；肾失封藏，精质外漏即为蛋白尿。且以泡沫尿、水肿及腰酸肢楚、疲惫乏力为主要表现。病变部位主要在肾，涉及肺、脾。由于本病病程冗长，迁延日久，"久病无不入络成瘀"，因而常常会出现本元亏虚，湿浊内阻，兼夹瘀象。所以，在治疗时，要抓住引起疾病的根本，重视引起疾病的诱因，兼顾久病过程中出现的瘀证，以扶正祛邪为原则，扶正即固本培元，祛邪则化浊（祛风）行瘀。因此自拟固精化浊汤治疗蛋白尿，取得满意的疗效。

（周富明　费德升 2008 年 11 月）

血尿证治初探

血尿是指尿中红细胞排泄异常增多。根据尿液中血液含量可分为肉眼血尿和镜下血尿。肾小球性血尿又称内科性血尿，是一组不同病因、不同发病机制、以血尿为主要临床表现的肾小球疾病，是指排除尿路感染、结石、结核、肿瘤等肾外出血因素，血液单从肾脏中随小便排出体外的疾病，临床多见于急慢性肾小球肾炎、隐匿性肾小球肾炎、紫癜性肾炎、IgA 肾病等。是由于肾小球受损后，基底膜断裂，红细胞从此裂缝中被挤出而形成。本病发病原因复杂多样，病理机制尚有许多未明之处，目前西医依然缺乏有效的治疗方法和控制措施，但随着尿液普查和肾脏病理活检的广泛开展，本病日益受到重视。中医药治疗血尿相对于西医而言，其优势在于整体化与个体化相结合的辨证论治，且效果尤其显著。

1.对血尿病因病机的认识　中医对血尿的论述，最早见于《素问·气厥论》的"胞移热于膀胱，则癃溺血"。溺血者，通常随尿排出，多无疼痛，又称溲血、尿血，其病变机理为热淫膀胱、心火或心热盛移于下焦，肾及膀胱脉络受损。《金匮要略·五脏风寒积聚病脉证并治》篇最早提出尿血二字，"热在下焦者，则尿血，亦令淋秘不通"。概括指出其病因以热为多，发病部位在下焦。后世医家总结其病机为火热熏灼，迫血妄行，如《圣济总录·小便出血》谓："《内经》谓悲哀太甚，则胞络绝，阳气动中，数溲血。又曰胞移热于膀胱，为癃，溺血。二者皆虚热妄溢，故溲血不止也。"

　　以后又有医家强调"本虚"为根本病机，如《医学衷中参西录》说"中气虚弱，不能摄血，又兼命门相火衰弱，乏吸摄之力，以致肾脏不能封固，血随小便而脱出也。"指出脾气虚、肾气虚是导致血尿的重要机理。也有医家认为肺虚也可引起血尿，如《血证论》说"肺虚不能制节其下，以致尿后渗血"。

　　至于致病因素，有强调"风邪"为患的，如《诸病源候论·小便血候》说"风邪入少阴，则血尿"。也有强调"情志、房劳"的，如《三因极一病证方论》中提到："病者小便出血，多因心肾气结所致，或因忧劳、房室过度，此乃得之虚。"《丹溪手镜》"溺血，热也"是"房劳过度，忧思气结，心肾不交"所致。

　　人体的正气虚是致病的内因，而外邪是致病的重要因素，"正气存内、邪不可干"，如果正气虚则外邪易侵犯人体而致病，血尿也不例外。肾元亏虚是发病的主要内因，而劳累过度、饮食不节、七情内伤、汗出当风、冒雨涉水等则为本病发病诱因，如《太平圣惠方》曰："虚劳之人，阴阳不和，因生客热，则血渗于脬，血得温则妄行，故因热而流散，致渗于脬而尿血也。"

　　综合上述，结合临床实践，笔者以为心脾肾功能失调是导致血尿的重要因素，肺虚不除外，但是以肾虚为根本。肾阴亏损、脾肾两虚是血尿的根本原因；热邪伤络是血尿产生、诱发或加重的因素。肾性血尿患者病程较长，病情复杂，急性期以热证实证为多，心火、邪热为主，慢性期常以肺脾肾亏虚为本，一般先肾及脾。风邪、湿热、瘀血为标，终可导致血失固摄，不循常道，溢于脉外而发病。

　　2. 对血尿辨证施治的认识　　如前所述，血尿的病位在肾与膀胱，涉及脾、心、小肠与肝，与热伤脉络有关，而与本虚关系尤为密切。因此对于血尿的治疗应谨守病机，辨证而治。总以扶正祛邪为大法，扶正以益气滋阴为主，祛邪以清热行瘀为要。《血证论》提出"止血、消瘀、宁血、补虚"治血四法同样为治疗血尿的基本方法。以补虚为本，根据风邪、湿热、瘀血的不同而祛风、清利湿热、消瘀。衷中参西，辨证与辨病结合。基于以上认识，结合临床实践，自拟滋肾清瘀汤治疗本病。滋肾清瘀汤由《景岳全书》知柏地黄丸加减而成。知母、黄柏、生地、山茱萸、山药、泽泻、牡丹皮、茯苓、苎麻根等。知柏地黄丸系六味地黄丸加知母、黄柏组成，其基础方六味地黄丸对肾脏的保护作用已经有很多证实，该方通过提高溶酶体的数量，加快消化分解毒性物质的速度而保护肾脏。六味地黄汤对 LPS 诱导的系膜细胞增殖有明显的抑制作用，且抑制的强度与其在血清中的浓度有关，并能减少系膜细胞产生 IL-1，从而防止肾小球硬化。李培生则认为血尿的基本病机为肾阴亏损，虚火蔓延，伤及血络所致，故其认为用六味地黄汤治疗长期血尿能取得良好疗效。本方中生地、山药、知母滋阴益肾，黄柏、牡丹皮、泽泻清热凉血，茯苓健脾益气，苎麻根止血，山茱萸补肝肾、涩精气、固虚脱。全方合用具有滋肾固本、和血通络之功效。血尿明显且舌红、脉数者加小青草、白茅根以清热凉血；伴有低热者加青蒿、芦根、鳖甲以滋阴清热；久病伴有瘀血明显者加牛膝、花蕊石以加强补肾填精、化瘀止血；伴有气虚证者加太子参、仙鹤草以益气统血；伴有蛋白尿者加黄芪、薏苡仁固本益气、分清泌浊等。

3. 病案举例

王某，男，15岁，平湖曹桥乡石陇村1组。2002年5月初诊，主诉：反复血尿5个月，曾在浙江大学第二附属医院肾内科就诊，诊断为肾小球肾炎。其外婆有肾囊肿、血尿史。刻下：轻微腰痛，口干，遗精，咽痛，颧部稍红，平素易感，无耳鸣，无浮肿，无高血压，苔薄根黄，舌质偏红，脉细略数。尿常规：BLD：++，RBC++/HP，尿红细胞形态：畸形红细胞89%。中医辨证：肺肾阴虚、虚火灼络。治疗原则：益气滋阴、降火止血。以基础方加减：知母10g，黄柏6g，生地10g，山茱萸10g，山药10g，牡丹皮10g，茯苓10g，苎麻根30g，太子参20g，麦冬10g，桔梗6g，小青草15g。七剂，水煎服。一月后查尿常规：BID：+，RBC：6/HP。治疗有效，以上方加减治疗半年，血尿消失，维持治疗，中药隔日服，治疗8个月。随访3年无复发。

按：该患者为少年男性，于浙江大学第二附属医院肾内科诊断为肾小球肾炎，经对症治疗，血尿减轻不明显。患者先天不足，真阴亏少，相火不能蛰藏于肾水而妄行，虚火灼伤血络，迫血妄行，宋代王怀隐《太平圣惠方·治尿血诸方》："夫尿血者，是膀胱有客热，血渗于胞故也。""血得热而妄行，故因热流散，渗于胞内而尿血也"，故见血尿；腰为肾之府，先天真阴不足，腰府失于濡养，故见腰痛；真阴亏虚，不能上荣于肺，金、水不足，故见咽痛；相火扰动精室，封藏不固，故见遗精；以知柏地黄丸、麦冬滋阴泻火，苎麻根、白茅根、小青草凉血止血，太子参益气，桔梗利咽，谨守病机，故取得了很好的疗效。效不更方，长期守方，血尿随访3年无复发。

肾性血尿是临床较常见的病症，在中医历代文献中的记载属"尿血""溲血"范畴。其病位在肾与膀胱，涉及脾、心、小肠与肝等诸脏，而肾阴亏损、脾肾两虚是血尿的根本原因；热邪伤络是血尿产生、诱发或加重的因素。因此，临床以谨守血尿病机，严格辨证论治，并以自拟方滋肾清瘀汤治疗血尿，疗效理想。诚然，临床应该以辨证为核心，衷中参西，辨证和辨病相结合，方能收到理想疗效。

（周富明　李玉卿 2010 年 11 月）

难治性肾病综合征证治初探

难治性肾病综合征是指符合肾病综合征诊断，经正规使用激素治疗后病情不能缓解（激素抵抗），或频繁复发（半年中复发 2 次或一年中复发 3 次），或激素依赖（足量激素可使病情缓解，一旦激素减量则复发）者，其病因错综复杂，迄今尚未完全明了。其主要临床表现为大量蛋白尿、低蛋白血症、高脂血症及水肿等，是由于肾小球毛细血管滤过膜的损伤，大量血浆蛋白通过被损伤的肾小球滤过膜逸出并随尿液排出体外，以致诸症叠起，病情反复，缠绵难愈。到目前还没有非常理想的治疗方案来完全解决其根本问题，因此，探讨中医药对难治性肾病综合征的治疗是一项颇具实际意义的工作。兹不揣浅陋，结合几年来的临床实践，对难治性肾病综合征的病因病机及辨证论治作一陈述，以求证于同好。

1.对难治性肾病综合征病因病机的认识　肾病综合征是现代医学的病名，根据其临床表现，属中医"水肿""腰痛""尿浊"范围。中医学对本病的认识是以典型的临床症状和病变过程为依据的。其病因，就外感而言，常见的有体虚邪盛、风寒湿热外袭，或劳汗当风，露卧潮湿，水湿浸渍，或疮毒内归等；而在内伤之中，往往以素禀薄弱，烦劳过度，或饮食不节，或情志劳欲等为常见。上述诸因素导致脏腑紊乱，三焦水道不畅，封藏失司，精质外泄，蛋白尿、水肿、甚至于腹大气喘等诸恙蜂起而发为本病。

（1）内脏功能失调是难治性肾综的基础：中医学非常重视人体的正气，认为内脏功能正常，正气旺盛，气血充盈，卫外固密，病邪难以侵入，则疾病无从发生，所谓"正气存内，邪不可干"。就肾病综合征临床表现而言，是在人体正气相对虚弱，卫外不固，抗病无力的情况下，病邪乘虚而入，使人体阴阳失调，脏腑功能紊乱，以致蛋白尿、低蛋白血症、水肿等肾病综合征症候群发生，此所谓"邪之所凑，其气必虚。"这与现代医学认为肾病综合征的发病有相吻之处，即大部分与免疫有关，而感染等往往是其诱发因素。脏腑功能失调，尤其是肺脾肾三脏失司是关键。肺主治节，通调水道，因邪遏肺，肺失清肃，水气壅滞，为肿为胀。脾主运化，又主统摄，健运失职，肿满屡作；其统摄无权，中气下陷，精质外漏，则蛋白尿反复不已。肾藏精主气化，与膀胱为表里，能通调三焦水道，维持人体正常水液代谢。当肾失气化，表里隔阂，三焦水道不畅，则浮肿、气喘交作；由于封藏失职，精质不固，蛋白质从尿液丢失。膀胱气化失司，以致水液代谢紊乱，水湿内停，精微外泄，亦发为本病。

（2）湿浊瘀血交织是难治性肾综的根本：湿浊瘀血是人体受某种致病因素作用后在疾病过程中所形成的病理产物，这些病理产物形成之后，又能直接或间接地作用于人体的某一脏腑组织，引发多种病证，故其又是致病因素之一。在难治性肾病综合征的病程中，往往会因病程缠绵，病情反复，脾肾之气愈虚，三焦功能失常，气化紊乱，湿浊内生。湿浊困于脏腑，阻于皮肉，以致肢体沉重，疲乏无力，浮肿反复；"久病必虚""久病必瘀"，由于脏腑功能失调，脏腑之气愈亏，正气不足，气血运行无力，凝滞不畅，入络成瘀。瘀血阻滞脉络，不通则痛，以致腰酸腰痛，面色黧黑萎黄。而瘀浊交织又加剧了肾病综合征的病理变化。现代临床研究认为，肾病综合征的高凝状态、高黏滞血症、纤维蛋白在肾小球内沉积、毛细血管内血小板聚集、肾静脉微血栓形成等病理改变，正是中医"湿浊""瘀血"证的内涵。其不仅存在于肾病综合征的水肿期，而且在临床的任何阶段都有可能存在。《金匮要略》谓"血不利，则为水"，《血证论》云："积血化水，亦为水肿。"可见瘀浊贯穿于肾病综合征始终，因而认为湿浊瘀血交织是难治性肾综的根本，似乎也不为过。

此外，难治性肾病综合征，往往病情反复，且经多方治疗，尤其是激素、细胞毒药物的应用，常常会出现心烦失眠、咽干口燥、舌红少津、脉弦细数等，是由于激素为阳刚燥热之品，服用剂量大，时间长，势必导致阳亢、阳亢则耗阴，出现阴虚火旺证候；而细胞毒药物的应用，还会出现白细胞下降、疲倦乏力、少气懒言、食欲不振等，是由于细胞毒药物在抑制免疫、祛邪的同时，也耗伤正气，损及脾胃，继而出现脾肾气虚之证。

2.对难治性肾病综合征辨证论治的认识 难治性肾病综合征其病位在肾，涉及广泛，包括肺、脾、胃、三焦、膀胱及气血阴阳等。故治疗的原则是标本同治，所谓"标"是指诱因、症状、体征及并发症；"本"是指病因、发病机理及内在的病变。在用药方面，我们推崇中西结合。实践证明，对本病的中西医结合治疗，其疗效远高于西医治疗，也高于单纯的中医治疗。因此，我们强调，西药激素、细胞毒药物治疗，必须规范，既要考虑到作用和疗效，又要注意到副作用；而中医药的治疗，应将宏观辨证与微观辨证有机结合起来，并针对使用激素等治疗的情况，因激素、细胞毒药物的应用，又改变了其疾病本身所表现的临床征象，因而应尽最大可能减少激素的副作用，充分发挥其正作用，以此来缩短疗程，减复发率，提高疗效，达到增效减毒作用。

基于上述，结合多年的临床实践，我们将难治性肾病综合征分为三个阶段进行辨治。

（1）激素初始治疗阶段：在肾病综合征激素初始治疗，或难治性肾病综合征复发再次运用激素期，此时由于激素疗效尚未显示，低蛋白血症尚未纠正，水肿明显，面色苍白，畏寒怯冷，舌质淡，脉沉细等一派脾肾阳虚征象，以温阳利水法，自拟"肾病1号方"：制附子、桂枝、黄芪、白术、茯苓、车前草、杜仲、玉米须、川芎等。方取真武汤意（制附子、白术、茯苓）温肾散寒，健脾行水；加车前草利水消肿；加桂枝辛温，入肺与膀胱经，旨在加强温阳之力而有发散寒邪之功，《金匮要略》有"腰以上肿以发散为主，腰以下肿以利水为主"之说，桂枝与车前相互，宣上利下，相得益彰；杜仲温肾扶正、玉米须利水泄浊，配合运用，扶正祛邪；更以川芎活血行气，为血中之气药，具祛风行气、活血化瘀之功，对肾综征高凝状态有针对性作用。全方组合，有温肾脾，行水气，化瘀血作用。若高度浮肿，腹满甚则阴囊肿大者，加地蟞蛄、马鞭草以利水消肿活血和络；若气虚甚者，加大黄芪剂量至50g，以加强补气固本，并有"扩张血管、降血压"和"利水退肿"作用；如血尿明显者，则去桂枝动血之品，并以花蕊石止血化瘀。

（2）激素大剂量应用后至撤减阶段：在大剂量应用至撤减初期，病人往往出现药源性肾上腺皮质机能亢进的表现，如面色潮红，口干，烦热，精神亢奋，夜眠不佳，舌红，脉弦或细数等阴虚火旺、肝阳上亢之证。治宜滋阴降火，自拟"肾病2号方"：知母、黄柏、生地、丹皮、茯苓、枸杞、旱莲草、女贞子、虎杖、赤芍等。方取知柏地黄汤滋阴降火，合二至、枸杞子同为养肝益肾，共起"壮水之主以制阳光"作用；加赤芍味苦微寒，清热凉血，活血化瘀；虎杖利湿化浊，活血通络。全方组合，共奏滋阴降火、清热利湿、凉血化瘀之功。夜眠不佳者，加枣仁、合欢皮以养心宁神；精神亢奋甚至通晓达旦者，加煅牡蛎、珍珠母以重镇安神。此阶段，如仍见大量蛋白尿，属于精气下泄，精质外漏，应在上述治疗的同时，采取塞流、澄源、复本的针对性治疗措施。塞流，就是消除或减少尿蛋白的丢失，常用芡实、覆盆子、金樱子等；澄源，是指消除发生蛋白尿的病因，以祛风利湿、活血化瘀等法，择鹿含草、络石藤、雷公藤、牛膝、虎杖等；复本，是对疾病引起蛋白尿等精微物质耗伤所采取的补救措施，可加入龟甲、鳖甲、首乌等血肉有情之品，最终达到复本目的。

（3）激素撤减后期及维持阶段：由于长期大量的激素运用，抑制丘脑—垂体—肾上腺轴，从而出现疲倦乏力，腰膝酸软，体胖懒言，脉细，舌淡红等脾肾气虚现象。同样，细胞毒药物的应用，也会出现上述脾肾气虚的证候。治宜补益脾肾之气，自拟"肾病3号方"：黄芪、太子参、白术、山药、茯苓、芡实、薏仁、丹参、仙灵脾等。方中芪、术、山药、苓益气健脾，鼓舞正气；米仁健脾渗湿，芡实益肾固精，一开一合，固本达邪；丹参一味，功同四物，既能养血，又能活血，祛瘀生新，两全齐美；太子参性味甘平，气阴两补，为善后良药；在激素撤减的时候，尤其是减量至生理剂量时，很容易出现"反跳"现象，因此应适当配合温阳之品，既能巩固疗效，又能阻止撤减激素后所引起的"反跳"复发现象，加仙灵脾辛温祛风、温肾助阳即是此意。诸药合用，益气固本、养血和络，阴阳平补，以善其后。若口干咽燥，舌质偏红者，加石斛、芦根以养阴生津；若伴腰膝酸软、耳鸣眩晕者，加杜仲、枸杞、首乌等以滋肾充髓。

3. 临床举例

（1）中医药配合激素治疗肾病综合征21例：我们曾以中医药配合激素治疗 NS21 例（治疗组）和单纯西医治疗 NS14 例作为对照组。其中常规治疗2组相同，激素治疗参照"原发性肾病综合征的治疗"。掌握剂量要足、减量要慢、维持时间要长的原则。常用强的松 1mg/kg/d，6~8W 开始减量。中医药治疗，参照上述方法，大致分为三个阶段。结果治疗组总有效率 95.24%，对照组为 71.43%，2 组比较 $P<0.01$，有显著性差异；2 组治疗前后的 24h 尿蛋白定量和血浆白蛋白的变化情况，治疗组治疗前、后分别为 5.71 ± 3.41、2.15 ± 2.00 和 21.97 ± 6.74、39.56 ± 5.65，其对照组治疗前、后分别为 5.72 ± 3.35、2.54 ± 2.21 和 21.95 ± 6.73、31.5 ± 5.51，2 组经统计学处理，有明显差异，$P<0.05$；2 组对激素所致副作用及并发症如向心性肥胖、痤疮、低钾血症、低钙血症和血糖升高及肝功能异常的比较，治疗组以上副作用及并发症总发生率为 42.85% 与对照组的 78.57% 比较有显著性差异，$P<0.01$。因而认为，中医药配合激素治疗 NS，可提高缓解率，减轻副作用，减少并发症，是一种较满意的治疗方法。

（2）典型病例：患者周某，女，38 岁，住院号：19239。因反复浮肿 15 个月再发伴加剧一周于 2002 年 6 月 12 日入院。患者 2001 年 3 月初，因浮肿伴泡沫尿求诊于本市某医院，经检拟诊为肾病综合征，经激素治疗症状好转，于同年 6 月下旬再次复发。此后先后去沪、禾等地医院就诊，诊断为肾病综合征，IgA 肾病。经激素、CTX 等治疗，每至激素维持量时，病情反复，乃于 2002 年 6 月 12 日来我院就诊。查体：T：37.2，P：90，R：20，BP：118/80mmHg。扶入病区，满月脸，瞳孔等大等圆，对称，颈软无抵抗，气管居中，甲状腺无肿大，胸廓对称，两肺呼吸音清晰，未闻及罗音，心率 90 次，律齐，腹部膨隆，腹壁脂肪厚，肝脾触诊不满意，移动性浊音（－），双肾区叩击痛（－），胝尾部凹陷性水肿（＋）四肢活动无异常，双下肢凹陷性水肿（＋＋）。神经系统生理反射存在，病理反射未引出。舌质淡，边有齿痕，苔白腻，脉沉细。血常规 WBC4.6×10⁹/L，Hgb143/L，pl182×10⁹/L；尿常规 Pro（＋＋＋），24h 尿蛋白定量 4550mg/d；肝功能 GPT65u，TP48.3g/l，A23.5g/L，G24.8g/L；肾功能 Scr91μmol/L，BUN7.1μmol/L；血脂分析 CH12.20mmol/L，TG4.51mmol/L，TT30.82ng/mL；血纤维蛋白原（Fbg）617mg/dL；甲状腺功能：TT470.89ng/mL，s-TSH1.55uiu/L。心电图 T、Ⅱ、Ⅲ、avf、v4~v6 低平；X 胸片提示：心肺膈未见 X 线病征；双肾 B 超：双肾大小形态正常，包膜光整，实质部光点分布均匀，集合系统无分离。中医诊断：水肿，脾肾阳虚；西医诊断：肾病综合征。一般治疗，低盐清淡饮食，抗凝、利尿、规范激素治疗等，中医药先以"肾病 1 号方"加减，治疗七周。患者出现如面色潮红，口干，烦热，夜眠不佳，舌红，脉弦或细数等，阴虚火旺证，于是给予以"肾病 2 号方"出入，此法治疗五个月后，相关理化检查基本正常，唯觉疲倦乏力，腰酸背疼，体胖懒言，平时容易感冒，脉细，舌淡红。改为"肾病 3 号方"治疗。恒以此方随证化裁，但万变不离其宗。患者住院治疗一月，出院后开始时每周来门诊一次，三个月后病情比较稳定时起，两周门诊一次，坚持治疗。在激素减至 5mg，每日一次，口服，2 个月后，于 2003 年 10 月份开始，停用激素，以中医药治疗为主。至 2004 年 1 月开始，中药间日一剂，于 2004 年 9 月停用所有药物。随访迄今三年，各项检查指标均正常，且已参加劳动。

难治性肾病综合征的发病机理复杂，根据肾病综合征的临床表现，属中医"水肿""腰痛""尿浊"范畴，其标在肺、其制在脾、其本在肾是其基本病机。其难治的原因缘于正气亏损、湿浊壅滞、脾肾俱虚，久病入络成瘀，因而从脾肾虚瘀辨证论治有其一定的优势。近年来，以应用激素为基础，联合细胞毒药物、抗凝及中医药等综合治疗，其疗效有了明显提高。但由于长疗程的激素和细胞毒药物的应用，其副作用也明显。因而如何减少激素、细胞毒药物所引起的副作用，而更好地发挥其正作用是治疗成功的关键。而于激素治疗的同时，往往会因激素而改变其临床表现，故宜采用分阶段辨治，分别以温阳利水、滋阴降火、补益脾肾之气治疗，既能减少激素的不良反应，又能提高机体免疫力，且能减少反跳现象和协助巩固疗效，从而提高缓解率。

（周富明 2008 年 1 月）

狼疮性肾炎证治初探

狼疮性肾炎（Lupus nephritis，LN）是系统性红斑狼疮（Systemic lupus erythematosus，SLE）累及肾脏的一种免疫复合物介导性肾炎，为我国常见的继发性肾脏病之一。临床表现有程度不等的蛋白尿、血尿或肾病综合征，少数患者甚至出现肾功能迅速减退。其病程迁延，病情活动与缓解相交替，肾脏活动性、慢性化病变无一定规律，可发展至终末期肾衰甚至死亡。激素和细胞毒药物是治疗该病的主要药物，但有副作用大，停药复发率高等问题。因此探讨中医药缓解症状、提高疗效、减少复发和西药副作用等方面的疗效，是一项颇具实际意义的工作。兹不揣浅陋，结合几年的临床实践，对 LN 的病因病机及辨证论治作一初探，以求证与同好。

1. 对狼疮性肾炎病因病机的认识　中医学虽无 SLE、LN 的病名。但据 LN 的临床表现，散见于阴阳毒、血风疮、红蝴蝶等记载中。睦书魁主张将系统性红斑狼疮以"周痹"名之。所谓周痹者，在于血脉之中，随脉以上，随脉以下，不能左右，各当其所也。以狼疮性肾炎出现水肿、蛋白尿及肾功能衰竭、小便不利者，称为"肾痹"。此病名既明确指出主要的病变部位，又体现了本病属于"痹"证，可出现关节疼痛及其他器官受累的特点，更适合用作狼疮性肾炎的中医病名。其内脏病变又见于发热、水肿、虚损、血证、关格等各类病证中。在临床上有依据卫气营血辨证来治疗之法，故亦有"温毒发狂""热毒发斑""血热发斑"之称，同时也有因症状而称为发热、痹证、虚劳、水肿、心悸、悬饮、日晒疮等。中医学认为本病以正气不足、肝肾亏虚为本，湿热瘀毒为标，邪毒内蕴于脏腑，阻滞于脉络，以致疾病缠绵。其关键是脏腑功能亏损，湿热瘀毒内结。

（1）肾虚为本：肾虚为发病的内在基础，肾为水火之脏，内寄真阴而寓元阳，"五脏之阴气，非此不能滋；五脏之阳气，非此不能发"。肾藏精，精化气，"精气夺则虚"，故肾虚的本质是肾中精气的不足。肾虚的形成，或由先天禀赋薄弱，或因后天不良因素所伤。古有"肾病多虚证"之说，笔者以为，其一是指肾病患者证候表现以虚证为多，其二是指肾虚在肾病的发病中具有重要意义。现代医学认为，本病是在病毒、药物、紫外线等环境因素的作用下，易感基因免疫功能表达异常，通过致病性自身抗体、免疫复合物和 T 淋巴细胞等引起机体组织、器官和系统的损伤，可见易感基因在 SLE、LN 的发病中起着决定性的作用。所谓易感基因与中医的先天禀赋或个体体质因素相关。《灵枢·寿夭刚柔》说："人之生也，有刚有柔，有弱有强。"由于某些不良的环境因素作用于机体，患病与否以及得病后是否出现肾损均与体质因素密切相关。体质的差异决定了不同个体对致病因素的易感性和病机证候的倾向性。据临床观察本病好发于育龄期妇女，研究表明 SLE 患者存在着性激素代谢的异常。而中医认为女子经带胎产，极易暗耗真阴，导致肾精亏乏，因此患本病者大多为肾阴亏虚之体，因此，我们认为肾虚为 SLE 发病之基础，且"女子以肝为先天"，肝肾同源，肝肾阴虚而内生热毒，内生热毒又可以灼伤肝肾阴液，系因虚而致实，两者相互影响，形成恶性循环而致病情反复难已。

（2）湿热瘀毒为标：湿热瘀毒是伴随本病而产生的病理产物，并作为继发性致病因素而进一步影响本病的发展。《金匮要略·百合狐惑阴阳毒病脉证并治》指出"阳毒之为病，面赤，斑如锦纹，咽喉痛，唾脓血"；"阴毒之为病，面目青，身痛如被杖，咽喉痛"，所描述的证候与 SLE 的一些表现极为相似。我们通过临床观察，本病在急性活动阶段多见发热、面部红斑、皮疹、尿短赤、口渴、舌红等热毒炽盛的表现，说明热毒内蕴是本病的重要病理因素。热毒有外感与内生之分，外感之热毒如病毒、紫外线等环境因素即属此类，而饮食劳倦、情志不畅又可郁结化火而内生热毒；阴血精气耗伤，脏腑功能失调，则虚火内生；恣食发物，或服药不当，激发阴阳气血紊乱，营卫失和而生热毒；五志过极，郁火内生，或思虑过度，阴血暗耗，可致肝肾阴亏，血热火盛等。现代医学所提到的一些药物、食物及严重的心理压力可诱发或加重本病，即可归之于内生热毒范畴。病发之初往往热毒炽盛，热毒之邪灼伤血脉，迫血妄行，致血溢脉外；或伤精耗液，阴血粘滞而生瘀血，或气虚推动无力而致气滞血瘀，等等，皆可使血行不畅而脉络瘀阻，临床常可见到面色欣红或晦暗、周身肢节疼痛、肌肤瘀斑、肢体麻木、舌质紫暗或有瘀点、瘀斑等证候。"血不行则水病之"而湿热丛生，此脏腑功能气化失常、肾气开合不利所致。"湿热"与"瘀血"两者又互为因果，相互影响，湿热可致血瘀加剧，而瘀血又使湿热之邪愈加猖獗，"湿热"病理在病变活动期较为突出，而"瘀血"则在疾病后期表现尤甚，即叶天士"久病无不入络成瘀"之谓也。

肾虚与湿热瘀毒是 SLE 发生的两个主要环节，由素体肾阴亏虚、湿热瘀毒之邪侵扰而致病，两者相互影响，内外相合，互为因果，终致病变迁延不愈，反复发作。而且随着疾病的发展和演变常常会因邪实而致正虚，正愈虚则邪愈盛，邪愈盛则正愈耗，渐致阴损及阳，营卫不和，气阴不足、阴阳两虚，此所谓由虚而损、由损而衰。其中以肾为本病的病变中心，而以肾阴亏虚，热毒炽盛为病机关键。病位由肾渐及肝、脾、心、肺等，终至多脏器功能损害，这就是本病本虚标实的病理特点。

2. 对狼疮性肾炎辨证施治的认识　如前所述，狼疮性肾炎以肾虚为本，热毒为标，瘀血湿浊阻滞又是病理改变的关键，肾不健则毒不除，瘀不化则络难通，毒不祛则病益剧，故滋阴补肾，活血化瘀，解毒除湿是治疗本病的总治则。其临床常表现以发热、面部红斑、皮疹、尿短赤、口渴、舌红等一派热毒炽盛征象，乃肾阴不足，阴虚内热，虚火内炽，伤津灼液所致。基于以上认识，我们在临床实践中，以自拟清热解毒汤治疗本病。清热解毒汤方由生地、北沙参、麦冬、女贞子、旱莲草、赤芍、丹皮、紫草、青蒿、丹参组成。方中生地性凉，味甘、微苦，有"凉血补血，补肾水真阴不足"（《医学启源》）之功，"治热毒在脏腑"（《太平圣惠方》），《本经逢原》认为"病人虚而有热者用之"更宜；麦冬味甘、微苦，清心润肺、养胃生津，用于热病心烦、津伤口渴等；北沙参性微寒，味甘淡，治"骨蒸劳热、肌皮枯燥"，其北沙参多糖（GLF）对脾 PFC（溶血空斑形成细胞）、血清凝集素、迟发型超敏反应、PHA（植物血凝素）等所致的人血淋巴细胞体外增生均有抑制作用，这是 GLF 治疗自身免疫性疾病的机理之一；女贞子，旱莲草即二至丸，为《医方集解》方，有滋肝肾、强腰膝之功，现代药理研究认为二至丸有抑制血小板聚集，改善血液黏比度，并有对抗免疫抑制剂如 CTX、强的松所致副作用和清除氧自由基能力，从而起到"增效减毒"作用；牡丹皮、紫草清热凉血、止血散瘀作用，符合叶天士"入血犹恐耗血动血，直须凉血散血"之旨，因为狼疮性肾炎患者除常见肌衄（如面部红斑、皮下瘀斑）外，还常有尿血或镜下血尿，中医认为是热毒炽盛，伤及血分，迫血妄行所致；赤芍味苦微寒，有清热凉血、活血散瘀之功，其特点是清热凉血而无凉遏之弊，活血散瘀而无动血之患，药理研究认为有较强的解热、镇痛、抗炎、抗溃疡作用；丹参一味，功同四物，俱活血祛瘀、养血通络于一体，用于 SLE、LN，符合该病高凝状态的病理机制，与叶天士的"久病入络成瘀"相吻合；青蒿味苦性寒，清热除蒸，研究证实其有抑制免疫功能。全方组合融滋阴补肾、清热解毒、活血化瘀、增效减毒于一方，有扶正而不恋邪，祛邪而不伤正之作用，从而达到标本兼顾、从本愈病之目的。若热毒炽盛、肌衄明显者加水牛角以加强清热凉血解毒之力；蛋白尿明显、舌苔白腻者加鹿衔草、蝉蜕祛风泄热；伴血尿明显且舌质偏红者加白茅根、小青草以清热凉血；气阴两虚者加太子参、黄精；水肿者加茯苓皮、陈葫芦；阴虚内热者加鳖甲、银柴胡；缓解期出现脾肾气虚者，基础方中去生地、沙参、牡丹皮，加黄芪、太子参、白术、茯苓等。由于本病病机复杂，证候变化多端，不同的病变阶段可以有不同的临床表现。所以我们在研究有效方剂应用于临床的同时，每每结合辨证论治，方能取得理想效果。

3. 病案举例

沈某，女，24岁，平湖市当湖街道孟秀新村。因反复浮肿、关节肌肉痛3年余再发加剧半月，于1996年7月诊。患者1992年8月无明显诱因出现颜面、双手皮肤起疹，色红，晒太阳后加重，颜面、双下肢浮肿，在杭州某医院诊断为LN，给予强的松等治疗，病情反复，症状时轻时重。刻诊，两颧娇红，心烦口渴，耳鸣乏力，口腔溃疡反复，散在脱发，双手指、膝关节及四肢肌肉酸痛，双下肢浮肿，大便干。T：36.7℃，P：114次/min，BP：140/100mmHg，神清，精神可，两颧对称性红斑明显，咽充血，扁桃体不大，口腔内散在溃疡2个，双肺未闻及干湿罗音、HR：114次/min，律齐，双肾区轻叩痛，双下肢凹陷性水肿，苔薄根黄腻，舌质偏红，脉细数。实验室检查：24h尿蛋白定量3600mg/d；抗Sm抗体：弱阳性、抗核抗体（+）、抗dsDNA（+）；血沉68mm/h；血常规：WBC2.0g/L，N75.2%，Ll5.4%；血浆总蛋白（T1）43L、白蛋白（ALB）23g/L、谷丙转氨酶（ALT）79U/L、谷草转氨酶（AST）120U/L、尿素氮（BUN）2.4mmol/L、血肌酐（Scr）110μmol/L；尿检：蛋白（+++）、红细胞2个/mL；心电图：窦性心动过速；胸片：无明显异常。西医诊断：SLE、狼疮性肾炎；中医诊断：痹证、水肿，属肾阴亏虚、湿毒内蕴证。拟滋阴补肾、解毒化瘀为之：生地10g，北沙参10g，麦冬10g，女贞子18g，旱莲草18g，赤芍15g，平地木30g，紫草15g，青蒿10g，丹参10g，虎杖根20g，垂盆草30g，连翘10g。服药2个月后，口腔溃疡消失，两颧娇红及关节肌肉疼痛症状好转，肝功能酶谱正常，苔薄腻、舌偏红，续于前方去平地木、垂盆草，加茯苓皮30g，蝉衣6g，玉米须30g。证不变，法不更，根据症状，略作出入，守方服药半年后，病情基本缓解，相关指标接近正常。强的松由来诊时调整的45mg，每日一次，口服，逐渐撤减至20mg，每日一次，口服，患者久病气阴两虚，兼有湿热瘀毒留恋，故以调理脾肾以冀巩固疗效：黄芪30g，太子参30g，白术10g，女贞子20g，旱莲草 20g，赤芍 15g，丹参 15g，青蒿 10g，鳖甲 10g，炒麦芽 30g，鹿衔草 30g，蝉衣 6g。守方前后治疗近三年，病情完全缓解，复查尿蛋白转阴。1999年 10 月结婚，2001 年 5 月生育一女孩，健康活泼。患者定期来院检查、复诊，病情稳定。

系统性红斑狼疮是一种多脏器、多系统损害，呈多种免疫异常的自身免疫性疾病。狼疮性肾炎即为免疫复合物在肾组织血管壁沉积，引起肾脏病变。根据狼疮性肾炎的临床表现，隶属于中医发热、痹证、虚劳、水肿、心悸、悬饮、日晒疮等范畴。先天禀赋不足，肾精亏虚，正不胜邪，邪毒乘虚而入，导致热毒炽盛，伤津耗液，气血失和，脉络瘀阻，脏腑功能失调是其主要病因病机，其特点是以肾虚为本，热毒瘀血为标；本虚标实，互为因果，整个发病过程，虚实夹杂，错综复杂。在规范西药治疗的同时，根据中医对本病的认识，结合辨证论治，采用滋阴补肾、清热解毒、活血化瘀等，能起到增效减毒、缓解病情、缩短病程、减少复发的目的。

（周富明　张忠贤 2009 年 10 月）

糖尿病肾病证治初探

糖尿病肾病是糖尿病常见的微血管并发症之一，其病理特征是以肾小球毛细血管基底膜增厚、系膜外基质增多、系膜区扩张及进一步发展形成的弥漫性肾小球间质与结节性肾小球硬化等改变为主，又称为糖尿病性肾小球硬化症。鉴于糖尿病肾病病理机制复杂、起病早而隐匿、慢性持续进展、合并症多而难治等特点，如何有效防治糖尿病肾病，延缓肾功能减退的进程成为一项重要的临床课题。笔者从中医理论入手并结合临床实践，对糖尿病肾病的病因病机及辨治策略进行了初步探讨，兹不揣浅陋、浅析如下：

1. 对病因病机的认识　中医古籍中无糖尿病肾病的病名，依据糖尿病症状属中医消渴病，在消渴病中有"肾消"或"消肾""下消"等记载，根据糖尿病肾病临床表现及不同阶段可归属于"水肿""尿浊""腰痛""虚劳"等范畴。《古今录验》有"渴而饮水多，小便数……甜者，皆是消渴病也"之记载，是糖尿病的症状。《圣济总录》认为"消渴病日久，肾气受伤，肾主水，肾气虚衰，气化失常，开合不利，水液聚于体内而出现水肿"，是说明肾脏的病变是因糖尿病引起的。《证治准绳·消瘅》所谓"渴而便数有膏为下消（经谓肾消）"，《外台秘要》引《古今录验》云："渴而饮水不能多，但腿肿，脚先瘦小，阴痿弱，数小便者，此为肾消病也。"这与糖尿病肾病水肿、乏力、疲惫等症状相类。《杂病源流犀烛·三消源流》曰："有消渴身后肿者，有消渴面目足膝肿小便少者。"元·罗天益《卫生宝鉴》谓"夫消渴者，其疾久之，或变为水肿，或发背疮，或足膝发恶疮漏疮，至死不救"等，似为糖尿病肾病之后期表现。

（1）论病位，责之在脾在肾：糖尿病肾病由消渴进展而来，而消渴与脾肾关系密切。早在《灵枢·本脏》就有"脾脆则善病消瘅"之载，认为是长期过食肥甘厚味，恣食醇酒，损伤脾胃所致。正如《千金要方·消渴》所云："凡积久饮酒，未有不成消渴者。"金·李东垣《东垣十书》亦有"脾气不足，则津液不能升，故口渴欲饮"之述。脾失运化、布散失常，难以散精至肺，肺因燥热所伤，则见口渴多饮；脾失健运，难为胃行其津液，四肢肌肉失养，形体日渐消瘦。因而张锡纯《医学衷中参西录·治消渴方》提出："脾气不能散精达肺则津液少，不能通调水道则小便无节，是以渴而多饮多溲也。"又说"消渴之证，古有上、中、下之分，皆起于中焦而极于上下……脾气不能散精达肺则津液少，不能通调水道则小便无节"，旨在强调脾虚于消渴发生发展过程中重要病理机制。肾乃先天之本，主藏精司固摄，内寓元阴元阳。《素问·六节脏象论》谓"肾者，主蛰，封藏之本，精之处也。"脾虚日久累及肾元，则先后天俱损，肾失固摄，开阖失司，精微漏泄，出于小便而成蛋白尿。故清代张璐《张氏医通》有"三消久而小便不臭，反作甜味，此脾气下脱，为病最重"之感慨。脾肾亏虚，病程日久，迁延失治，由气及阳，阳不化气，气化失司，水湿内聚而为水肿。正如《丹溪心法》所谓"夫人之所以得其性命者，水与谷而已，水则肾主之，谷则脾主之，惟肾虚则不能行水，惟脾虚则不能制水，胃与脾合气，胃为水谷之海，又因虚不能传化焉，故肾水泛溢，反得以渍脾土，于是三焦停滞，经络壅塞……"又如《诸病源候论》："水病无不由脾肾虚所为，脾肾虚则水妄行，盈溢皮肤而全身肿满。"可见脾肾亏虚正是糖尿病肾病病位之所在。

（2）求其本，不外在气在阴：《灵枢·刚柔》曰："人之生也，有刚有柔，有弱有强，有短有长，有阴有阳。"临床所见，病消渴者其体型或以瘦羸或以肥胖为多。体型瘦弱者，多素体阴虚，加之年老体衰，肝肾亏损，阴虚火旺，灼伤阴津，阴损及阳，伤及于气，最终导致气阴两虚；而肥胖之人，则多嗜肥甘，滋生湿热，伤及脾胃，一方面因脾气亏虚，生化不足，气血津液化生乏源，津亏液少，气血不足，形成气阴两虚；而脾虚清气不能化生，无以培补先天，致肾精亏虚，真阴不足，使机体阴亏加重，亦可形成气阴两虚；另一方面因湿热碍脾，病势缠绵，耗伤阴津，阴虚乃成，兼之痰湿困阻，易伤阳气，终酿气阴两虚之证。况机体精微物质的化生与输布全赖气之推动，气虚则化生无权，阴精更少。反之，阴精少则气更虚。正所谓"气和则一身津液全生也"。消渴日久，阴气俱损，阴损及阳，可导致阴阳两虚。《景岳全书·三消干渴》云："消证有阴阳，尤不可不察……至于阴虚之义，则未有知之者。盖消者，消烁也，亦消耗也，凡阴阳血之属日渐消败者，皆谓之消，故不可尽以火证为言。"林兰教授根据其临床观察，发现糖尿病肾病早期无水肿和高血压而尿微量白蛋白异常，患者常以疲乏无力、腰膝酸软症状为常见，认为糖尿病肾病临床辨证当以气阴两虚为基本病机。可见气阴两虚引发脾之转输失常导致水谷输布和利用不平衡及代谢紊乱状态既是消渴病根本的病理变化，也是糖尿病肾病的病理基础。

（3）究实质，痰浊瘀毒阻络：糖尿病肾病属糖尿病微血管病变。肾小体中的毛细血管主要来自于肾动脉的分支，进入肾小体后分为4~5个初级分支，这与络脉支横别出，逐层细分，随络脉不断分支，络体细窄迂曲的结构特点相似。糖尿病肾病的肾脏病理改变如肾小球肥大、系膜区增宽、肾小球基底膜（GBM）增厚，肾小球毛细血管内皮细胞损伤，足细胞胞体及足突肿胀变形，裂隙隔变宽等都提示肾之血络瘀阻肿胀的客观存在。如前所述，糖尿病肾病病位在脾在肾、在气在阴。脾肾气虚，无力推动运行之血，则血瘀；气虚失于统摄，血溢络外，压迫肾络，肾络瘀阻；消渴阴虚津少，阴虚燥热，耗津灼液，肾络涸涩，瘀血内生；消渴日久，阴损及阳，阳虚生寒，寒则血凝，凝聚肾络，肾络不通。久病入络，肾络损伤，符合中医"久病及肾""久病入络"之规律。痰是机体津液代谢失常的病理产物，酒肉肥甘聚湿蕴热酿痰，气虚湿滞不化为痰，阴虚火旺灼津成痰，"血积既久，亦能化为痰水"（《血证论》）。痰可有形亦可无形，"百病皆由痰作祟"多指无形之痰而言，痰生之后随气升降，无处不到。故朱震亨有"百病多有兼痰者，世所不知也"之叹。其实消渴与痰湿关系甚为密切，《素问·奇病论》即有"此肥美之所发也，此人必数食甘美而多肥也，肥者令人内热，甘者令人中满，故其气上溢转为消渴"。之述。《景岳全书》亦谓："消渴病……皆膏粱肥甘之变，酒色劳伤之过，皆富贵人病之而贫贱人少有也。"说明过食肥甘，脾胃亏虚，痰湿邪热内生，发为消渴。痰湿之邪既可损伤阴液亦能闭阻经络，痰瘀阻络，痰热耗阴，痰湿伤气，气不化痰，气虚血瘀，瘀阻津停，炼液为痰，痰浊瘀血久留成毒，瘀阻于络，使得病情复杂，病势缠绵，病位扩展，恶性循环，变证丛生。痰浊瘀毒藏于肾络，肾络受损，阻塞肾关，开阖启闭失常，小便混浊，精微失摄而漏出，成为蛋白尿乃至肾脏功能损害的重要原因。由此或见，痰浊瘀毒既是机体脏腑功能失调的病理产物，这些病理产物形成之后，又能直接或间接地作用于脏腑组织，引发多种病证，如痰浊瘀毒留于目络则视物模糊，痰浊瘀毒阻滞心脉发为胸闷胸痛，痰浊瘀毒留著四肢末端轻则肢体麻木，重则肢端坏死，这是糖尿病后期常见的并发症，因而其又是致病因素之一。

2. 对辨证施治的认识　基于上述观点，笔者认为糖尿病肾病是以脾肾亏虚为本，气阴两虚为先，痰浊瘀毒贯穿始终。久病未治、久病失治，或治不中的，病程进展，致使正气一路损伤，纠集痰浊瘀毒，深入肾络，所谓"最虚之处，便是容邪之地"是也。肾之阴阳俱虚，所藏精微外泄，病邪深入脏络，乃久病沉疴之归宿；"脾为后天之本"，由于脾气的生成与先天之精气密切相关，因而在补益脾气的同时，应时时注意培补肾气，使得先后二天之气充足，脾之运化正常，肾之固摄有权，气血津精液等物质生长生发输布和调，机体能不断地得到精气津液的濡润，从而消渴诸症得除。中医尚有"阴平阳秘，精神乃治"之训，故临床用药，亦须重视阴阳互根之理，宜于益阳（气）剂中适当佐用养阴药，养阴剂中适当佐以补阳（气）药，以期"阴中求阳""阳中求阴"之目的。由于痰浊瘀毒既是本病的病理产物，又是导致肾病加重的重要因素，因此，在益气养阴的同时应参辨痰瘀之偏颇、邪毒之轻重，适当配合活血祛瘀、化痰通络、泄浊解毒之品，使络脉通、瘀血去、新血生，正气恢复，脏腑功能旺盛，而病情得到缓解。为此，笔者治疗本病，常以补益脾肾，滋养气阴，化瘀通络为要，以加味参芪地黄汤为基础方。方由太子参、黄芪、地黄、丹皮、山药、山茱萸、泽泻、茯苓、丹参、陈皮等组成。方中地黄配泽泻滋肾降浊；茱萸伍丹皮平补泻火；茯苓合山药健脾渗湿；黄芪味甘微温，补气升阳，善治消渴，利水消肿；太子参益气生津，治消渴、疗水肿；陈皮化浊、丹参通络。诸药合用，共奏益气养阴、滋肾健脾、降浊化瘀之功。浮肿者加玉米须、车前草以渗利水湿；口干明显者加石斛、玄参以加强滋阴生津；大便干而艰下者加瓜蒌仁、柏子仁以润肠通；肾功能异常、苔薄舌淡者，去太子参、地黄、丹皮，加炒白术、仙灵脾、菟丝子以温阳化浊；血肌酐明显增高、伴更衣艰下者加大黄、煅牡蛎、枳壳以泄浊排毒、软坚通便；伴贫血者加当归、何首乌以填精养血；肌肤甲错、皮肤瘙痒者加当归、三棱、莪术、蝉衣等以养血行祛风。

3. 病案举例

钱某，男，56岁。糖尿病史10年，蛋白尿2年，于2006年5月就诊。患者1997年初因乏力、消瘦、口干至医院就诊，诊断为2型糖尿病，经优降糖、二甲双胍等治疗，血糖控制尚理想，2004年体检发现尿蛋白++，后改优降糖为糖适平，血糖有波动，蛋白尿反复，乃来本院。刻诊：疲倦乏力，动辄尤甚，形体消瘦，下肢水肿，纳食尚可，口渴溲频，苔薄，舌淡红，脉细略数。辅检资料：肝功能示ALT：65U、AST：56U/L、AKP：68、TP：65/L、A：36/L；肾功能示BUN：9.2μmol/L、Scr：135μmol/L、UA：560μmol/L；血脂分析CHOL：6.0mmol/L、TG：2.9mmol/L、GUL：6.8mmol/L；24h尿蛋白定量1200mg/d。继用西药规范控制血糖、调节血脂治疗，中药以加味参芪地黄汤基本方加减：太子参、黄芪、地黄、山药、山茱萸、泽泻、茯苓、丹参、川芎、薏苡仁、玉米须、葛根等，治疗三个月后病情逐渐好转，精神爽，水肿退，血糖控制理想，肝功能复查示ALT：45U/L、AST：40U/L、AKP：76U/L、TP：66/L、A：38/L；肾功能复查示BUN：7.9μmol/L、Scr：120μmol/L、UA：480μmol/L。血脂分析示CHOL：3.6mmol/L、TG：2.1mmol/L、GUL：6.0mmol/L；24h尿蛋白定量650mg/d。仍以守法出入，前后间断治疗近三年。2011年9月再次复诊，经检，肝肾功能及血脂均正常范围，GUL：6.3mmol/L、24h尿蛋白定量460mg/d。病情稳定。

大多数糖尿病患者早期即有肾脏损害，出现肾小球滤过率下降、微量白蛋白尿增多。年龄增长、病程延长以及高血糖、高血压、高脂血症及高凝粘状态等多重危险因素的长期存在导致肾损害进行性加重，临床表现为蛋白尿、水肿、血肌酐升高，晚期因肾功能持续性减退直至终末期肾衰竭。现代医学研究证明糖尿病肾病发病机制极其复杂，临床观察也不时发现即便在规范的西药治疗维持血糖、血压、血脂达标的情况下，也并不能完全阻断肾损害的进展。因此，在现实条件下挖掘中医经典理论，追踪现代医学研究进展，辨体辨病辨证结合，发挥中医药整体调节，多靶点作用机制优势，有效缓解病情并改善患者症状及临床生化指标不失为一项另辟蹊径、意义深远的工作。

（周富明 2012年9月）

慢性肾衰证治初探

慢性肾功能衰竭是由于各种原因引起肾脏疾病基础上缓慢出现的肾功能减退乃至不可逆转的肾衰。其主要临床表现为疲倦乏力，气短懒言，腰酸腿软，小便清长，恶心呕吐，面浮肢肿等，是由于肾功能下降，体内代谢产物潴留，水、电解质紊乱，不能维持机体内环境的稳定而致。到目前为止，似乎还没有一种西药能完全阻止慢性肾衰的进展，因此，探讨运用中医药控制和延缓肾衰进展，是一项颇具现实和深远意义的工作。兹就临床所得，对慢性肾衰的病因病理和辨证治疗作一初探。

1. 对慢性肾衰病因病机的认识

慢性肾衰是现代医学的名称，根据其临床表现及病理机制，似属中医的水肿、腰痛、关格、溺毒等症。因此，中医学认为，从慢性肾炎到慢性肾衰，是脾肾之气由虚而衰的过程，而湿浊瘀毒贯穿于始终。

（1）脾肾虚衰是肾脏衰竭的根本　脾为后天之本，肾为先天之本。脾的运化有赖于肾阳的温煦，肾精则有赖脾化生的水谷精微不断充养。在病理上亦相互影响，肾阳不足，不能温煦脾阳，致使脾阳不振；脾阳久虚，运化无力，亦可导致肾阳虚衰，二者可造成脾肾阳虚证。临床上，引起脾肾阳虚的原因很多，或风邪外感，肺气不宣，不能通调水道，下输膀胱，溢于肌肤，水肿日久，水湿浸渍，损伤脾阳；或因居住潮湿之地，日久湿留中焦，使脾运失职，湿困脾阳，日久不愈，亦致脾阳亏损；或饮食不节，饥饱失调，脾气受伤，健运失职，湿浊内生，中焦湿困，亦可伤及脾阳；或因劳倦过度，酒色无度，生育过多，肾气内伤，肾虚则水湿内盛，湿为阴邪，最易伤阳，肾阳不足，命运门火衰，则"致阳不守舍，真阳败竭，元海无根，属最危之候也"（《景岳全书·杂证》）。此与慢性肾衰至终末期所伴发的胸闷、心悸、气急、抽搐甚至阵发性呼吸困难等危重症状的描述颇相似。

（2）瘀浊内阻是肾衰恶化的基础　浊邪的产生，是由于三焦通道不利，其与肺脾肾三脏气化功能有密切关系。而与脾阳亏损，肾阳衰微更为密切。当浊邪产生之后，又可侵犯心肝脾肺肾五脏，其中湿困中焦最先出现。因脾阳不振，则阳不化湿，而脾气或脾阳亏损，湿浊之邪也易侵犯脾胃。病邪侵犯到上焦肺，盖脾胃为生痰之源，肺为贮痰之器，脾阳亏损，湿浊内生而困于脾，脾不散津，津凝为痰，上贮于肺，使痰浊壅肺。同时痰浊也可蒙蔽心窍，或痰蕴化热，热痰内陷心包，甚至发展到心阳欲脱，阴阳离决。同时，此类疾患往往久罹难愈，"久病无不入络成瘀"，以致痰浊瘀毒交阻，更加阻碍五脏功能正常运行，以致脾肾更加衰败，二便失司，尿素氮、肌肝等代谢产物潴留体内，气化功能严重障碍，浊阴不泄，或上犯脾胃，或蒙蔽清窍，或惹动肝风，或入营动血，或水气凌心犯肺，以致"头痛而晕，视力朦胧，耳鸣耳聋，恶心呕吐，呼吸带有溺臭，间或猝发癫痫状，甚或神昏惊厥，不省人事"（《重订广温热论·溺毒》）。从而显示出种种危急病象。

2. 对慢性肾衰辨证论治的认识

慢性肾衰病位在肾，涉及广泛，包括五脏和胃、肠、膀胱等多个脏腑，其中脾胃衰败，湿浊瘀毒潴留是病机的关键。其早期表现属虚证，主要是脾肾阳损，虽兼有浊邪，但并不严重。至后期阶断，虽然虚实兼夹，而脾肾更亏，湿浊瘀毒盛行，邪正相比，邪实更为突出。因而，临证时当扶正祛邪，虚实兼顾，标本同治。鉴于此，我们结合多年临床实践，拟定温阳（温脾肾之阳）泄浊（泄湿浊瘀毒之邪浊）汤以治疗慢性肾衰，收到较好疗效。

温阳泄浊汤由熟附子 6g，白术 10g，生黄芪 20g，生大黄 6g，生薏仁 30g，茯苓 12g，炒川芎 10g，当归 10g，芡实 10g 组成。方中生大黄，旨在荡涤浊邪，其味苦性寒，与附同用，可"去性取用"，即去其苦寒，存其泻下，实验证明大黄导泻有"降低血清肌酐，尿素氮及延缓肾衰进展作用"，黄芪、白术、芡实益气健脾固本，具有扶助正气，固扶本元，尚能抑制大黄不致泻下过峻耗伤正气；当归、川芎养血活血化瘀；茯苓、薏仁健脾行水，全方组合，具有温肾补脾，泄浊化瘀之功，如尿少肿甚者，合疏凿饮子以破气通滞、攻下遂水；口中溺臭明显者，合黄连温胆汤以清降浊邪；若兼见肌肤甲错、面色黧黑者，加生水蛭、丹参以加强活血通瘀。如脾阳虚明显而大便溏薄者，易生大黄为制大黄，并酌加砂仁以馨香助中。

我们曾以上述自拟方为基础，结合辨证论治，同时配合常规西药治疗慢性肾衰 30 例作为治疗组，与单纯常规西药治疗 21 例作为对照组，重点观察病人症状、体征及血肌酐、尿素氮等理化检查情况。一个月为一个疗程，经两个月治疗，结果显示，治疗组显效（症状与体征明显改善或消失，Scr、BUN 下降≥ 25%）9 例；好转（症状与体征改善，Scr、BUN 下降或趋稳定）14 例，无效（不符合上述指标甚或恶化）7 例，总有效率为 76.67%，对照组显效 4 例、好转 8 例、无效 9 例、总有效率 57.14%，二者经统计学处理 $P<0.05$，有显著性差异。

3. 典型病例

缪某，男，35 岁，因疲倦乏力伴腰酸三个月加重半月于 2000 年 3 月来院就诊。有肾炎及高血压史三年，因自觉无明显症状，故未介意。自诉近三个月来疲倦乏力，腰酸腿软，纳谷不振，有时泛恶，夜尿增多。查体：P 90 次／分，R20 次／分，BP160/100mmHg，HR90 次／分，律齐，心界略向左扩大，两肺呼粗。腹软，肾区叩击痛 (+)，舌淡舌边有瘀点，苔薄白根腻，脉细。实验室检查：URTPro+++，血常规：Hb76g/L，WBC3.5 × 10^9/L；s C r840μmol/L，BUN17.6mmol/L，B 超检查提示双肾萎缩。中医诊断：溺毒，脾肾虚衰，瘀浊内阻；西医诊断：慢性肾炎，肾性高血压，肾功能不全，尿毒症终末期（限于经济条件，拒绝住院）。予温阳泄浊汤加减，并嘱低盐优质低蛋白饮食，及西药降压纠正酸碱失衡及支持对症处理，服药一个月后症状明显改善，治疗两个月后症状基本消失，复查肾功能示 Scr420μmol/L，BUN10mmol/L。后继续治疗至今。2003 年 7 月复查肾功能 Scr275μmol/L，BUN8mmol/L。目前病情稳定，仍在继续治疗之中。

4. 小结

慢性肾衰是由各种原因造成的慢性进行性肾实质损害，致使肾脏不能维持其基本功能而呈现氮质血症、代谢紊乱和各系统受累的临床综合征群。是脾肾之气由虚而衰，最终导致脾肾之阳衰败，虚实兼夹，湿浊瘀毒盛行的病理机制。因此，抓住扶正去邪，虚实兼顾，标本同治的原则，运用温阳泄毒汤加减以提高脾肾之阳，使湿浊瘀毒外流，从而抑阻或延缓慢性肾衰的进展和恶化。

（周富明 2004 年 8 月）

肾性贫血证治初探

肾性贫血是各种肾脏疾病发展到肾功能衰竭时所必然出现的症状。一般认为与肾脏促红细胞生成素分泌减少，或尿毒症患者血浆中一些毒性物质干扰红细胞生成和代谢有关。由于其发病机理尚不完全清楚，因此，运用一般的抗贫血药物治疗往往无效。重组人类促细胞生成素的替代治疗对本病取得了确切的疗效，但因其药物价格昂贵，且有一定副作用，难以在基层推广使用，故探讨中医药对肾性贫血的治疗是一项颇具意义的工作。兹不揣浅陋，结合几年来的临床实践，对肾性贫血的病因病机及辨证治疗作一初探，旨在引玉。

1. 对肾性贫血病因病机的认识　中医学认为，从慢性肾炎到慢性肾衰竭，是肾气由虚而衰的过程。由于肾气虚衰，导致脏腑功能的减退，气血生成不足；由于肾气虚衰，又使脏腑功能的失调，邪气内阻，气血伐伤。因此，似可从以下两个方面加以讨论：

（1）脏腑功能失调：五脏六腑之间，相互作用，相互影响。而肾又为"先天之本"以营养诸脏，但若肾脏有病，且日久不愈，势必影响它脏，导致脏腑功能失调、气机壅滞、三焦气化失常，使体内水湿、湿热、浊毒、瘀血等病理产物滞留，伐伤气血而致贫血。诚如张景岳所说，肾气虚则"五脏六腑皆失所恃，而阴阳病变无所不至"。这与现代医学的尿毒症毒素刺激、抑制骨髓造血功能而出现贫血的机理似有相吻之处。

（2）脏腑功能减退：如前所述，肾为先天之本，五脏六腑皆赖其温煦、充泽。《灵枢·决气》："中焦受气取汁，变化而赤是谓血。"说明血的生成与中焦脾胃有关，而脾之健运、化生精微，又须借助于肾阳的温煦，故有"脾阳根于肾阳"之说。但若肾脏有病，久延不愈，渐至肾气不足，肾阳式微，命门火衰，导致脏腑功能减退，尤其是脾肾功能的减退，肾阳不足，脾失健运，气血生化无源而贫血。再者，肾病日久，肾精亏损，精髓不能化血而贫血。所谓"精气夺则虚""精是血之根"（《物理小识》）是也。这与现代医学认为的肾性贫血与肾衰患者肾脏产生红细胞生成素缺乏有直接关系的论述，有异曲同功之妙。

总之，肾性贫血的主要原因是脏腑功能的减退和失调，而脏腑功能减退和失调的根本因素是肾气的虚衰、肾精的不足。

2. 对肾性贫血辨证施治的认识 肾性贫血的根底是肾气的虚衰、肾精的不足，故治疗的根本大法是补肾培元。肾精充足自能生髓化血；肾气充盛，诸脏得萌，气血自可源源不断地产生输布，从而使贫血状况得以改善。由于肾脏病变日久，导致脏腑功能的失调和减退，尽管这在某种程度上讲是属于"标"的现象，但不能忽视调整和提高脏腑功能的一面。再者，由于肾病日久，发展到肾衰贫血阶段，常有水湿、浊毒、瘀血等邪实的存在，这些既是病理产物，又是致病因素，因此，当遵宗《内经》"去菀陈莝"以生新之旨。在肾性贫血的整个治疗过程中，不要拘泥于为补肾而补肾，为补血而补血，要在补肾补血的同时，重视整体调理，标本兼顾，虚实并进，以达到脏腑协调、气血和畅、阴阳交通、邪气消散、贫血纠正的目的。总而言之，对肾性贫血的治疗要把握补肾固元之本，重视整体调理之药，酌入益气养血之品，时刻顾及脾胃运化功能，畅通三焦气化之壅滞，方能取得预期疗效。

基于以上认识，我们在临床实践中，以自拟加味保元煎治疗本病。加味保元煎由《景岳全书》保元汤加枸杞子、当归、苡仁、大黄而成。方中参、芪、草益气温阳以固元；杞、归补肾增精以生血；苡仁、大黄泄毒利浊以畅三焦之壅滞。现代药理研究认为，人参能"刺激造血器官，使造血机能旺盛"；黄芪"对肾衰有抑阻作用"，能"扩血管……降血压"和"利尿作用"；实验证明大黄导泻有"降低血清肌酐、尿素氮"及"延缓肾衰进展"作用。全方组合，有温阳填精、益气养血、渗利泄浊之功，能刺激造血机能，降低体内毒素之作用，最终达到改善肾性贫血的目的。如肾精不足者，可适当加紫河车粉、龟甲胶、熟地等血肉有情及味厚质醇之品，以加强补肾填精生髓。如脾肾阳虚明显而大便溏泄者，可易生大黄为制大黄、易生苡仁为炒苡仁以健脾泄浊，并酌加熟附子、干姜、白术等加强温补肾阳、健运中州之效；如兼见瘀血内结者，可合补阳还五汤，旨在补气养血、祛瘀生新。由于肾性贫血病因庞杂、病机错综、病情反复，因而证候涉及面广、表现繁琐，有肾虚及脾者，有气血两虚者，有阴阳具耗者，不一而足。所以，我们在研究有效方剂应用于临床的同时，每每结合辨证论治，方能取得理想效果。

我们曾以加味保元煎为基础方，结合辨证论治并合用西药常规治疗 15 例肾性贫血作为治疗组，与单纯西药常规治疗 23 例作为对照观察。重点观察患者症状、体征及 Hb、RBC、MCV、PL、SCR、BUN 等理化检查指标，一个月为一个疗程，经两个月治疗，结果显示：治疗组贫血改善状况：显效（症状与体征明显改善或消失，Hb、RBC 上升 >25%；SCR、BUN 下降）8 例；好转（症状与体征改善；Hb、RBC 上升；SCR、BUN 下降或稳定）12 例；无效（不符合上述指标，甚或恶化者）5 例，总有效率 80%；对照组显效 5 例；好转 8 例；无效 10 例，总有效率 56.5%。二者经统计学处理，$P<0.05$，有显著差异。

肾性贫血是慢性肾衰竭的主要临床表现之一，中医学认为肾气虚衰、肾精亏损是其主因，表现于脏腑功能的失调和减退。因而填补肾精、固元扶本是治疗本病之根本，并在此基础上进行辨证施治，随证加减。就目前而言，西药重组人类促红细胞生成素治疗肾性贫血疗效肯定，但因其价格等诸多因素而不易广泛应用；而中医药治疗肾性贫血也有确切疗效，其一方面在提高红细胞压积的同时，改善了肾功能，另一方面，有研究认为，中药抗肾性贫血的作用机理是通过抑制红细胞生成抑制因子而取得疗效，这就区别于重组人类促红细胞生成素。因此，研究中医药治疗肾性贫血具有学术上及应用上的价值。

（周富明 2000 年 3 月）

中西医结合方法初探

中医和西医是两个系统，其理论、术语、诊断、治疗方法等都有差别，但是，二者的研究对象是相同的，都是研究人在健康时的生理状态如何维持，疾病的发生、发展，如何调整治疗使之恢复健康。因而，这两个系统又完全可以相互结合的。

在临床，西医在西医理论指导下辨病定治，中医在中医理论指导下辨证施治。西医的病名是西医理论体系的集中表现，中医的证是中医理论体系的集中表现，研究病与证的关系，研究辨病定治与辨证施治的关系，若抓住了两种理论体系的关键，就找到了中西医结合的重点。笔者拟从临床角度，就中西医结合的方法问题，谈谈自己的看法。

1. 病与证的关系 什么叫"证"？"证"就是证据，也即是证候，从某种意义上说，就是指疾病中各种不同的表现形式。但是疾病所产生的证候，一方面是由疾病的根本矛盾所规定和影响的；另一方面是由其他因素引起的，如病人的体质强弱、居住地区、发病季节、生活嗜好、思想情绪，及合病、并病、失治、误治等情况引起。这两个方面虽然密切相关，且都是以"证"表现出来，但疾病在发展过程中各个阶段所表现的证候，究竟是由根本矛盾所规定和影响的，还是由其他因素引起的，是需要清楚知道的，例如老年气管炎、肺气肿这一类病，有的表现为"肾不纳气"证；有的仅仅表现为"寒邪束肺"标证现象，前者由疾病的根本矛盾所决定的，后者是由其他（外邪）因素所引起。古人对此有"本证"、"标证"之谓，在治疗上则采用"急则治标"、"缓者治本"的原则。如果分不清这两方面的关系，治本、治标也就无从区分。所以，我们认为，"证"不只是一个症状或一个综合征群，而是概括了产生疾病的各方面因素和条件，这些因素，结合着不同体质而表现出各种不同的证。因此说，中医辨证，实际上是综合归纳分析有关患者发病，包括临床表现在内的各种证据而作出诊断和治疗的，这就区别于见痰治痰、见血治血、见热治热的对症治疗。

"病"，可以说是反应特异的病因所引起的特异性反应，西医辨病是在病因学、病理、病理生理学、解剖组织学的基础上进行的，其辨病手段主要是依据患者的病史，临床症状和体征以及实验检查所见，其中实验室检查是西医辨病的主要依据。

中医也有病的名称，如中风、消渴、黄疸、肾热病等。但中医之认识疾病，则基本上是建立在经验的基础上，以临床表现为依据。而不同的疾病其临床表现有很多相似之处，因此，中医"辨病"就显得粗糙和笼统。

西医有"症"的表现，与"证"不同，"症"完全是以单个症状为对象。而相同的症状，又常有不同的性质，其对症治疗，可以说是头痛医头，脚痛医脚，与中医的"辨证论治"就无共同之处。

综上所述，如果构筑疾病模型的话：一种是横向的，即疾病征象在某一时间片段（或点）上的空间分布，着眼同一时间内各种临床表现的综合；一种是纵向的，即疾病征象在某一空间范围内的时间分布，着眼于某些病症在不同时间内的发生、发展和演变过程。显而易见，前者相当于中医"证"的概念，后者相当于西医"病"的概念。

2. 辨病与辨证的结合　从病与证的关系探讨中，已经初步揭示了中西医各自的长处以及各自的片面之处。实际上间接地提示了辨证与辨病相结合的必要性。辨病与辨证相结合，纵横交错，更能提示疾病的本质，阐发疾病的共性和个性。就多种疾病的发生而言，辨证反映的是共性，辨病反应的是个性。如病毒性肝炎，细菌性痢疾，泌尿系感染等，辨证均属湿热，而辨病则各不相同。但是，如果讨论某一具体疾病时，说明共性的是辨病，说明个性的是辨证。以慢性病毒性肝炎为例，辨病则同是一种，辨证则可有湿热未尽、肝郁脾虚、肝肾阴虚、脾肾阳虚、气阴两虚、气滞血瘀等证型（全国肝炎防治方案），辨证考虑了同一种疾病在不同的机体可有不同的表现，从辨证出发，可以"同病异治""异病同治"。按此设想，以辨病为中心，也必然同样可以"异证同治""同证异治"。仍以肝炎为例，虽中医可分为六型，辨病治法则基本一致。

要做好辨证与辨病相结合，就必须对各种疾病和各种疾病发展过程中的各个阶段，认真分析病与证两方面的关系，分清病与证两方面所表现的证候。一般来说，在辨病明确的基础上进行辨证分型，以便按型施治，以提高疗效。如溃疡病，常分为气滞、虚寒、血瘀等型，各型都有针对性的治疗原则与方药，较按西医辨病采用的制酸、解痉为好。同时，也比单按辨证为好，因为慢性胆囊炎等也可表现为气滞的症状，虽与溃疡病一样可能都用疏肝利气药，但由于认清了病的不同，即使溃疡病的气滞型里没有泛酸，按西医的认识，胃、十二指肠有溃疡的部位就有胃酸偏高的可能，若以疏肝利气药加入海螵蛸、煅瓦楞等制酸药，效果就会更好。同样，慢性胆囊炎气滞型里若按病的认识，加入利胆药，如金钱草、郁金等，效果也会更好。可见，在辨病的基础上进一步辨证，有益于临床治疗。

3. 从病从证的取舍　舍病从证或舍证从病，是西医辨病和中医辨证两者对疾病的认识完全不同时所采取的措施，在辨病和辨证相互矛盾的情况下，如何结合，又如何取舍？如急性胰腺炎的治疗，以往西医治疗的目的在于减少胰腺分泌，使之得到休息，于是采用禁食、胃肠减压等。但按中医辨证，急性胰腺炎是湿热壅滞，不通则痛，中医有"六腑以通为用"之说，采用通腑攻下法治疗。这与西医的使胰腺、胃肠休息、静止的概念恰恰相反，而是采取主动积极的治疗措施，促使胰腺和胃肠的功能在正常的运转中逐步得到恢复，这就是舍病从证。如此成功的经验，各地报道不乏其例。在某些方面，舍病从证还能扩大用药范围。如治冠心病，在西医是以抗心绞痛、抗休克、抗心律失常、抗血凝、抗高血压等一系列只顾及某一环节的措施或针对性地搭桥手术，并且只能在其中选择一些加以实施。若有差异，也只是具体药物选择上的不同，如甲用的是硝酸甘油，乙用的是二硝酸异山梨醇，甲用的是心得安，乙用的是心得宁，或剂量上略有出入，这些药物各自都作用于某一特定环节，尽管也有协同或拮抗作用，但这种相互作用毕竟是局部的，无碍大局。然而，中医辨证分型论治，却另有一番天地，其并不存在着诸如心绞痛、血凝等一个个作用于某一具体环节的，针对性很强的措施，有的是"通阳""益气""理气""活血""滋阴""逐寒""壮阳""通络""芳香化浊""健脾化痰""祛痰""宣痹""止痛"等等治法。这些治法，大都着眼于纠正机体的某种病理状态，本身作用点比较宽泛，环节众多，而不是拼凑。不同的组合每使整个治疗方案起到某种质变的效果。

当然，对于某些疾病，或按常规辨证疗效不理想，则可放弃辨证，根据西医的理化检查病理方面变化，寻找新的疗法，如急性细菌性痢疾，属中医疫毒痢证，在应用清热凉血解毒药后，证情已不明显，而同时出现的可能是神倦、乏力、纳呆等，若因而改用健脾苏中和胃法治疗，原来的菌痢症状可能很快恢复。所以这时就舍证从病，坚持清热凉血解毒或稍佐和胃健脾之品，使大便常规和培养阴性后1~2周再停用清热凉血解毒药，这是因为菌痢腹痛、腹泻、脓血便等是外在表现，而大便培养、化验结果乃为疾病的主要矛盾。只有彻底肃清病菌，才有可能使疾病不致成为慢性。

（周富明　周镛健 1992 年 1 月）

二、医家发挥

王孟英学术思想初探

王孟英乃晚清医学大家，于中医理论、临床皆有精深造诣，后世张山雷誉其"临证轻奇，处方熨帖，亘古几无敌手。"（曹颖甫等《经方实验录》）陆士谔认为"清贤医案，惟王孟英案最为善本。"（陆士谔《医学南针》）王氏生于医世之家，家学渊源，惜少年丧父，身处逆境，遂励志继业，承家学而又博采众长，攻典籍而能阐扬精微。临证必殚思竭虑，诊余则勤于笔耕，终于为完善温病学术理论体系作出了重大贡献，故后人誉为"温病四大家"之一。本文拟就研习"王氏医案"及结合对其有关著作的复习，对其生平事迹、医案医著、治学思想及临证特色作一钩元，罅漏及谬误之处，请补充和指正。

1. 生平事迹简介 王孟英，名士雄，孟英乃其字，小字篯龙，一字梦影，梦隐。别号甚多，有潜斋居士、随息居士、半痴山人、睡乡散人以及华胥小隐、野云氏等，均系其自用之号。浙江海宁人，曾迁居杭州。《海宁县志》载其世居海宁之盐官，据王孟英晚年所著的《归砚录》弁言中称："十四世祖迁于海盐之水北（今海盐县石泉乡），十九世祖复归于原籍（指海宁）之旧仓。乾隆年间曾父遭海溢之患，携吾祖、吾父侨居钱塘，嗣为吾父娶于杭，生余昆季六人，而殇其三，故虽行四，而字孟英。"其曾祖学权，晚年撰《医学随笔》，祖永嘉，父逮仓，皆以医为业。

孟英 1808 年（嘉庆十三年）3 月 5 日生于杭州。

1819 年（嘉庆二十四年）孟英 12 岁时其父病温而大便自利，浦上林先生来视，浦年甚少，诊毕即曰：是温证也，殆误作伤寒治，而多服温燥之药……时雄年甫十二，听其言而心识之（《温热经纬·卷四》）。

1821 年（道光元年）孟英 14 岁，父病故。孟英失怙后，家境清贫，以至忧衣食。仰母舅俞桂庭济助之，后蒙"金履思丈提挈"，赴婺州（今浙江金华市）居孝顺街，佐理盐务，馆其地十年，其间乘"公余之暇，披览医书，焚膏继晷，乐此不疲"，并常常为人治病，获效甚显而渐有名声。如1824年（道光四年）夏以女佩姜一块治愈周光远"阳气欲脱"之证，遂以名声大震。（《霍乱论·卷三》）1830年（道光十年）秋，"离婺去杭"，（《归砚录·自序》）以医为业，此后其"业益精，学益邃"，撰著《温热经纬》，即此时也。

1853年（咸丰三年）春，太平军攻陷南京，后二年，因战乱，"省会食物皆昂，即非寒士所宜久居"，遂有思归旧籍之念，但因原籍久疏而难，后经好友之助，栖于海昌北昌之亭溪（今海宁市斜桥乡）朱姓旷宅，始慰夙愿。其时孟英47岁。

1861年（咸丰十一年），太平军入浙，杭城失守，战事频繁，海宁形势堪忧，孟英乃再度迁居，先寓濮院，"后辗转至上海。时值上海霍乱大流行，群医不知所措，死亡日多"，孟英在诊疗之余，重新"修订《霍乱论》，以应社会急需。"（《海宁市志》1995年版）

1864年（同治三年），曾辑《经验方》十二卷，惜已劫毁。

此后孟英活动无确切之文字记载。但据《古今医案按选·董金鉴叙》称：其访得先生嗣子耕雨者，年60余，知先生（指王孟英）手校诸书多半散佚，惟《医案按选》稿成未刊，而先生卒于上海，耕翁什袭藏之。则孟英晚年辗转无定，又作沪上小隐，而殁于彼地。

孟英一生坎坷，自14岁离家，至47岁"携一砚以归籍"，清贫如故，后来"寓居上海，殁于寓所"（《在今医案按选·董叙》）。但其具体卒年，文献记载不一，《简明中医辞典》《中医大辞典·医史文献分册》均称其卒年为1866年，《辞海》则称其卒于1867年，而《中医各家学说》则载孟英卒年为1890年。《中医人名大辞典》（李云主编，北京.国际文化出版公司，1988年5月第一版）谓"王士雄……同治七年（1868年）因病殁于上海。"指出了孟英卒年的具体时间，王孟英故乡的《海宁市志》亦记载孟英卒年为1868年。

我们结合有关记载综合分析，倾向于1868年较为确切，即王氏孟英其卒年当为1868年，而生于1808年，享年60周岁。

2. 医案及其他著作 孟英怀济世之志，不图浮名，身处战乱，屡经迁徙之境，能于繁忙诊务之暇，勤于笔耕，承前启后，著述丰硕，虽大半毁于兵灾，但传世之作堪称琳琅。其医学著作，既有评注前贤医著及心得，也有后人汇编整理之丛书专著。兹就有关《王氏医案》作一简介，并将其所有医著列附表于后，以飨同好。

《回春录》又名《王氏医案初编》二卷：王孟英撰，周光远辑录，道光二十三年（1843 年）冬刊行。书载孟英自道光甲申（1824 年）至癸卯（1843 年）二十年间治案 100 则，按时间先后辑录。杂证、感证概不分类，尤多"难辨之证及误药而成危候"。孟英洞邃病源，而用药虽平淡，恰多奇中，辨证用药别具一格。所附甲申年以女佩姜一块治周光远登厕欲脱一案，其辨证果断，用药灵活，已非寻常，此后二十余年，先后寓居金华、杭州，凡为人疗疾皆据实记录。

《仁术志》又名《王氏医案续编》八卷：张柳吟、周光远、赵梦龄等辑集。道光三十年（1850 年）刊行。为继《回春录》后的医案集，自甲辰（1844 年）至庚戌（1850 年）六年中的医案 320 则，一依《回春录》旧例，按年次列案，尤以外感证为多，而治案中十之七、八由于前医误治，滥投温补而成险候，孟英妙手回春，化险为夷。其治温病诸案，以凉润清解、甘寒养阴、涤痰通络为长，常以轻药愈重证，无论补泻"不离运枢机，通经络"。如卷四所载，治高禄卿室产后发热泄泻，力排众议，以大济寒凉救逆；又如治汤西睦阴虚劳倦、湿热蕴毒之重证等。不唯其医术精湛，且医德高尚，他所指陈温补弊害，据证析理，语多中肯。

《王氏医案三编》三卷：徐亚枝、吕慎等，咸丰四年（1854 年）秋刊行。集孟英自辛亥（1851 年）至甲寅（1854 年）间验案计 146 则，案中论多精辟，如其辨治罗氏妇之伏暑案，详明病变部位及治法，而对朱生甫一案之诊治，尤可看出其识见老到，手段不凡。

《归砚录·卷四》：《归砚录》撰于 1857 年，1860 年刻竣，1862 年问世，孟英在此书"弁言"中自称"余自失怙后，即携一砚以泛于江，浮于海，荏苒三十余年，仅载一砚归藉，游时偶有所录，渐积成卷，题曰归砚。"系其医论之书。卷四载录孟英自乙卯（1855）至丁巳（1857）年间医案 60 余则，补王氏医案之未逮，记述其回祖籍后之医事活动。

《王氏医案》十卷：咸丰元年（1851 年），经杨素园重为删定，而合梓于江西，遂改题为《王氏医案》。即《回春录》二卷、《仁术志》八卷的合本。

综观王氏医案，记述了自道光甲申（1824 年）至道光丁巳（1857 年）33 年中医事活动，计收录治案 630 余则（仅指每一自然案，不包括附案，自然案中不乏多案、多证并存，实则近 1000 案例），所录治案，"详载字姓，信而可征"，脉因证治，理法方药，诊疗始末等，详细地加以记录。从医案可见，孟英于"内伤、外感无所不长。至于治温，尤推巨擘"。他如"误药即成危候"者散在可见，外科、妇科，乃至女科经、带、胎、产诸证，颇多涉及，"案中辨证，固多发人之未发"。王氏认为，临证"不徒以某方治愈某病而已"，读案可见，或议病，或辨证，或论方药，或谈四诊，"随处阐发"；或简或浅或深，"别有会心"。其尝谓，"用药如用兵，不能执死方以治活病"，倡言"量体裁衣"因证而施。其医术医德双馨，所谓"为相者治天下，当因民之所利而利之，不必务虚名而复井田肉刑也；为医者治人，亦当因病之利而利之，不可守成法而泥麻黄桂枝也"。

王氏孟英医学著作

类别	书名	卷	成书年代	梓版年代
医论	1. 温热经纬	五	1852	1855
	2. 霍乱论 （重订霍乱论）	二	1838	1862
	3. 随息居饮食谱		1861	
	4. 归砚录	四	1857	1860
	5. 医砭（慎疾言）	一		1850
	6. 言医选评	五		1851
	7. 重庆堂随笔	二		1855
	8. 女科辑要（评注）	二	1850	
	9. 温病条辨评注		1857	
方剂	1. 潜斋简效方附医话	一	1853	
	2. 鸡鸣录	二	1854	
	3. 四科简效方	四	1854	
	4. 柳州医话良方（评注）	一		1851
	5. 愿体医话良方（校注）	一		1851
诊断	舌辨		1853	1935
医案	1. 回春录（王氏医案初编）	二		1843
	2. 仁术志（王氏医案续编）	八		1850
	3. 王氏医案	十		1851
	4. 王氏医案三编	三		1854
	5. 古今医案按选	四		1853
	6. 洄溪医案（按）			1855
	7. 续名医类案评注	六十		1851
	8. 王氏医案绎注	十一		1919
	9. 叶案批谬			
	10. 王氏医案案方	二		
	11. 分类王孟英医案	二		1915

类别	书名	卷	成书年代	梓版年代
丛书	1. 潜斋医学丛书十六种			
	2. 潜斋医学丛书十种			
	3. 潜斋医学丛书八种			1911
	4. 潜斋医学丛书十种			1916
	5. 潜斋医学丛书十四种			1917
	6. 潜斋医学丛书五种			1904

3. 治学思想 孟英出身于医学世家，自幼聪颖，"书一览即领解，十岁知三党五服之别，通算术（《王氏医案三编·庄序》）"，其十二岁即潜心医学，斯时其父病温而大便自利，"浦上林先生来视……时雄聆其言而心识之"。但其14岁不幸失怙，使他失去了亲承庭训的条件。且家境到了"厨无宿舂"的地步。无奈，经荐赴婺，于佐理盐务之余，始终牢记其父弥留之际之教诲："人生天地之间，必期有用于世"。孟英抱济世活人之志，遂"足不出户者十年，手不释卷者永夜"，寻求古训，博采众长，并加以阐发，其认为吴鞠通《温病条辨》中所列之霍乱皆是寒证论有失偏颇，并撰写《霍乱论》以纠正之。其还在斋头挂"读书明理，好学虚心"一联以自勉。其苦志力学的精神，令人钦佩。

孟英对前贤的学术观点，向不盲从，能抉摘搜剔，去非存是。如对天行疫瘩、大头证的治疗，金元四大家之一的李东垣早有定方，名曰清震汤，药仅三味：升麻、苍术、荷叶。孟英细究药理，感到"升麻、荷叶助其上盛之阳邪，苍术燥其垂竭之阴液"，用于此证，犹如抱薪救火，百无一生。主张以退热消风解毒为主，临床疗效果能"十全八九"。又如对吴氏《温病条辨》"太阴风湿、温热、温疫、冬温，初起恶风寒者，桂枝汤主之"条，提出异议。认为尤在泾所言："温病伏寒变热，少阴之精已被劫夺，虽有新旧合邪，不得更用桂枝汤助热而绝其本"的论点是符合临床实际的。他鉴于"吴氏此书，不过将《指南》温热、暑湿各案，穿插而成；惜未将《内经》《难经》《伤寒论》诸书溯本穷源，即叶氏《温热论》《幼科要略》亦不汇参；至采附各方，不但剪裁未善，去取亦有未当"。遂于咸丰二年（1852）编纂成《温热经纬》一书。该书是一部颇具影响的温热病专著。书中对伏气温病和外感温病作了进一步的阐明和发挥，充实了温病的发病机理和辨证内容，对温病学说的发展作出了重要贡献。

孟英毕生好学不倦，博览群书，广寻精萃，锲而不舍。其对《内经》《难经》及仲景之书，于精心攻读，由源及流，悉心钻研的同时，对西方传入的解剖生理知识亦十分重视。在《重庆堂随笔》中还介绍了西洋牛痘接种法。他认为"凡天下之物莫不有理,惟理有未穷,即知有未尽,若能穷理有据,则不论何人言之,皆当信之,固不得异其人而异其理也"(引泰西合信氏《全体新书》自序)。说明王氏孟英充分认识到学问之不分畛域,除了继承和发展祖国医学遗产,对西方的成功经验亦须着力引进。这种观点至今仍有现实意义。

4.临证特色 王氏博采众长,识见超群,内、外、妇、儿各科齐擅,外感、内伤诸病皆精。强调"临证必先辨其病属何因,继必察其体性何似,更当审其有何宿恙,然后权其先后之宜,才可用药自然,手到病除,无枘凿之不入矣"。恒宗喻氏"先议病,后议药"法则,主张"不惑外显之假象",重视"必探其源",旨在"以期愈疾"。因此其治病重在辨证,并注重斡旋枢机,疏通经络,保存阴液,清化痰热。

(1)辨证为要:王氏尝曰"辨证为医家第一要务","辨证不明,动手便错"。故临证凡见虚实夹杂,寒热疑似,或阴盛格阳等证时,他无不"曲运神机,悉心辨证"以洞察出病情的真实原委。综观其医案,无处不渗透着辨证论治的精神。如诊治翁嘉顺染温病案,初发热,即舌赤而竭,脉数且涩。该证初起从舌脉上即显露出热入营血、阴分不足之象。故王氏诊后评议为平素阴亏,加之忧劳哀痛过度,五志化火,温邪外迫,故病初就直入营分,并非善证,故急予清营,继投凉血,处置并未失误,但因邪热炽盛,在病邪猖獗之时,难以挫其势,病必转重。王氏料到有此变故,所以其先给病者家属言明病情演变趋势,以求得配合。果然服药后病不稍减,反日渐转重,昏瞀耳聋,自利红水,目赤妄言。此为邪热蒙敝心窍,并伤及肠络,王氏以犀角地黄汤清营凉血,配合白虎汤清气分之热,佐以菖蒲、竹沥、竹茹豁痰开窍,用至十余剂,病者舌上忽布满秽浊苔垢,口臭难闻,手冷如冰,头面自汗,此时众人均以为阳气将绝,但王氏却独具慧眼,认为此乃生机。因为翁某素体阴虚而热邪深入,以清营凉血之法服过十余剂,使营阴逐渐恢复,逐邪外出,故现浊苔,但元气素弱,不能战汗而解,故手冷如冰,其汗仅见于头部,不属阳虚欲脱。继予甘寒频灌,又三日后始汗止热退,苔化肢温,复以滋阴善后而康(《医案续编》卷一)。

(2)缓急有序:王氏凭借其丰富的临床经验,临证对于先后缓急的掌握十分娴熟。如治庄半霞之三仲郎患感,日作寒热七八次,神气昏迷,微斑隐隐,医者无策,始延孟英视之,患者平素喜饮酒,以致积热深蕴,发病后又误投羌活、防风、生姜、桂枝等辛温之品,是以热势猖獗。王氏先予白虎汤三剂,斑化而寒热渐已,继用大苦寒之药泄其热结,旬日后再予甘润滋濡之法而愈(《医案初编》卷二）。此案邪陷营分，故微斑隐隐，王氏先用辛凉重剂，清气透斑，使入营之邪转从气分而透解，然后再用苦寒药下其热结，最后以甘润滋濡之剂而复其阴。设如先用苦寒药，因其苦寒性多下行，使气分之邪不能外透，且苦能化燥伤阴，于病不利。此案在辨治上先后缓急得宜，正如叶氏所谓"若不循缓急之法，虑其动手便错"。

（3）中通枢机：杨素园评述王氏医案说"尊案不论用补用清，悉以运枢机，通经络为妙用"。这评价十分中肯。分析孟英医案，突出体现在重视调整枢机升降和疏瀹气机。如治陈邻眉之子，孟秋患感，医与表散，病随药剧，乃延孟英视之。目瞪神呆，气喘时作，舌绛不语，便泻稀水，肢搐而厥，人皆以为必死之证。脉弦而软数，乃阴亏肝盛之质，提表助其升逆，温补滞其枢机，痰饮胶葛，风阳肆横，与鳖甲、龙、牡、旋、赭、芩、连、楝、贝、菖、苓、胆星、犀、羚等药，数帖而平。此例为阴虚肝旺体质而外感燥热之邪，医者误用表散温补，致变证峰起，险象丛生，其咎在于"提表助其升逆，温补滞其枢机"，孟英改投息风镇逆，清热蠲痰，用药重在调整枢机升降，疏瀹气机，终使逆者平而滞者通，邪有出路遂化险为夷（《医案续编》卷三）。王氏认为，疏瀹气机，尤注重于宣展肺气。盖肺主气，性清肃，治节一身。若"肺既不主清肃，一身之气皆滞也"。认为宣展肺气不单纯在于调整肺脏本身之气机，关系到一身之气化。如屠小芳令正，自乳经停，泛泛欲吐，或疑为妊，曾服养阴之药，渐致时有微热，脘闷不饥，气逆嗽痰，卧难着枕，二便闭涩，耳闭汗频。孟英脉之，虚软而涩，曰根蒂素亏，经停乳少，血之不足，泛泛欲呕，则肝乘于胃，率投滋腻，窒滞不行，略受风邪，无从解散，气机痹塞，九窍不和。先以葱、豉、通草、射干、兜铃、杏仁、蒌壳、枇杷叶、白蔻开上，两剂热退，次用小陷胸合雪羹加竹茹、旋覆、白前、紫菀，三剂便行安谷，后调理而瘥（《医案三编》卷二）。此例病情复杂，又经误治，王氏认定"气机痹塞"是关键，前后二诊均以治肺为主，致力于宣展肺气而获卓效。诚然，气机之壅滞，是多种因素所致，王氏认为，在诸多因素中，痰热尤为常见。因此，清热化痰以清气道，疏通经络是孟英治病的又一特点，王氏辨痰，往往不见痰而责之于痰，不谙病理者常窃笑之。如许芷卿患寒，须覆重衾，内热饮不解渴，仍能安谷，便溺皆行，或以为虚患，或以为痧患，投以温散，即显咽疼，孟英脉之，沉弦而缓，作痰热治，两剂而证减，再剂而瘥（《医案三编》卷二）。此类案例，不胜枚举。

（4）顾护阴津：王氏在温热病的治疗中，十分注重养阴，而且从疾病的发生到善后贯穿始终，形成了十分完整的体系。温病邪在卫分或气分，多伤及肺、胃阴液，到温病后期，肝肾之阴多被耗伤，故有大定风珠等方的使用。

遇真阴素亏者，起手便大剂养阴。如治钱闻远仲郎患感，汤某进桂枝、厚朴、柴胡等药，而痰血频咯，神瞀耳聋，谵语便溏，不饥大渴，苔黑溲少，彻夜无眠。范应枢、顾听泉叠进轻清，黑苔渐退，舌绛无津，外证依然，束手无策。孟英诊之，脉皆细数，属于真阴素亏，营液受酌，不能以便溏不食而畏滋腻。予西洋参、生地、二至丸、二冬、龟甲、燕窝、竹茹、贝母、银花、藕汁、梨汁、玉竹、百合等药，二剂后咯血渐止，痰出甚多，渐进稀粥，夜能稍寐。五剂后热通泻止，泻始减，脉渐和，旬日后解燥屎而愈（《医案续编》卷五）。温病首重津液，存得一分津液，就留得一分元气，便有一分生机。此案舌绛无津，脉象细数，为阴津亏损之明证。因此，王氏抓住这一关键环节，并指出不能因为便溏而畏滋腻之药，这就把握住了治疗的方向，因而在迭进养阴生津药后，获得转机以至痊愈。此类案例，比比皆是。在养阴药的使用上，王氏亦颇有见地。温病初起脾胃津亏者，王氏习用沙参、芦根养肺胃之阴，阴分素亏者，其习用石斛、鳖甲等药。考石斛甘淡微寒，入肺胃肾经，生津养阴，《本经》谓其"补五脏虚羸瘦，强阴"。故王氏喜用其养阴。鳖甲咸平，入肝脾经，有滋阴潜阳的作用。且石斛、鳖甲均属养阴而不滋腻的药物。其余如天冬、麦冬、生地、熟地、龟甲、牡蛎，亦为王氏常用于养阴的药物，但生地、熟地滞膈而滋腻，必须等到痰热除尽以后方可使用，否则酿痰腻膈，故王氏指出，"心下拒按，呃逆便秘，是痰尚阻气分，误服升提，每成结胸，地黄滋腻，实为禁药。

（5）遣药轻灵：王氏继承和发扬了叶天士、薛生白、吴鞠通诸医家的用药经验，临证投剂，必以轻灵取胜。综观王氏医案，其用轻灵方药而获卓效者散在可见。如王氏幼子夏初患微热音嗄，夜啼搐搦，幼科谓其生未三月，即感外邪，又兼客忤，复停乳食，证极重也。疏方庞杂。孟英不以为然，只用蚱蝉三枚，煎汤饮之，取其清热息风，开声音而止夜啼，覆杯而效（《医案三编》卷一）。又如治赵听樵室，始患脘痛，黄某治之，渐增头疼而晕，气逆呕吐，痰多不寐，便溏不食，经事不行，医或谓其虚，或疑其为妊，诸药遍试，病日以进。乃求孟英诊，疏极清淡之品。病家认为孟英大病小视，不服其方。越半月，又增颈软，头难举，医谓天柱已倒，势无望矣。遂复恳孟英，仍用前方。故投匕即效，旬日而安（《医案续编》卷一）。此所谓"重病"有轻取之法。此二例均用轻宣之品，药虽平淡，却切中病机，故能效如桴鼓。

（6）善用食疗：是王氏临证用药的又一特色。其尝谓以食为药，处处皆用，人人可服，物异功优，久饪无弊。但同时也强调以食代药，要详辨食物性味，务求恰合病情。综观王氏医案有关食疗，大致有以下四个方面：一是单味独用以食代药。如曾案先后啖梨150斤而愈。其称梨汁为"天生甘露饮"，具甘凉润肺之性，有救燥养液之效；又称甘蔗甘凉、清热、充液，榨其浆，名曰"天生复脉汤"，是风温证中救液之良药；名西瓜汁为"天生白虎汤"，甘寒，清肺胃之热，用于霍乱转筋，目陷形消者特效。二是择食组方，提高疗效，孟英常用二种以上食物配伍成方，运用于临床。如以生橄榄、生莱菔组成称"青龙白虎汤"，治喉证；海蜇、荸荠为"雪羹汤"，清热涤痰而顾护津液。三是药食配伍，相得益彰，如治朱氏妇悒郁思虑成疾，用甘麦大枣汤加藕煮汤频饮，既养心脾，又调脏躁而愈等。四是食汤代水煎药送服。如雪羹汤送服当归芦荟丸治疗疥疮；藕汤煎服清热凉血之品以治尿血茎痛等等，举不胜举。虽饮食平淡之品，用之得当，颇见奇功。也充分体现了王孟英博大精深的学理知识和灵活多变的治疗法则。这些颇具特色的临证经验和治疗方法，对我们当今临床仍有很好的借鉴和指导作用。

孟英之所以学验具卓，张柳吟氏评价云："苟非读书多而融会贯通于其心，奚能辨证清而神明化裁乎。""近人情之谓真学问，知书味即是活人仙"（孟英语。庄益孙谓"近人情"，即"不远于理"也）。其不但医学精湛，而且医德高尚，为人谦恭，不图名利，并能"不毁谤前医之非，不妄用贵重冷背之药而哗众取宠"。王氏孟英，不愧为有清一代著名医家矣，其丰富的经验和学说，对发展中医学作出了卓越贡献。其高尚的医德情操，对医德教育仍有指导意义。

（周富明　费德升 2004 年 4 月）

叶天士脾虚证治初探

叶天士不仅是一位杰出的温病学家，而且也善治杂病，对脾虚证治，每有独见。笔者研读叶天士《临证指南医案》及《未刻本叶氏医案》（下简称《指南》《未刻》）将有关"脾虚"医案 247 则（其中《指南》202 则，《未刻》45 则），进行分门别类，概括为"脾气虚弱""脾阳不足""脾不统血""脾阴亏损"和"木贼土败"等。兹不揣浅陋，试述如次：

1. 脾气虚弱证治　凡脾气不足，则纳运机能失调。归纳叶氏二书有关脾气虚弱案 64 则。见证以"饮食少进"或"不食倦怠""形瘦"，或"腹膨、大便不调""面色痿黄""诊脉沉细"以及"肛翻（脱肛）"，于女子"易于堕胎"等为主要表现。

其病因病机或如《素问·至真要大论》所说："诸湿肿满，皆属于脾。"

叶氏亦说："湿伤，脾胃失调"，又说"湿蕴气中，足太阴之气不为鼓动运行"而致"不饥不运"，或"肌肉微浮"等症；由于"食物不节，脾胃受伐"，或劳倦伤脾，或思虑过度，心脾受损，"气弱少运，食减脘闷"；或病后失调，"乱药杂投，胃口先伤"以及脏腑虚损，相互影响，以致"脾胃愈衰"，"中气愈馁"，日久"不但脾弱气陷，下焦之阴亦不摄固"而致或利久"后重下坠"或"冲脉空虚，易于堕胎"。

对于脾气虚弱的治疗，以"扶持中土，望其加谷"为要，用"温养甘补"使"寝食两安"，以冀"升降之机得宜，湿滞自宜，中脘自爽"。选方常以异功散、四君子汤等。如《指南·虚劳门》某案"久劳食减，便溏不爽，气短促，异功散加五味子"治疗。又如《指南·调经》某案"脉数，形疲咳，经闭半年，已经减食，便溏浮肿。无清嗽通经之理，扶持中土，望其加谷，用四君子汤"治之。倘"脾胃素弱不运"，复防"湿邪"者，当以六君子汤加减为宜。如《指南·痰饮》施案"劳烦太甚……外卫单薄，怯寒畏冷，食物少运，痰饮内起，气阻浊凝……六君子加益智、木香"治之。

凡下利日久不愈，或脱肛，堕胎者，以补中益气汤治之。叶氏治一案"面色痿黄，腹痛下血"，认为"都因饮食重伤脾胃，气下陷，为脱肛，经月不愈，正气已虚"，从而提出"此益气乃一定成法"，"务使中焦生旺"，投补中益气汤。叶氏尝谓"妊五月，足太阴司胎，太阴与阳明为表里，阳明隶于冲脉，冲脉空虚，是以易于堕胎，法宜固之升之"。（《未刻》）

其他如参术膏、四兽饮（六君子汤加乌梅、草果、生姜、大枣）等酌情选用。

2. 脾阳不足证治 水谷的转输，气血的化生，全赖脾阳主之。脾阳一虚，则水谷消化，气血化生即发生障碍，呈现中寒之象。纵观叶氏二书，凡脾阳不足者104条。所见以"神衰肉消"，或"畏风怯冷"，或"眩晕怔忡行走足肢无力，肌肉麻木"，"大便亦溏"，甚则"早晨腹鸣瘕泄"，"背寒足跗常冷"，或"食后脘中痞阻，按之漉漉有声"以及"食下膜胀""浮肿"等为主。

所致病因不外饮食失节，劳伤过度，或感受外邪，或病后失于调理。叶氏指出："病后荤酒太早，脾阳受伐，湿伏成泄，湿胜则濡泄是也。"或"少阴之阳式微，阴湿亦为僭矣，即脾阳亦顿"。或劳力过度，"胃口消惫，生气日夺"。若本身"阳微卫薄，外邪易触而阴浊夹饮上犯"者，则现"背寒足跗常冷，汗多"以及"嗽甚不得卧"的症状。如见"咳而气急，脉弱虚数"，叶氏认为"不是外寒束肺，内热迫肺之喘急"，乃"馁弱无以自主，短气少气，皆气机不相接续"之故。

分析104案例，其治法，可归纳为三：

①建立中宫法：选方以黄芪建中汤为主，其次为小建中汤、人参建中汤、理中汤、附子理中汤、附子粳米汤等。如《指南·咳嗽门》治某案"内损虚证，经年不复，色消夺，畏风怯冷，荣卫二气已乏力，纳谷不肯充长肌肉，法当建立中宫，黄芪建中汤去姜"。又如《未刻》"舌白，下利两月，脾阳伤矣"，用"理中汤加桂心茯苓"治之。

②温脾化饮法：择方以苓桂术甘汤为主，其次如胃苓汤、四苓散、外台茯苓饮、平胃散、二陈汤等酌选应用。如《未刻》"中阳困顿，湿饮内阻，脘痛飧泄，咳嗽，法宜温阳，苓桂术甘汤"治之。又如《指南·痢门》许案"痢疾一年，已浮肿溺涩……中焦之阳日惫，水谷之湿不运，以甦脾阳，佐以分利，用胃苓汤去甘草加益智"治之。

③温补脾肾法：处方为缪仲淳脾肾双补丸（人参、莲肉、山萸、山药、五味子、菟丝子、橘红、砂仁、车前子、巴戟肉、肉豆蔻、补骨脂）、山药粉丸以及真武汤加减等。如《指南·痿》沈案"眩晕怔忡，行走足肢无力，肌肉麻木，骨骱变色，早晨腹鸣瘕泄，此积劳久伤阳气……法当脾肾双补，中运下摄，固体治病，用脾肾双补丸，山药粉丸"治之。又如《未刻》"湿积，温中不应，腿浮……脾阳亦顿，命门真火燠之，真武汤"治之颇合。再如《指南·虚劳》叶案"病损不复，八脉空虚，不时寒热，间或便溏……宗脾肾双补法：人参一钱，茯苓三钱，广皮一钱，炒沙苑一钱，益智仁一钱，炒菟丝饼二钱"治之。

3. 脾不统血证治 叶天士认为"思虑积劳，心脾营血暗损，血不内涵"乃"络伤下血"，或"郁伤肝脾，怀抱不畅，致气血不和……气弱不主统血"而"络血外溢"矣。凡25则医案，散见于《指南》"吐血""便血""崩漏""虚劳"以及《未刻》本。所见以"咳血""经漏"或"便血"为主。叶氏认为"血统于脾，脾健自能统摄"，因而，凡遇"气伤失统，络血上泛"者，倘投"寒凉止血，不但败胃妨食，决无一效"，唯独"望其安谷精生，勿许攻病为上"，"使生气自充""而血可止矣"。因此，提出"宜培中宫""当进甘药"的治法。以归脾汤为首选方剂，随证灵活变通。如《指南·吐血》徐案"因积劳，久嗽见血，"叶氏指责"见血投凉，见嗽治肺"而引起"胃口立即败坏"，故当用"归脾汤去木香加黄芪、杞子"以培本治之。又如《指南·吐血》徐案"馆课之劳，心脾营伤，食酸助木，中土更亏，春阳主升，血乃大吐，当培土……归脾汤去参"。

此外，归芪建中汤亦可酌情选用。如《指南·吐血》某"向有背痛，尚在劳动，气逆咳血，乃劳伤病也，归芪建中汤去姜加茯苓"治之。

4. 脾阴亏损证治 所见叶氏二书有关脾阴虚医案32则。主要见症为"五心热，汗出"，"减食过半，粪艰若弹丸"，或"能食，色枯形瘦"，或"头晕"，或"烦倦"，或"便泄"，脉多细数，其舌淡红，多无苔。

明·王肯堂在《医镜》中说"劳倦伤脾，乃脾之阴分受伤者多"。吴鞠通在《温病条辨》中说"寒湿多伤脾胃之阳，湿热多伤脾胃之阴"。叶氏尝谓，情绪拂郁，亦易致心脾之营损伤，曾遇一"向来孱弱，花甲又遭拂意逆境，致心营脾卫暗伤"案，"此忧思悒郁，皆属内伤"所起。（《未刻》）

在治疗方面，宗《素问·刺法论》"欲令脾实……宜甘宜淡"之旨。叶氏认为"养中之营，甘以缓之"，其喜用"养心脾营阴"来鼓舞中焦之气。择药以人参、麦冬、山药、莲肉、扁豆、乌梅、玉竹、粳米、川斛、生地及麻仁、柏子仁等。代表方如生脉四君子汤、三才汤加味等。如《指南·虚劳》某案"积劳、神困食减，五心热，汗出，是元气虚，阴火盛，宜补中。生脉四君子汤"治之。又如《指南·咳嗽》吴姬"……纳谷恒少，大便三日一行……从来久病，后天脾胃为要，咳嗽久非客证，治脾胃者，土旺以生金，不必究其嗽"，用"人参、鲜莲肉、新会皮、茯苓、炒麦冬、生谷芽"治之奏效。

5. 木贼土败证治　散见于二书系木贼土败案者22则，症见"食入腹胀痛泻"，或"能食运迟"，"泛吐而涎沫"，"经闭寒热"，或"血崩"，"脉弦濡"或"左弦右濡"。盖脾虚健运失职，肝木乘而侮之。叶氏说："稍涉嗔怒……脾胃先受困也"，又说："有年最宜开怀"，若"郁虚已甚"，易致"肝侮脾胃"。鉴于此，在治疗方面宗东垣"补脾胃必先制肝木"旨意，立"泄木扶土"之法，"令其升降自如，则木不为之曲直矣"。常用方剂如戊己汤（四君子汤加陈皮、白芍，方见《指南》）、人参逍遥散加减运用。

曾遇"肝脾郁损"而致"血崩"者，用"人参逍遥散去柴、术、炙草加桑螵蛸、杜仲"治之（《指南·崩漏门》）。治"劳损经年，食入腹胀，痛泻，心中寒凛，肤腠热蒸"者，用"戊己汤以扶土抑木"（《指南·泄泻门》）。又如《指南·泄泻门》：某案"头痛，损目，黎明肠鸣泄泻，烦心必目刺流泪，是木火生风，致脾胃土位日伐，用泄木安土法，人参、半夏、茯苓、炙草、丹皮、桑叶"治之。倘见"脾胃受伤……积聚未清"者，可用七香饼治之。

（周富明 1990 年 11 月）

略谈叶天士治泻利十法

泻利是临床常见病之一。叶天士《临证指南医案》及《未刻本叶氏医案》有关治泻利医案360则。其中于《指南》279则，分别于"泄泻门"79则、"痢门"99

则、其余 101 则散见于"虚劳""脾胃""木克土""温热""暑""湿""胃脘痛""呕吐""痰饮""疟"及"产后"诸门中，《未刻本》中 81 则。笔者将以上 360 则泻利医案的治法加以归纳，约之为十法。

（一）温补脾肾法（72 则）

脾与肾在生理上为先后天之本，是相互促进的。在病理上亦常互相影响，互为因果。如肾阳不足，不能温煦脾阳，或脾阳久虚，进而损及肾阳，最终均可导致泄泻。治疗总宜温补，但有偏于脾阳虚和肾阳虚及脾肾同虚之别。

1. 脾阳不足（16 则） 如《未刻本》："便溏下血，议用理中法。"又如："下利半月，脉涩，荜拨、厚朴、茯苓、丁香、益智、广皮。"原文叙述简略，然以药推证，得知此属脾阳不振，健运失调而致下利半月不愈。治脾之药，宜动宜刚则运，温补极是，大忌阴腻静药。脾宜温，干姜辛热以温之；益智、荜拨为佐，人参补中以扶正；脾恶湿，朴、术、丁香理气以燥之；以苓渗之，合而用之，温中健脾，行气化浊，使中阳建立，寒去温回，则泻利自平。

2. 肾阳不足（23 则） 叶天士谓"泻痢久则伤肾"。由于"久痢伤肾，下焦不摄"（徐灵胎），则泻利更甚而肾虚益剧。故叶氏以大补肾阳为主，如《指南·泄泻门》朱案："久泻无有不伤肾者，食减不化，阳不用事，八味肾气乃从阴引阳，宜乎少效，议于升阳：鹿茸、人参、阳起石、茯苓、炮附子、淡干姜。"《医方集解》谓："大补下焦元阳，使土旺火强，则能制水而不复妄行矣。"此理之所在。

3. 脾肾阳虚（33 则） 由于脾肾在生理上关系密切，故在病理上亦常相互影响，因此，脾肾阳虚而致泻利者，临床颇多。治疗则以脾肾同治为主。如《指南·泄泻门》顾案："脾肾瘕泄，腹膨肢肿，久病大虚，议通补中下之阳：人参、川熟附、茯苓、泽泻、炒黄干姜。"方中人参大补元气，附子温暖下焦，茯苓、泽泻健脾利水，干姜温中。阳回气复，水行中健，泻利自愈。若泻利而证情较轻，亦系脾肾阳虚所致者，叶氏常以"早进理中汤，夕用四神丸"法治疗。

（二）温中健运法（32 则）

中焦气虚，脾胃健运失职而致泻利者，以补中益气法治。具体运用视病机侧重而又当分治之。

1. 中气下陷（11 则） 由于气虚下陷而致久泻久利者，叶氏常以补中益气法治疗。如《未刻本》："脾阳下陷，便溏肠红，补中益气汤。"又如《指南·湿》

汪案："……五泄……宜益气分以充脾胃，补中益气汤。"李东垣谓中气不足，溲便乃变，阳不运行，湿多成五泄，即指此类。倘或下利日久，形寒怯冷者，酌加肉桂、煨姜等以温运中阳。

2. 脾胃虚弱（10 则） 如《指南·泄泻》黄案："久泻，兼发疮痍，是湿胜热郁，苦寒必佐风药，合乎东垣脾宜升，胃宜降之旨：人参、川连、黄柏、广皮、炙草、生于术、羌活、防风、升麻、柴胡、神曲、麦芽。"又如某氏："食少不运，便易泄泻，经水色淡，水湿交混，总以太阴脾脏调理，若不中窾，恐防胀病：人参、茯苓、白术、炙草、广皮、羌活、独活、防风、泽泻、升麻。"观两案药物，似从东垣升阳益胃汤化裁而来。升阳益胃汤治脾胃虚寒，运化无力，大便溏泻等。临床所见，变化多端，取其意而不取其味，是知常达变，上工也。

3. 气虚食滞（11 则） 泻利致因于脾胃气虚，不能运化，或饮食失慎，损伤脾胃者。治疗以健脾益气、和中助运为主，取六君子汤加肉桂，若食滞者，去参、草，加谷芽、神曲、枳实等以助运宽中。类似案例于《指南》及未刻本中散在可见，此不赘。

（三）健脾祛湿法（46 则）

泻利由湿胜伤于脾胃而致者，当以健脾祛湿法治，方选胃苓汤或五苓散加味。如《指南·泄泻》温某："长夏湿胜为泻，腹鸣溺少，腑阳不司分利，先宜导湿和中，胃苓散。"又如《未刻本》某案：湿邪内阻，腹痛下利，参之脉色，正气殊虚，勿忽视之，五苓散加厚朴。五苓散化气利水，健脾祛湿；平胃散燥湿运脾，行气导滞，两方合用即胃苓汤，以治湿胜致泻利。暑湿甚，胸闷脘胀者，加藿香、砂仁以芳香化浊；夹食滞者加谷芽、查肉以助运。

（四）疏化湿浊法（41 则）

1. 芳香辟浊（20 则） 暑湿之邪，伏于中焦，脾运失职，泻利乃作。治以芳香辟浊为主。如《指南·暑》某案："秽暑吸入，内结募原，脘闷腹痛，便泄不爽，法宜芳香逐秽：藿香梗、厚朴、茯苓皮、半曲、广皮、香附、麦芽。"又如《未刻本》某案"湿阻泄泻，藿梗、茯苓皮、腹皮、麦芽、厚朴、广皮"等。

2. 宣上理中（21 则） 上焦受病，宣降失职，以致水湿停于中焦，脾阳受困则泻利便作。《七松岩集》云："肺与大肠为表里，肺虚则大肠亦虚而不能禁固。"说明肺脾在功能上的相互作用和在病理上的相互影响。宣上焦以利中焦，脾气健运则水湿自化而泻利罢悉。此乃治肺即治大肠之意，亦即所谓下病上治之法也。此类医案于《指南》"泄泻""温热""暑""斑痧疹瘰""虚劳"及《未刻本》中散在可见。如《温热门》谢案："积劳伤阳，卫疏，温邪上受，内入乎肺，肺主周身之气，气窒不化，外寒似战栗，其温邪内陷，必从热化，今气短胸闷，病邪在上，大便泻出稀水，肺与大肠表里相应，亦由热迫下泄耳，用辛凉轻剂为稳：杏仁、桔梗、香豉、橘红、枳壳、薄荷、连翘、茯苓。"仅举一例，可见一斑。

（五）清利湿热法（27 则）

湿热蕴结肠道而下利腹痛者，当用此法。应有邪入深浅之分。

1. 邪蕴肠道（17 则）　如《指南·泄泻》陈案："脉缓大，腹痛泄泻，小溲不利，此水谷内困之湿，郁蒸肠胃，致清浊不分，若清理分消，延为积聚黏腻滞下，议用芩芍汤。"若腹胀气滞者加枳壳以破气；泻下赤白相兼或赤多白少甚或纯下赤冻者，加归尾、丹皮以和荣行血，"血行则便脓自愈。"（《河间六书》）芩芍汤乃《伤寒论》黄芩汤方去大枣而成。此方为治太阳与少阳合病自下利者，实则是偏于少阳邪热内迫，即欲转为痢疾的初期阶段。若邪入血分，则非此方所治。

2. 邪陷血分（10 则）　如《指南·痢》蔡案："内虚邪陷，协热自利，脉左小右大，病九日不减，是为重症，议用白头翁汤方。"又如陈氏案："温邪经旬不解，发热自利，神识有时不清，此邪伏厥阴，恐致变痉，白头翁、川连、黄芩、北秦皮、黄柏、生白芍。"《伤寒论》曰："热利下重者，白头翁汤主之。"又："下利欲饮水者，以有热故也，白头翁汤主之。"言简意明，白头翁汤所治不是一般湿热痢，当为热毒深陷血分，纯下脓血之证。

（六）扶土抑木法（47 则）

凡脾虚肝旺而泻久不已者，应用此法。如《指南·泄泻》某案："腹鸣晨泄，巅眩脘痹，形质似属阳不足，诊脉小弦，非二神四神温固之症，盖阳明胃土已虚，厥阴肝风振动内起，久病而为飧泄，用甘以理胃，酸以制肝：人参、茯苓、炙草、广皮、乌梅、木瓜。"又如王案："痛泻，心中空洞，肢节痿弱，此阳明脉虚，内风闪烁，盖虚象也，异功去参、术加乌梅、木瓜、白芍。"叶氏尚谓"腹鸣泄泻不止，久风飧泄，都因木乘土位，东垣云治脾胃必先制肝"，每每效如桴鼓。

（七）温阳达饮法（44 则）

1. 饮停中焦（29 则）　如《指南·湿》林案："中年清阳日薄，忽然腹中痞闷，乃清阳不自转旋，酒肉湿浊之气，得以凝聚矣，过饮溏泻，湿伤脾胃，胃阳微，仲景法以轻剂宣通其阳，若投破气开降，最伤阳气，有格拒之害，苓桂术甘汤。"又如《未刻本》某："中阳困顿，湿饮内阻，腹痛飧泄，法宜温阳，苓桂术甘汤。"方中茯苓健脾利水，桂枝温化水饮，白术健脾燥湿，甘草补脾益气，四药合用，温运脾阳，实为治本之剂。有呕吐者加丁香，因寒腹痛者加荜拨、干姜等。

2.脾阳不振（15则） 《指南·泄泻》胡案："三疟劫截不效，必是阴脏受病，衄血，热渴，食入不化痛泻，二者相反，思病延已久，食物无忌，病中勉强进食，不能充长精神，即为滞浊阻痹，先以胀泻调理，不必以疟相混。草果、厚朴、陈皮、木香、茯苓皮、腹皮、猪苓、泽泻。"又如邹妪："湿伤泄泻，小便全少，腹满欲胀，舌白，不饥，病在足太阴脾，宜温中佐以分利：生茅术、厚朴、草果、广皮、茯苓、猪苓、泽泻、砂仁。"此二案用药似为《济生方》"实脾散"增损而来，有温运脾肾，达饮化水之功。水饮既化，中焦健运，则泻利自止。

以上二方，都是温阳达饮之方，但各有偏重，苓桂术甘汤温运脾阳为主，治在中焦；实脾散则以温运脾肾，即脾肾同虚之证，中下焦同时并治之法。

（八）滋阴顾本法（28则）

叶氏谓"久痢久泄为肾病"，又说"四神丸治脾肾晨泄，辛温香燥皆刚，佐入五味酸柔，不过稍制其雄烈"而"久痢伤及肾阴"，当以"柔药相安"，非辛温刚燥所宜，故以滋阴顾本为主。如《指南·痢》某案："血痢半载，小腹痛，六味地黄加炒楂肉，炒延胡。"又如《未刻本》某案"脉长弦数，阴亏阳不宁静，食下便溏，亦肾为胃关之义，六味汤去萸加牡蛎"治。个人以为：阴阳两者，互根互存，原为洽调，吸引之用，故《内经》有"阴在内，阳之守也；阳在外，阴之使也"。阴虚者，阳必无根而虚于外，阳气复损于里，以致脾肾气损，运化失健而泻痢愈甚。但病机的关键在于肾阴之不足，治遵"阴平阳秘，精神乃治"之经旨，取六味地黄丸去萸肉加牡蛎，乃脏阴宜静宜守，恶动走辛泄之意也。

（九）涩肠固脱法（9则）

由于脾肾虚寒，肠道不固而引起泻痢不已者，宜用此法。如《未刻本》有"脉微，久泄瘕聚，四神丸"案。又如《指南·泄泻》徐案"晨泄病在肾，少腹有瘕，亦是阴邪，若食荤腥厚味，病即顿发，乃阳气积衰，议用四神丸"。如有"阳败阴浊，腑气欲绝者，用桃花汤"。（《指南·痢》）四神丸、桃花汤均为固涩之剂，前者温肾暖脾、固涩止泻为主，后者温中涩肠为先。如肾阳虚甚者可加附子或肉桂以温补肾阳。

（十）回阳泄浊法（14）

《未刻本》某案："本为少阴夹邪下利，但舌苔浊腻，脘闷不爽，太阳亦伤矣，症势最险，真武汤"以回阳救急。倘秽浊不下，阳气欲脱者，则当以回阳之中合泄浊之品，如《指南·痢门》李案："痢将二月，目微黄，舌白口干，唇燥赤，腹满，按之软，竟日小便不通，病者自述肛门室塞，努挣不已，仅得进出黏积点滴，若有稀粪，自必倾肠而多，思夏秋间暑湿内着为痢，轩岐称曰滞下，谓滞着气血，不独食滞一因，凡六腑属阳，以通为用，五脏皆阴，藏蓄为体，先泻后痢，脾传肾则逆，即土克水意，然必究其何以传克之由，盖伏邪垢滞从中不清，因而下注矣。迁徙日久，正气因虚，仲景论列三阴，至太阴篇中，始挈出'腹满'字样，脾为柔脏，惟刚药可以宣阳驱浊，但今二肠窒痹，气不流行，理中等法，决难通腑，考内经二虚一实者治其实，开其一面也，然必温其阳，佐以导气逐滞。欲图扭转机关，舍此更无他法。制附子、生厚朴、木香、制大黄、炒黑大茴。"病因病机阐述明了，方中附子温肾回阳，大黄泄浊驱秽，大茴助附子宣阳驱浊，厚朴、木香导气逐滞。诸药合用，阳回寒逐，正存浊泄。随后再投用附子理中汤以温运中阳，是近乎情理的。

以上将《临证指南医案》和《未刻本叶氏医案》书中有关治泻利案，归纳为十法。不妥之处，望同道指正。

（周富明 1987 年 3 月）

李中梓治泄泻方法析

李中梓为明代医学家。理论渊博雄厚，临床经验也极为丰富。在他所著的《医宗必读·泄泻篇》中，提出了著名的治泄泻九法，为后世所推崇。笔者试就李氏治泻九法作一浅略探讨。

1. 淡渗 泄泻之因，有感受外邪，或饱食所伤，或情志失调以及脏腑虚弱等。外邪致泻，以暑湿寒热较为常见，其中暑湿犹多。暑湿侵入，损伤脾胃，运化失常，故《内经》有"湿胜则濡泻"之说。临床所见，如泻下如水，或大便每日数次而溏薄，苔腻脉濡，乃濡泄也，并"小便不利"者，当以胃苓汤渗利之。李中梓曰："使湿从小便而去，如农人治涝，导其下流，虽处卑隘，不忧巨浸，经云，治湿不利小便，非其治也。"若"风邪干胃，木来贼土，清气在下"，而致"水谷不化而完出"，且"不思饮食，小便黄赤，四肢困倦"者，宜用升阳除湿汤化裁。"治伤暑水泻"，以六一散、益元散、青六丸、温六丸等酌情选用。若见"夏月暑泻欲成痢疾者"，用薷苓汤治之。验之于临床，效如桴鼓。

2. 升提 李氏曰："气属于阳，性本上升，胃气注迫，辄尔下陷，升柴羌葛之类，鼓舞胃气上腾，则注下自止。"用升提一法，即所谓"下者举之"是也。多见于久泻不愈，中气下陷，甚而兼有脱肛者，宜补中益气汤加入羌葛等风类之品。李氏认为"如地上淖泽，风之即干"，而"风药多燥且湿。为土病，风为木药，木可胜土，风亦胜湿"矣。可谓独到之至。

3. 清凉 李氏指出"腹痛泻水，肠鸣痛"是"热溢所致"，或里急后重，泻下黏液脓血便，"张仲景谓之协热利是也"，经云"暴注下迫，皆属于热"，当以黄芩芍药汤等"苦寒诸剂，用涤燔蒸"，即所谓"热者清之是也"。

4. 疏利 所谓"疏利"者，疏其气机，通利腑气。由于肝郁气结，肝脾失约，脾运失利，痰湿内生，肝气与痰湿相交，或食积水停，中焦运化失健，肠道输转失利，而致"里急后重，数至圊而不能便，茎中痛"，此乃大瘕泄，或"小肠泄，溲而便脓血，少腹痛"，或"饮食不化"大便"色黄"，宜"随证祛逐，勿使稽留"，用承气汤治之，乃"通因通用是也"，亦即所谓疏利之法耳。

5. 甘缓 李氏谓"泻利不已，急而下趋，愈趋愈下，泄何由止，甘能缓中，善禁急速，目稼穑作甘，甘为土味，所谓急者缓之是也"。本法适用于大便时溏时泻，迁延反复，完谷不化，饮食减少，食后脘闷不舒，稍进油腻食物，则大便次数明显增加，面色萎黄，神疲倦怠，舌淡苔多白，脉细弱等症。往往由于脾气虚弱，清阳之气不能升发，运化失常所致。李氏常择建中汤、四君子汤、异功散等治疗。验之于临床，辄以本法取效。

6. 酸收 脾胃虚弱，泻下不已，泻愈甚而虚益剧，气散不收，统摄无能。李氏谓："酸之一味，能助收肃之权，经云：'散者收之是也。'"清代医家叶天士亦说，"阳明胃土已虚，厥阴肝风振动"，用"甘以理胃，酸以制肝"。笔者曾以此法治疗慢性泻泄多例，颇具效验。选方常以五味子丸、固肠丸加减，但固肠丸"性燥、滞气未尽者勿服"。以免"关门留寇"之弊。

7. 燥脾 《景岳全书·泄泻》篇说："泄泻之本，无不由于脾胃。"指出了泄泻与脾虚关系是相当密切的。即使肝肾所引起的泄泻，也多在脾虚的基础上发生。脾虚失运，可导致湿胜，而湿胜又可影响脾的运化，故脾虚与湿胜是相互影响、互为因果的。李中梓说得更具体，"泻皆成于湿，湿皆本于脾虚"，并指出"脾土强者，自能胜湿"，因此，治疗以健脾燥湿为主，选方如香砂枳实丸、理中汤、附子理中汤、连理汤、戊己丸等，随证择用。如"痰留于肺，大肠不固"而泻利者，宜二陈汤加苍术、木香治之；若以"酒伤脾胃而吐泻者，"应以葛花解醒汤颇效，其方药组成及用法：青皮三钱，木香五分，橘红、人参、猪苓（去皮）、茯苓各一钱五分，炒神曲、泽泻、炒干姜、白术各三钱、白豆蔻、葛花、砂仁各五钱，共"为细末，每服三钱，白汤调服，得汗即愈"。

8. 温肾 脾的阳气与肾中真阳密切相关，命门之火能助脾胃腐熟水谷，帮助肠胃的消化吸收。若年高体弱，或久病之后，损伤肾阳，肾阳虚衰，命火不足，不能温煦脾土，运化失常，泄泻便作。"肾为胃关"，若肾阳不足，关闭不密亦致下泄。叶天士尝谓"泻久无不伤肾者"。其临床表现多见黎明前腹泻、腹鸣、形寒、肢冷、脉沉细等，李氏说"肾者，二便封藏之本，况虽属水，真阳寓焉，少火生气，火为土母，此火一衰，何以运行三焦，腐熟水谷乎"。因此治疗以温补肾阳为主，常用金匮肾气丸、八味丸。若"暴泻如水，一身尽冷，汗出脉弱，气少不能言，甚者呕吐者"，宜急进浆泻散（制半夏、良姜、干姜、肉桂、炙甘草、炮附子研末，每服四钱，水二盅送服）。或茱萸断下丸"治脏腑虚寒，腹痛泄泻大效"。倘"大肠泄，食已窘迫，大便色白，肠鸣切痛"者，治以干姜附子汤为宜。

9. 固涩 大抵虚者可固，实者不可固；久者可固，暴者不可固。《丹溪心法·泄泻》篇说"世俗屡用涩药，治痢与泻，若积久而虚者，或可行之，初得之者，必变他疾"，指出用固涩止泻法，必须慎重，所谓"滑者涩之"，是指滑泄久泻，邪去正衰，方可使用。李氏说"注泄日久，大门道滑，虽投温补，未克奏功，须行涩剂"，选方常用四神丸、大断丸（高良姜、细辛、龙骨、枯矾、赤石脂、肉豆蔻、诃子肉、牡蛎、附子、石榴皮）等治之。笔者临证体会，固与不可固，须认真辨识，否则易患虚虚实实之虞。

上述李氏治泻泄九法，从病因病机特点出发，把握病变本质，重点突出，综合施治。内容丰富，法精而活，常中有变，独出心裁。师古而有创新。治泄九法，周详完备，虽提纲挈领，却言有尽而意无穷，诲人以规矩准绳，足资临床参考借鉴。

（周富明 1991 年 10 月）

评缪希雍治吐血三要法

缪希雍（1546—1627？），字仲淳，号慕台，江苏常熟人。在其所著的《先醒斋广笔记》中，记载了内、外、妇、儿各科的治法心得及验方，尤对吐血止血三要有其独到的见解，颇为后人所推崇，笔者不揣浅陋，就缪氏治吐血三要法的认识，略陈管见：

首先，缪氏提出"宜行血不宜止血"为第一要法。缪氏认为，"血不循经络，气逆上壅也，行血则血循经络，不止自止，止之则血凝，血凝则发热……"此论对气滞血瘀，寒凝瘀血所致的出血证，甚为适应。而无瘀血证候者，恐不应行其血，设行其血，则血出必涌。《秦氏同门集》说："然而暴吐倾盆不止，正气大虚，势危将脱之际，苟如固执治病必求以施救，当涩不涩，我知沧海亦竭矣。"临证时务必审明证候，有是证用是法，方能切中病机。

其次，缪氏提出"宜补肝不宜伐肝"，并引据经文云："肝为将军之官，主藏血。吐血者，肝失职也，养肝则肝气平而血有所归，伐肝则肝虚不能藏血，血愈不止矣。"缪氏以为吐血乃肝失藏血之职。因而只宜养肝而不应伐肝。笔者认为，缪氏对经文未免有片面之嫌。临床虽有肝阴、肝血不足而见齿衄、鼻衄、肌衄者，但常见的阴虚火旺，阴虚阳亢，或暴怒伤肝，肝气上逆，血随气涌者，乃肝之实火。欲止其血，应以泻肝为先，即所谓伐肝之意。肝火不平，血动难静。另外，吐血并非皆由"肝失其职"所致，更不应以补肝伐肝概论，否则贻害无穷。

缪氏治吐血第三要法是"宜降气不宜降火"。其根据大概出自朱丹溪"气有余便是火"的病机，因而提出"气降则火降"之说，并竭力主张用韭菜子、苏子、降香之属以降气行血。而视黄芩、山栀、黄连、黄柏等苦寒之品为禁剂。笔者以为，降气与降火不能混为一谈，吐血为因气、火乖乱所致。正如张景岳所谓"气逆于脏，则血随气乱，而错经妄行，然必有气逆喘满，或胸闷痛胀，或尺寸脉弦强等证，此当以顺气为先。火盛逼血妄行者，或上或下，必有火脉火证可据，乃可以清火为先。火清而血自安矣。"可见降气不能替代降火，二者有其本质上的区别。

（周富明 1990 年 10 月）

丁甘仁治泄泻五法浅析

丁甘仁（1866—1926），名泽周，江苏武进人，为近代名医。丁氏治学严谨，造诣精深，著有《药性辑要》《脉学辑要》《丁甘仁医案》及《喉痧症治概要》。另有遗著《丁甘仁一百十三法》，乃其学生所传抄本，未见正式刊印，后经上海小东门地段医院李复光医师整理油印。笔者早年在浙江中医学院就读时曾于汤金土老师处借得该油印本抄录。全书凡6门35类113法（其中有治法而遗载内容的有4法，故实为109法）。兹不揣简陋，辍其有关治泄泻五法，浅述于次，以飨同道。

1. 疏邪化浊法　凡因外感而泄泻者，无论风寒入内化热，抑或时令暑湿之邪所致的泄泻，皆可应用。症见头痛，发热，口渴，腹痛泄泻，或吐泻并作，其粪色黄褐，或肛门灼热，小便短赤，脉濡数，舌苔薄黄等。处方：大豆卷、生苡仁、扁豆衣、山栀皮、焦神曲、赤苓、佩兰、江枳壳、车前子、玉桔梗、鲜荷叶。伴有食积者加麦芽，腹胀甚者加腹皮，苔黄腻者加马齿苋、知母、连翘等。

按：外邪所致泄泻，以寒、湿、暑、热等较为多见。感邪直中，损伤脾胃，脾胃功能失调，清浊不分，升降失常，泄泻乃作。治以疏邪为主，勿忘化浊。方中豆卷、栀皮疏邪散热；佩兰、荷叶清暑化浊；扁豆、苡仁健脾渗湿；枳壳、神曲苏胃消食；赤苓、车前利水导热，使邪从溲出；一味桔梗，升其清气，"升降"并用，别浊分清，其用心良苦，乃经验所得，叶天士有"治肺即治大肠"之训，亦即所谓下病上治之法耳。

2. 和中化浊法　此法主治暴泄中之湿泄，症见泻下稀水，胸闷，呕恶，身重肢倦，脉濡滑，苔白腻等。处方：姜半夏、扁豆衣、广藿香、川厚朴、春砂仁、佩兰叶、新会皮、焦神曲、薏苡仁、猪茯苓、大腹皮、鲜荷梗。

按：外邪致泄泻，尤以湿邪为甚。盖脾恶湿喜燥，故湿邪最易伤脾致泻，古人云"无湿不成泻"，"是泄，虽有风寒热虚之不同，未有不原于湿者"。因此，治疗着重以化湿利浊为主，并照顾中州脾胃。方中以厚朴、砂仁、半夏、陈皮利气和中，藿香、佩兰、荷梗芳香化浊，茯苓、猪苓、苡仁、扁豆健脾渗湿，再以神曲消积，腹皮除满，可谓主次分明，面面俱到。

3. 温中化浊法　本法主治寒湿泄泻，其症为腹痛绵绵，便泻清稀，身重倦怠，胸闷口不渴，舌苔白腻，脉濡缓，或手足清冷，泻下水谷不化，舌淡脉弱。

处方：制附片、嫩桂枝、川厚朴、干姜、姜半夏、煨姜、佩兰梗、广陈皮、白茯苓、焦神曲、车前子。

按：脾主运化，喜燥而恶湿。若因寒湿内困，阻碍脾阳，或素体中焦虚寒，不能受纳水谷和运化精微，水谷停滞，清浊不分，混杂而下，遂成泄泻。方中姜、附、桂枝温中祛寒，藿香、厚朴芳香燥湿，二陈、神曲和胃消积，茯苓、车前淡渗利浊，全方组合，有温运中州，化浊厚肠之效。

4. 扶土和中法　此法主治脾虚泄泻，或受寒或食后即泻，面色萎黄，精神疲惫，脘腹痞满，不思纳食，四肢倦怠，脉细弱。处方：台白术、扁豆衣、佩兰、茯苓、陈皮、苡仁、香谷芽、砂仁、腹绒（大腹皮之俗名）、白蒺藜、莱菔子。

按：《景岳全书·泄泻》云"泄泻之本，无不由于脾胃"，如饮食失节，或劳倦内伤，或久病缠绵，均可导致脾胃虚衰而引起运化失职，水谷不化，发生腹泻。故以白术、茯苓、苡仁扶土健脾，谷芽、陈皮、莱菔和中消食，佩兰、砂仁芳香燥湿，蒺藜、腹绒疏气除满，诸药合用，共奏培土益中、健脾和胃之功。

5. 益火扶土法　此法主治肾阳不振之泄泻，中焦虚寒久泻轻证者亦主之。凡见胃纳呆纯，饮食衰少，恶寒厥冷，腹痛以脐下为甚，黎明泻剧，或泻下不甚臭而多完谷不化，脉细而沉。处方：台白术、益智仁、广木香、云茯苓、炮姜炭、诃子皮、炙甘草、补骨脂、御米壳（罂粟壳之俗名）、佩兰叶、广陈皮、炒谷芽。

按：《景岳全书·泄泻》指出："肾为胃关，开窍于二阴，所以二便之开闭，皆肾脏所主。"尝谓"肾中阳气不足，则命门火衰……阴气极盛之时，则令人洞泄不止"。临床常见久病之后损伤肾阳，或年老体衰，阳气不足，脾失温煦，运化失常而泄泻无度者。投益智仁、补骨脂以温肾补火，茯苓、白术、甘草健脾扶土，姜炭除寒，木香行气，谷芽、陈皮和中，诃子、米壳意在固涩，以防久泄滑脱不禁也。此与《医方集解》"补下焦元阳，使土旺火强，则能制水而不复妄行"之理颇合。

（周富明 1991 年 2 月）

丁甘仁治咳嗽九法辨析

丁甘仁为近代上海名医，有关其治咳心法，值得效法。本文从祛风化痰、祛风清宣、肃肺降气、降气纳气、温药和解、轻开肺气、清热补肺、扶土化痰、培土生金等 9 个方面作了辨析。

1. 祛风化痰法　凡风邪伤肺所致的咳嗽，症见发热无汗，咳嗽痰多者，则以本法治之。处方：前胡钱半、光杏仁（去衣、尖、打）、紫菀茸（蜜炙）、大力子（炒、打）、象贝母、赤苓各三钱，桑叶钱半，化橘红一钱，淡竹茹钱半（水炙），冬瓜子四钱（炒、打），枇杷叶三片（去毛、切）。

按：咳嗽有内伤外感之分，而外感咳嗽又有风寒暑湿燥火之别。盖风为百病之长，故于外感咳嗽诸证中，多以风为先导，夹寒热燥湿之邪入侵，伤于肺而为咳嗽。巢元方在《诸病源候论》中指出："风咳，欲语因咳，言不得宽是也。"治疗则以祛风邪、化痰浊为之。方中桑叶、大力子解表祛风；前胡、枇杷叶、象贝、杏仁宣肺止咳；橘红、紫菀、竹茹化痰利气；赤苓、冬瓜子利湿以化痰浊。全方合用，共奏祛风化痰之效。

2. 祛风清宣法　本法主治风热咳嗽，症见发热恶风，口干咽痛，咳嗽痰稠，其脉浮数，其苔薄黄。处方：净蝉衣一钱（去翅、足），光杏仁（去衣、尖、打）、瓜蒌皮各三钱，桑叶、薄橘红各一钱，赤苓、大力子各三钱，玉桔梗钱半，冬瓜子（炒、打）、贝母、淡竹茹（水炙）各三钱，生梨半只（去核）。

按：风热犯肺，肺失清肃，荣卫失和，是本证的主要病因病机。因而，采用祛风清宣之法，俾使风去、热清、痰豁而咳嗽自瘥。本法与上法比较，则重在清宣。方中蝉衣、桔梗清宣风热之邪；蒌皮、生梨润肺清火以豁痰，余药与前例大体相同。可见丁师临证不仅仅注意临床证候，更重在探究病因病机，用药则更是丝丝入扣，恰到好处。

3. 肃肺降气法　本法适用于肺气上逆所致之咳嗽，多见于咳嗽气喘，呼多吸少，痰滞不爽之证。处方：苏子（打）、光杏仁（去衣、尖、打）、款冬花（蜜炙）、旋覆花各三钱（绢包），橘皮、紫菀肉（蜜炙）各一钱，煅赭石、姜半夏、鹅管石（制研）各三钱，生苡仁五钱，冬瓜子三钱，白茯苓五钱，枇杷叶三片（去毛）。

按：肺主气，司呼吸，所以《内经》有"诸气膹郁，皆属于肺"之说，尝谓"肺为咳"，"肺胀满，膨膨而喘咳"。关于其治疗原则，方仁渊认为"实喘治肺，须兼治胃"；张聿青、蒋宝素二氏指出："欲降肺气，莫如治痰。"丁师则取二家之言合而为肃肺降气之法，气降则咳缓而喘自解矣。方用苏子、旋覆花、代赭肃肺气、降胃逆；枇杷叶、杏仁、冬瓜子顺气止咳；半夏、橘红化痰浊，降肺气；茯苓、苡仁化湿；紫菀、款冬润肺宁嗽；加用鹅管石（即钟乳石）有降逆治咳之功。

4. 降气纳气法　本法主治肺肾二亏，气不摄纳所致之喘咳。其症为咳嗽气短，咳痰清冷，食欲呆顿，少气懒言，腰痛膝冷，精神不振，脉虚弱濡缓，或气急而喘，自觉气似不能连续，入多出少，纳气不深，面色白或黑，声音低微，脉虚弱等。处方：潞党参三钱，煅牡蛎五钱，盐橘红一钱，苏子（打）、胡桃肉（去油）、川贝母各三钱（去心），干姜一钱，补骨脂、甜杏仁（去衣、尖）各三钱，五味子一钱（焙），旋覆花（绢包）、法半夏、抱木茯神各三钱，枇杷叶三片，七味都气丸五钱（绢包）。

按：本法所见之证，往往因咳嗽日久不愈，肺脾肾虚损，气道滞塞不利所致。是以久病或年老体弱，下元虚惫，气不归根，逆而上冲，下虚上盛，使肺气胀满为主。《杂病源流犀烛·咳嗽哮喘源流》指出："盖肺不伤不咳，脾不伤不久咳，肾不伤火不炽，咳不甚，其大较也。"有鉴于此，故在治疗时贯穿"虚则治肾，宜兼治肺"，不忘治脾的原则。投党参、茯神益气；补骨脂、胡桃肉补肾以兹本，干姜辛热以温中；五味子酸收以敛肺气；牡蛎之咸以软坚化痰；杏仁、旋覆花、枇杷叶降气宁嗽；半夏、橘红、贝母化痰；都气丸益肾敛肺降逆。全方融补肾纳气、温中益气、敛肺降气于一炉，用药贴切，左右逢源，实非一日之经验。余曾师事于临床，每获佳效。

5. 温药和解法　本法见症，恶寒发热，身痛无汗，咳嗽喘促，膨膨胀满，气逆不得平卧，痰稀泡沫量多，口干不欲饮，苔白滑，脉浮紧，甚则面浮目脱，唇舌发青等。处方：桂枝、台白术（炒焦）各三钱，盐橘红一钱，五味子六分（焙），姜半夏、光杏仁（去尖、衣，打）各三钱，干姜、炙甘草各一钱，浙贝母三钱，干姜、炙甘草各一钱，浙贝母三钱，紫菀肉（蜜炙）钱半，云苓、款冬花（蜜炙）各三钱，大枣三枚（劈，去核）。

按：脾为胃行其津液，上归于肺。若脾阳不足，则不能转输津液，水津停聚，上逆则咳喘不已；若肾中元阳衰弱，下焦阴寒之气夹水饮上逆于肺，则亦令喘咳；或复加寒邪引动，尤令诸证加剧，甚则面浮目脱，喘逆上气。治疗以温阳扶正、达邪平逆为之。用五味子、干姜温肺寒定喘；桂枝和营；苓、术、枣、草以温脾化湿；夏、橘、杏、贝化痰；紫菀、款冬泄肺气止咳。全方组合，有温脾肾之阳气，化肺脾之痰饮，定上逆之喘咳，而达愈病之目的。《金匮》所谓"病痰饮者，当以温药和之"，即为此意也。

6. 轻开肺气法　本法主治风痰壅塞肺气不利之咳嗽。症见：咳嗽咽干，喉痒失音，咳痰不爽，苔薄黄而干，舌质红，脉或细数。处方：桔梗一钱，桑叶钱半，大贝母三钱，凤凰衣钱半，胖大海（后下）、光杏仁（去尖、衣，打），各三钱，蝉衣、射干各钱半，大力子三钱（炒、打），薄橘红一钱，马兜铃（蜜炙）、鲜竹茹各钱半，赤苓三钱。

按：《素问·至真要大论》云"燥者濡之"，《重订通俗伤寒论·秋燥》曰："秋燥……若久晴无雨，秋阳以曝，感之者多为温燥，此属燥热，较暮春风温为重。"丁师合此二家之论，倡轻开肺气之法，用药确当，令人折服，验之临床，多获佳效。方中蝉衣、凤凰衣、射干清咽扬音；胖大海化痰养阴；桔梗宣开肺气；杏仁、马兜铃降气；橘红、贝、茹、大力子化痰止咳；桑叶息风；赤苓渗湿。全方组合应用，则肺气开，风痰降而咳嗽、失音瘥愈。

7. 清热补肺法　本法适用于燥热伤肺所致咳嗽。症见咳嗽咽干，痰中带血，口渴唇燥，脉数或豁大无力。处方：北沙参四钱，川贝母、蒌皮各三钱，石斛四钱，甜杏仁（去尖、衣，打）、淡竹茹（姜汁炒）、阿胶珠（蛤粉炒）、炙兜铃各三钱，茯神四钱，蛤壳五钱（煅），鲜藕汁、鲜梨汁各一匙（冲）。

按：喻嘉言指出："燥金虽为秋令，虽属阴经，然异于寒湿，同于火热。"故最易伤阴灼津，损其肺络而咳嗽痰血并见。而其治法，尤须滋养肺阴，保津柔络为之。方中沙参、石斛、蒌皮清降肺气；阿胶、蛤壳益肺止血；川贝、杏仁、竹茹、兜铃化痰止咳；茯神宁心；合藕汁、梨汁以增强生津养液、润燥止渴之效。如兼肠燥便秘者，可加生地、火麻仁以润肠通便。此或可称"上病下治"之法耳，亦釜底抽薪之一隅。

8. 扶土化痰法　本法主治湿浊壅滞而致咳嗽者。其症可见：咳嗽夜间为甚，痰多易咳出，口干不思饮，身重嗜卧，胃部饱满，大便溏软，舌苔白腻，脉滑或缓。处方：淮山药（土炒）、制半夏各三钱，盐橘红一钱，台白术三钱（土炒），甜杏仁一钱（去衣、尖，打），茯神三钱，炙甘草一钱，象贝三钱，焦谷芽五钱（炒），苡仁七钱，冬瓜子四钱（炒、打），大枣三枚（劈、去核）。

按："脾为生痰之源，肺为贮痰之器"，此实为病理现象而已。盖脾为湿壅，健运失司，不能输布水谷精微，酿湿生痰，上渍于肺，壅塞肺气，影响气机出入，遂咳嗽起矣。李中梓《医宗必读·咳嗽》曰："……因于湿者宜利，因于痰者消之……随其所见之证而调治，"因而丁师用白术、淮山药扶益脾土；甘草、大枣、谷芽安中和胃；茯神、苡仁淡渗利湿；半夏、贝母、橘红、杏仁助其化湿止咳。全方温润和平，燥湿相济，扶益脾土，利湿化痰，则咳嗽自宁。

9. 培土生金法　本法适应于久咳不已，子病累母之证。症见咳嗽气短，咳痰清稀，食欲缺如，少气懒言，精神不振，脉虚软濡缓。处方：潞党参三钱（土炒），炙草一钱，川贝母三钱（去心），于术二钱（土炒），云苓三钱，炒谷芽五钱，甜杏仁（去尖、衣，打）、淮山药（土炒）各三钱，盐橘红、佩兰梗各一钱，冬瓜子（炒、打）、糯稻根须各三钱。

按：清·沈金鳌说："肺不伤不咳，脾不伤不久咳……"提示肺伤则咳，累及脾伤则久咳，即所谓子病累母是也。治疗则从补脾胃、扶中土着手，以达到补肺气宁咳嗽之目的，此即"培土生金"之法耳。方中党参、山药、于术、茯神培土补中，当为主药；佩兰轻宣化湿，以助参、药、术之药力；谷芽、稻根开苏胃气，以培中源；橘红化痰；杏仁、冬瓜仁顺气止咳。组方重在健脾培中，旨在补肺宁嗽。此即丁师"脾母既健，肺子自苏矣"之旨。

（周富明 1992 年 11 月）

略论张锡纯黄疸证治

张锡纯在《医学衷中参西录》中论述黄疸之成因证治颇具独到。兹不揣简陋，略述于次：

张氏认为，湿邪侵袭人体，郁于脏腑，"脾土受湿，升降不能自如以敷布其气化，而肝胆之气化遂因之湮瘀，胆囊所藏之汁亦因之湮瘀而蓄极妄行，不注于小肠以化食，转溢于血中而周身发黄"。又因"脾胃为太阴，湿郁久则生寒；肝胆为少阳，湿郁久则生热；又兼有所寄之相火为之熏蒸，以致胆管肿胀闭塞，是以胆汁妄行"，或由于"怒动肝火"，肝失疏泄，则"胆管不能输其胆汁而溢于血中"，"遂致遍身发黄成疸"。又或脾胃素虚，或过食寒凉，或酒食不节等等，皆"致脾阳受损，寒湿郁滞，胆液受遏，泛溢于肌肤"致成黄疸。总之，黄疸之形成，关键是"湿"累及脾胃和肝胆。因此，张氏认为，"但见其身黄发热，可以湿热成病断之也"。为治之法，当分辨湿郁于肝胆与脾胃之别。如"为木因湿郁而生热，则胆囊之口肿胀，不能输其汁"者，"用茵陈、栀子、连翘泻肝胆之热，即消胆囊之肿胀"；若为土因湿郁生寒之证，恒以"厚朴、陈皮、生麦芽、生姜等开脾胃之郁，即以祛脾胃之寒"，尝谓"茯苓、苡仁、赤小豆、甘草为泻脏腑之湿，更能培土以胜湿"。茵陈蒿"既能泻肝胆之热，又善达肝胆之郁"，故张氏认为是"治黄疸最要之品"。证诸临床，屡试不爽。麦苗"能清肝胆之热，犹能消胆管之炎，导胆汁归小肠"，故张氏凡治黄疸，"必加用麦苗煎汤当茶饮之……奏效颇著"。

（周富明 1991 年 8 月）

三、医著探赜

吴仪洛与《本草从新》

吴仪洛（约公元1704—1766年），字遵程，清·浙江海盐人。吴氏平生十分留心医药，对歧黄之术及其他著作每多研究，所著有《伤寒分经》《成方切用》《四诊须详》《女科宜今》。后二者已佚。《本草从新》是在汪昂《本草备要》的基础上订补而成，是书医药紧密结合，内容精简扼要，间附己意，是临床实用的本草专著，解放后有排印本。

吴氏认为《本草纲目》"为集大成，其证据该治，良足补尔雅诗疏之缺"。然对汪昂《本草备要》则认为"汇集群言，厥功甚伟而辨讹考异，非其所长"，并指出汪氏"不临证专信前人，杂揉诸说，无所折衷，未免有承误之失"。遂"取其书重订之，因存者半，增改者半，旁掇旧文"，于"其间广搜博采"，"以扩未尽之旨"，较《本草备要》增药五分之二，故名曰《本草从新》，终于乾隆丁丑（1757）冬月付梓。

《本草从新》首有原序及凡例，书末附跋，均为作者所撰。药性总义，冠于目次之前，凡例之后。全书十八卷，分十一部51类收药721种。

吴氏认为"注本草者，当先注明其所以主治之由，与所以当用之理"。选药以实用为宗旨。对药性理论研究，每与临床实践相结合，他指出："夫医学之要，莫先于明理……有一病，必有一药。"他对《内经》有关气味理论的论述，进行了较系统的归纳，其《药性总义》云："凡寒热温凉，气也；酸苦甘辛咸，味也；气为阳，味为阴，气厚者为纯阳，薄为阳中之阴；味厚者为纯阴，薄为阴中之阳。"这说明气味有厚薄，寒热有偏胜，禀质有不同，其功亦异。对具体药物而言，气味阴阳并非孤立，必须合而视之。吴氏说："凡根之在土中者，半身以上则上升，半身以下则下降；虽一药而根梢各别。"为总结药性功能作出了较全面的理论基础。

在用药法象方面，吴氏根据五色入五脏的理论结合自己的学术见解，提出以形、色、性、味来区分用药。认为"色青，味酸，气臊，属木，入肝"，"凡轻虚者，浮而升，重实者，沉而降；气厚味薄者，浮而升，味厚气薄者，沉而降"，尝谓"气味以辛甘为阳，酸苦咸为阴"，以气味之厚薄，法天地阴阳之象，以气味之性能，法四时万物变化之象，从而研得药性要旨，是谓之"升降"。《本草从新》指出"气无形而升，故为阳，味有质而降，故为阴"，"本乎天者亲上，本乎地者亲下"。吴氏认为药性具有升降之能，实由其气味参合而定。这些总结归纳四气五味的升降浮沉作用，为药物功效与临床研究起了积极作用。

吴氏十分重视药物鉴别，同时极力反对不负责任的以伪乱真。他指出"凡假药不可不辨"，否则"以伪乱真，渐至真者绝少""更害人之尤者也"。从性、味、质、体等方面对人参、党参、土人参、洋参、荠苨、沙参、桔梗进行相互比较，指出异同，等等。不胜枚举。并指出市中药品混乱现象，如远志混丹参，新山连混黄连者，"性味优劣迥别""不可不正之"。

吴氏重视对同类药物功能，当列条的列条，不列条者文中注明，如白术有野白术与种白术之分，前者以补气生血为上，后者以健脾燥湿为胜；芍药有赤白之异，赤者能泻能散，白者善补善收，分当归有头尾，辨枳壳与枳实，异羌活与独活等，皆予以详论。对功效近似的药如"当归为血中气药，治虚劳寒热"，"川芎乃血中气药，升清阳而开诸郁"等亦加以鉴别。凡此种种，既体现了吴氏严谨的治学态度，又体现了医家实践经验的丰富。

对于药物的炮制，其原则是"各有所宜"，并把药物配伍理论引申为"以药制药"的炮制方法。如在《药性总义》中说："凡酒制升提，姜制温散，入盐走肾而软坚，用醋注肝而收敛，童便除劣性而降下，米泔去燥性而和中，乳润枯生血，蜜甘缓益元，陈壁土籍土气以补中州……"这些叙述，言简意赅，在中药炮制方面颇具实践意义。

在具体药物炮制方面，《本草从新》记载颇详，如对熟地的制作方法，"拣取肥地黄沉水者数斤，洗去沙土，略晒干，别以拣瘦小者数十斤，捣绞取汁，投石器中，沉漉令浃，入柳木甑，放瓦锅上蒸一日晒几时，令极干，又蒸又晒，如是九次，锅内倘淋下地黄余汁，亦必拌晒，使汁尽而干"。

临床以病因不同而对药物需有不同的制作方法，如白术"用糯米泔浸，借谷气以和脾胃，陈壁土炒土气以助脾，人乳拌用润以制其燥"等。均系经验所得。

此外，《本草从新》对药物归经，药品效验，辨证用药配伍应用，用药宜忌以及临床用药等各个环节及影响药物的各因素，均有较深的实践体会和理论探索。但由于历史条件的限制，书中难免存在一些不足之处，如妇人不孕，夫妇于立春日"各饮立春雨水一杯，还房有孕"等。

总之，《本草从新》为清代吴仪洛所编著的一部本草专著，其特点是切于实用，不尚浮华，在学术上有一定的价值，对临床应用有着极为宝贵的经验，对中医药学的发展起有一定的作用。

（周富明 1988 年 4 月）

蒋宝素《问斋医案》学术思想初探

蒋宝素，（约公元 1794—1873 年）字问斋，号帝书。江苏丹徒县人，其学验俱丰，著有《医略十三篇》《快志堂医案》《医略》《医略稿》《伤寒表》《证治主方》及《医林约法三章》和《五字经》等。《问斋医案》为其数十年临床经验之结晶，是一部医案专著。兹不揣浅陋，就其学术经验作一初探：

痰饮为病法取温肾 蒋宝素氏认为"痰饮，原于《金匮》，有支饮、伏饮、溢饮、悬饮之分，但不离水湿，系津液所化"，"痰为津液，精血之源，肾实统之"，尝谓"前哲以脾为生痰之源，肺为贮痰之器"论，实非如此，盖"肾为水脏，而司五液"，"五液皆属于肾，化生于胃，当以肾为生痰之源，胃为贮痰之器为是"。因此，其认为痰饮之作，乃"肾水上泛，脾液倒行"所致，基于此，蒋氏认为治痰饮之法，以"温肾"为主。如治一"腰痛、头眩、呕吐痰涎、酸水，咽喉不利，胸腹汩汩有声"患者，取八味丸加减，以熟地、山药，萸肉，丹皮、泽泻、云苓、附子、肉桂、鹿茸等治之。其尚指出："中伤积饮，清水上泛，呕吐胀痛"者，乃"病起于肝，传之于脾，注之于肺，下连于肾"，宗"治病求本，投金匮肾气加减"则屡治不爽。

便秘顽疾唯温命火 蒋氏认为"肾主二阴，而司五液，饮食入胃，津液输于脾，归于肺……糟粕受盛小肠，传送大肠，是为大便"，此系生理之常。若遇病变，大便秘结而不下，其理"正与大便泄，小便少一理"，盖"便泻溲少，清浊不分；便秘溲多，清浊太分，过犹不及"，并指出，便秘不解乃"命火式微"所致，故其治之法，辄以益火温通为主。如治患者"脉来细涩如丝，大便兼旬不解，此为阴结……进益火之剂，辛有效机……以大熟地，山药、山萸肉、制附子、肉桂、苁蓉、杞子、归尾治之可也"。又如治"后阴秘结三十余日，现在前阴亦闭……所服三承气，更衣丸及五苓，八正……皆无效，予金匮肾气加减"乃得其功。

197

妇人杂病宜疏肝郁 蒋氏认为"女子肝无不郁","而肝郁善怒,犯中扰胃,克脾",故"经来不一,血色不华",由于"肝气之郁,土为木克,则脾不化血",以致"经来不能应月盈亏",或"逐月渐少,由少至闭"。因"肝气之郁,化火化热……肝火内扰,损及奇经八脉",故"带下崩漏,固属带脉失其约束……然总属肝郁伤脾,损及奇经八脉"而致。

其治之法,宝素认为"疏泄肝郁,调畅气机",并"宜恬淡无为,切戒烦劳动怒"方能倍增药效,如治"乳岩,其形似岩穴","溃处血流甚涌,瘀条如箭",蒋氏指出"乳岩本是危疴","是证遍考前贤诸论,皆言不治"。(作者注:乳岩,相当于现代医学病名之乳腺癌)此乃"忧思郁结……情志乖离,肝郁不伸……肝主筋,筋挛为结核,脾主肉,肉溃为岩穴",以致"脏阴营液俱亏",治宜"香贝养荣汤加减:香附、川贝、人参、云苓、白术、炙草、熟地、归身、川芎、白芍"。且劝其"恬淡无为,心境开舒"。是方增芰"服药百余剂"乃"高茸之岩渐颓,深潜之穴渐满,眠食俱安,二便通调,六脉和缓,五善悉具,安不忘危,凝神静养"以善其后。蒋氏尝谓"若溃久脓清不敛,法当壮水生木,益气养荣,仍恬淡无为,以舒神志,方克有济,"择药如生地、洋参、归身、抚芎、香附、象贝、白术、桔梗、黄芪、玄参、海藻是也。

又治一"呕吐食减,经来不一,面色不华,默默寡言,匆匆不乐"患者,蒋氏认为系一肝郁不伸之所致也,宜《医话》山鞠穷煎,川芎、苍术、茯苓、香附、神曲、山楂、南星、制半夏服之而愈。另如疗"经闭,以调畅气机为主";治"风消,以《医话》扶疏饮"(归身、白芍、香附、川芎、柴胡、乌药、陈皮、郁金、佩兰)调崩漏带下,"凡脉弦数"者,恒以"泄肝疏脾"为之。等等验案,不胜枚举。

(周富明 1995 年 3 月)

《秦笛桥医案》琐谈

读秦伯未著《清代名医医案精华·秦笛桥医案》,心有所悟,遂拾其麟爪,发其微末,以飨同道。

调荣卫,除寒热,以逍遥法

案例:寒热寒战身热无常,纳钝经阻,脉象右弦大左数,舌根腻。乃肝不条达,荣卫不和、即《难经》所谓"阳维为病苦寒热",拟逍遥法。

炒柴胡　宋半夏　焦白术　制香附　炒黄芩　云茯苓　粉丹皮　生姜
炒陈皮　炒当归　黑枣

按：《景岳全书·传忠录》云"寒热者，阴阳之化也"。所以辨证之寒热，实际上是辨阴阳之盛衰。本案"寒战身热无常"是"肝不条达，荣卫不和"所致，故用逍遥散法。即《难经》所谓"阳维为病苦寒热"。阳维脉者，起于外踝下，与足少阳胆经并行。肝与胆为表里，疏肝郁即和少阳，从而达到了肝郁解、荣卫和、寒热除的目的。足见秦氏治疗经验的独到。

和表里，截疟疾，逐饮和中

案例：疟疾间日寒热，呕吐涎沫，脾不化津，积为饮邪，荣卫不和，升降失职，必肝胆上逆，贯膈犯胃。脉沉，左虚大，右滑，舌黄口干，不喜饮。先议逐饮，佐和中法。

姜半夏　川桂枝　焦白术　老生姜　白茯苓　炒白芍　姜竹茹　煨草果
生枳壳　软柴胡　盐陈皮　炒蜀漆

按：疟疾一名，在《内经》陈疟，痎疟：《金匮要略》称疟病；《太平圣惠方》称疟疾。秦氏根据所现症状，结合脉理分析，取逐饮和中法治疗。理法明了，用药妥贴。本案与《本草衍义》之痎疟相吻。可见其博览群书之至。

培本元，治咳嗽，当重理脾

案例：咳嗽病后咳嗽时作，肌肉瘦削，四肢不健。脉象：左虚细，右弦滑。良由脾阳欠运，土不生金，金不能制木，木反夹心火刑金。经云："气不及，则已所不胜，侮而乘之；已所生，轻而侮之。"又云："侮反受邪。侮而受邪，寡于畏也。"正此之谓。而即证论治，当重理脾，以治其本。

炙绵芪　宣木瓜　酒当归　稆豆衣　炒党参　阿胶珠　生白芍　炙紫菀
煨益智　淮山药　川贝母　池菊炭

按：本例"病后咳嗽……良由脾阳欠运，土不生金，金不制木，木反挟心火刑金"所致。因此在治疗方面重视整体观念，注重生克乘侮关系，重理其脾，以治其本而缓其咳。给后学启迪颇深。

护八脉，疗带下，专以疏肝

案例：带下少腹胀痛，带下五色，四肢清冷，病起年余。兹脉象左沉濡，右虚弦而大，总由肝郁不行，气痹络伤，八脉不能拥护。傅青主于五色带下，强分五藏，穿凿不经，今专以疏肝为主。

炒柴胡　炒川楝　炒归身　荆芥炭　炒延胡　炒白芍　炒车前　制香附
云茯苓　淡吴萸　炒黄芩　小青皮

　　按：带下之虚证常见有脾虚带下和肾虚带下。治疗分别以健脾益气、升
阳除湿和温阳补肾、固涩治带等法。五色带下，先见于《千金要方》，认为
多系湿热蕴结下焦，积瘀成毒所致。治法当以清热解毒，除湿止带。秦笛桥
氏临证既注意其证，更注重脉象。如是案，从"带下五色"看，是湿热蕴毒
无疑；再看"四肢清冷，病起年余"，又似脾肾阳虚所致；然，其脉"左沉濡，
右虚弦而大"，认为是"肝郁不舒，气痹络伤，八脉不能拥护"引起。故治法"专
以疏肝为主"。用柴胡、当归、白芍疏肝郁柔八脉；川楝子、香附、青皮、
延胡以理气通痹；茯苓、车前健脾利湿；更以黄芩苦寒，泄热清肝，吴萸辛
热，疏肝解郁，一寒一热，相反相成；稍佐荆芥炭以入血分。全方配伍跌宕，
组合严谨。综观是案，理法默契，突破陈规，妙趣横生。

（周富明）

秦景明《医验大成》经验举隅

　　明代医家秦景明，名昌遇，上海松江人。著有《大方折衷》《幼科折衷》
《痘疹折衷》及《症因脉治》等，前二者已佚，《医验大成》系秦氏晚年之作，
兹举其要者，略陈管见，以求正于同道。

　　治血证，安五脏　秦氏认为，凡衄血、咳血、咯血、溺血、便血等，无
不与五脏有关。谓"呕血者，肝郁也"，肝郁化火，以致"肝火凌脾而逆上，
其血不能藏也"。投青皮、山栀、白芍之属以泄肝。如一童咯血盏许，系怒
动肝火所致，用加味逍遥散而止血。

　　"脾肺两家之火"所致咳嗽而血不瘥。如一人大吐血，某医用凉血、止
血百剂而不愈，令服健脾等药则血止。实乃经验所得，常用药物如参、术、干姜、
茯苓、升麻等。

　　秦氏认为，吐血有血屑者乃咯血，来自肾经。曾治一因纵欲导致内热焦
烦而痰中带血者，属真阴不足、虚火沸腾，"此血从足少阴肾经来，宜滋阴降火"，
投"六味地黄汤而不复咯矣"。

　　其治肺血，亦不囿于陈法，如治一秋燥伤肺咯血者，投清暑益气汤（白芍、
麦冬、茯苓、生地、归身、黄柏、知母、广皮、神曲、甘草等）而瘥。治尿
血，多投清心火之品，如黄连、山栀、知母、甘草梢、淡竹叶及木通、灯心、

车前子等。

疗泄泻，调肝脾　脾虚泄泻，有因肝木克伐所致者。秦氏治一胁痛腹泻者，诊其左关沉弦、右关沉濡，谓"此肝泄也，因暴怒伤肝，甚则乘脾虚下溜之，故以伐肝和脾之剂主之"，投白术、苍术、白芍、甘草、茯苓、厚朴、青皮等。其治这类疾病，以"平木之太过、扶土之不及"为治则，除用伐肝培土之品外，酌加肉桂、吴茱萸、炮姜等以温中苏脾。

复虚损，衡阴阳　秦氏治虚损，以平调阴阳、补偏救弊为本。阴亏者，以壮水为主。如治一日晡微热、至晚身凉、兼汗出咳嗽之劳伤患者，肝脾肾三部脉弦数，乃养阴以抑阳，用柴胡、陈皮、鳖甲、归身、黄芩、麦冬、紫菀、地骨皮、秦艽等而瘥。

阳虚者，以益火为主。曾治一因烦劳忿怒而不思饮食之患者，每日溏泄大便三次，两寸脉微浮而涩，关尺微虚不固，用顺气养荣汤加桂枝、甘草，二剂症减，复以补中益气汤、金匮肾气丸等调理而愈。

（周富明 1988 年 11 月）

《医学真传》内伤咳嗽辨治探要

《医学真传》系清代名医高士宗与其弟子论学的讲稿，其中对内伤咳嗽之辨治，尤具心得。兹不揣浅陋，概括于下。

1. 滋肝补肾法　高氏云"若气上冲而咳，是肝肾虚也"，盖"肾脏内虚，不能合水腑而行皮毛，则肾气从中土以上冲，上冲则咳"；"肝脏内虚，不合冲任之血出于肤腠，则肝气从心包以上冲，上冲则咳"。揭示气逆上冲是咳嗽的关键，而之所以气逆上冲，乃肝肾不足，下焦无根，故咳嗽频频而作，咳声低沉，或胸胁满闷，咳痰不爽，或洞泄不收，鼻窍不利，或日晡潮热，甚或咳血并见。治疗则以滋水养肝为主，常用药物如山药、萸肉、五味子、熟地、当归、白术、白芍、木瓜、杞子之类。

2. 温运脾胃法　《杂病源流犀烛·咳嗽哮喘源流》有"脾不伤不久咳"的记载。高氏认为"脾土内虚，土不胜水，致痰涎上涌"而咳，"咳必兼喘"；胃为水谷之海，足阳明主胃，其气下行，若"阳明之气不从下行"而上逆为咳者，"咳出黄痰"或"咳虽不愈，不即殒躯"，但迁延难宁，苦痛难言。治疗当以运脾降胃消痰为法，常用药物如白术、山药、干姜、米仁等及"消痰散饮"之药。

3. 泻心润肺法 《内经》云："五脏六腑皆令人咳，非独肺也。"若"心包之火上克肺金"而致咳，其病在肺，其因在心，证见"夜则发热，日则咳嗽，日夜皆热，日夜皆咳"。高氏主张以泻心火、润肺金为主，常用药物如当归、生地、茜草、银花、百合、款冬、贝母、人参、五味子之类。

4. 探求根本法 古谚云："诸病易治，咳嗽难医。"高氏认为"所以难治者，缘咳嗽根由甚多，不止于肺"。因此"每遇一证，必究其本而探其源"，而"察源之法，在乎审证"。如"中焦津血内虚"而咳嗽，其症状为"胸中作痒而咳"，"法当和其中焦"；"火热之气上冲"而咳者，见症以"喉痒而咳"为主，治宜和其上焦。婴儿顿咳初起是"毛窍受寒，致胞血凝涩"所致，故"但当散胞中之寒，和络脉之血"，药"如香附、川芎、红花、当归、白芍一类可用"，"苟不知顿咳之原，而妄投前、杏、苏、芩、枳、桔、抱龙丸辈清肺化痰，则不可也"。此外，高氏还提出了治咳禁忌，如谓"虚伤风咳嗽者"，最忌寒凉发散，"冬时肾气不足，水不生木，致肝气内虚"而咳嗽者，亦忌发散等。总之，高氏辨治内伤咳嗽用药颇具特色，有一定参考价值。

（周富明　徐峻 1994 年 1 月）

《丹溪治法心要》中风从痰论治探要

《丹溪治法心要》为元代朱丹溪述，由其门人整理而成，后经明代嘉靖癸卯年(1543)高叔宗校正重刊。全书凡八卷，论述以内科杂病为主，兼有外、妇、儿各科病证154种，是一部较早的中医临床实用专著。笔者研读是书，心有所悟，兹不揣浅陋，就其中风从痰论治述略于次。

中风一证，仲景提出内虚邪出，河间认为火热招风，东垣所谓内损风中，而丹溪则从痰而治。其认为，中风"大率主血虚、有痰，或血虚夹火与湿"，并指出"半身不遂，大率有痰"，痰阻络脉而闭阻不用，"以治痰为先"。

在具体运用时，丹溪认为，如中风"初中倒时"，可选"掐人中至醒，然后用去痰药及二陈"治之。如为气虚、血虚而致，可伍"四君子、四物汤等加减用之"，每每获效。其尝谓，如"瘦人阴虚火热"而中风者，宜"四物汤加牛膝、竹沥、黄芩、黄柏……及痰药"治之。"肥人中风，口眼手足麻木，左右俱作"，丹溪认为是"肥白之人多痰湿"，因于"湿土生痰，痰生热，热生风也"，应重在"从痰治，贝母、瓜蒌、南星、半夏、陈皮、白术、黄芩、黄连、羌活、防风"等酌情选用，或"用附子乌头行经除湿"；若"痰壅盛者，病人反复大咯血，虽经多次用止血剂、输鲜血等方法，疗效欠佳，又于1993年11月"服之可愈，"或以鰕①半斤入酱、葱、椒等煮，先吸鰕，后饮汁"以"探吐之，引出风痰"则病可瘥。如为中风重证者，"一时中倒""喉如锯"，急予"通神散、白僵蚕七个焙干研末，生姜汁半盏调服"；"口闭紧，用蚕煎汁，以竹管灌鼻中"，不时而吐，吐则痰去络通，气血调和，其病去矣。诚然，"亦有虚而不可吐者"，丹溪认为，如"气虚卒倒"，或伴"遗尿者"，"当以参芪补之"，倘"气虚有痰"，则急以"浓煎参汤加竹沥、姜汁"治之。丹溪还指出，无"治痰气实，能食者，用荆沥；气虚少食者用竹沥"。虚实有痰，用药有别。如为血虚而致病中风者，丹溪认为"宜四物汤补之，具用姜汁炒，恐泥痰再加竹沥、姜汁"以"兼治痰"。丹溪尝谓，如系"妇人产后中风"，乃气血俱虚故也，"切不可作风治而小续命汤，必须以大补气血"，并"分气、血多少治之"，"然后治痰"方可奏功。

中风乃危急重症。综观《丹溪治法心要》中风门，于医论后所举案8例，治之"大法以去痰为先，次养血行血"，并"兼补姜汁不可少"，在此基础上，或配补中益气或伍四物、或以"温酒调下"或以"姜汁调服"，且视病情轻重缓急，或"掐人中"或"与艾火灸"或"灌药鼻中"等等，综合治之，无不奏效。

（周富明1996年8月）

李中梓《医宗必读》淋证辨治探析

近读明代医家李中梓《医宗必读·淋证》篇，心有所悟，李氏对淋证审因辨治论述精辟，其将淋证分为石淋、劳淋、气淋、血淋、膏淋、冷淋等，详述证因，以脉鉴证，治法中肯，方药简洁，颇多启迪，兹不揣简陋，略述于次，以飨同好！

石淋为病，积热所致 石淋是指尿中时夹砂石，小便滞涩不畅，或尿时窘迫难忍，痛引少腹，甚或腰如刀绞。所致原因，是积热使然，李中梓氏认为，此"石淋者，有如砂石，膀胱蓄热而成"，之所以成石，"正如汤瓶久在火中，底结白针也"，没有积热，不会结石。因此，治疗重在"清其积热，涤去砂石，则水道自利"砂石自除，常用方剂"神效琥珀散、如圣散、独圣散"等，应"随

---

① 鰕，虾也，甘温有小数，宣吐风痰，补肾温阳（见《本草纲目·卷四十四·鳞部四》）。

证选用",强调辨证择方。如为"水道淋痛,频下沙石"者,应选神效琥珀散(琥珀、桂心去皮、滑石水飞、大黄微炒、葵子、腻粉、木通、木香、磁石煅,酒淬七次,研。以上"等分为细末,每服二钱"),并用"灯心、葱白煎汤调服"。用灯心、葱白者,灯心,性微寒,味甘、淡,利水通淋,清心降火;葱白善"治小便不通及转脬危急者"(《本草纲目》引《百一方》语),作为引药,用之非常恰当,且"余常用,治数人得验"。如为单纯砂石淋,可选用如圣散,"马兰花、麦门冬去心、白茅根、车前子、甜葶苈微炒、檀香、连翘,各等分为末,每服四钱。水煎服。",亦可用独圣散,"黄蜀葵花、子俱用,炒,一两、为细末,每服一钱,食前米饮调服",因黄蜀葵辛,性凉而有碍胃之嫌,故以米汤调服。

劳淋之因,伤于脾肾　巢元方在其《诸病源候论》中说"劳淋者,谓劳伤肾气而生热成淋也"。李中梓谓:劳淋者,"有脾劳肾劳之分,多思多虑,负重远行,应酬纷扰,劳于脾也……若强力入室或施泄无度,劳于肾也"。赏谓"因劳倦而成,多属脾虚"。诚然,清《顾松园医镜》认为,劳淋,"宜辨其因心劳、脾劳、肾劳之不同"。指出,除了脾、肾之劳,还有心劳,乃思虑伤脾,往往是由于房劳伤肾,思虑伤脾,暗耗心血,正气渐亏,乃是前人基础上的发展。肾虚则小便失其所主,脾虚则小便无以摄纳,心虚则水火不济,心肾失交,虚火移热于膀胱,小便不利,劳淋诸证迭见。在治疗方面,李氏认为"劳于脾"者,"宜补中益气汤与五苓散分进",言分进,是指先用补中益气汤以补益中气,再服五苓散温阳化气,利湿行水,可谓扶正祛邪之法也。若为"专因思虑者",宜"归脾汤",此已包含心脾两伤之治也,盖归脾汤具益气补血,健脾养心之功。"若强力入室或施泄无度,劳于肾也,宜生地黄汤或黄芪汤"可也,但因"肾虚而寒者",则应以"金匮肾气丸"治之。

血淋辨治,求证审因　血淋是以尿血而痛为特征的淋证,前人有血淋为热淋之甚者的说法,实际上,李中梓已将热淋包含在血淋之中了。其谓"有血瘀、血虚、血冷、血热之分"也,一语破的。热在哪里,与心热有关,其谓"血淋者,心主血,心遗热于小肠,抟于血脉,血入胞中,与溲俱下"。心与小肠为表里,心火炽盛,移于小肠,热迫膀胱,血热伤络,故血与溲俱下,血淋乃作。《证治准绳》亦谓:"心主血,气通小肠,热甚则搏于血脉,血得热则流行入胞中,与溲俱下。"血淋因于热外,还有瘀、冷、虚的原因于其中,并常以证候作出辨别,如"小腹硬满,茎中作痛欲死,血瘀也";"血色黑黯,面色枯白,尺脉沉迟,下元虚冷也",是肾阳不足,下焦虚冷所致;因下元虚冷,失于温运,脾运不健,血无生化之源,因而肾虚不固,脾虚失统,而致血淋。

就其治法，李氏认为，若为"血瘀"者，"一味牛膝煎膏，酒服大效"，因"酒有行药破血之用"（《药性赋》语），配合用之，有加强牛膝散瘀血之功。若"虚人"者，"宜四物汤加桃仁、通草、红花、牛膝、丹皮"治之。如为"血虚者，六味丸加侧柏叶、车前子、白芍药，或八珍汤送益元散"治之；倘"血色鲜红，脉必数而有力"者，是"心与小肠实热"，以"柿叶、侧柏、黄连、黄柏、生地黄、牡丹皮、白芍药、木通、泽泻、茯苓"为宜；若为"下元虚冷"者，可用"金匮肾气丸，或用汉椒根四五钱，水煎冷服"可愈。

气淋证治，当辨虚实 气淋是以小便滞涩不畅，余沥难尽，脐腹不适为主症的病证。从临证实践认为，气淋或因肝失疏泄，气机不畅，郁滞于下焦，或有湿热蕴结，壅遏不能宣通，以致小便淋沥不畅；或因病久不愈，或过用疏利，耗气伤中，脾虚气陷，气不能摄纳而小便涩滞不利。《诸病源候论·淋病诸候》谓："气淋者，肾虚膀胱热，气胀所为也"。李中梓氏认为"气淋者，肺主气，气化不及州都，胞中气胀，少腹坚，溺有余沥"也，并有"有虚实之分"，实证表现为小便涩痛，淋沥不宜，小腹胀满疼痛。虚证表现为尿时涩滞，小腹坠胀，尿有余沥，面白不华。因此，在治疗时，李中梓氏提出："如气滞不通，脐下反闷而痛者，沉香散，石韦散、瞿麦散"治之。李氏认为沉香散善"治气淋，脐下妨闷，小便大痛"。沉香散由"沉香、石韦（去毛）、滑石、当归、王不留行、瞿麦各半两，葵子、赤芍药、白术各七钱，甘草（炙）二钱半"组成，应"为末，每服二钱，大麦汤空心调服，以利为度"。大麦性平，凉，有"宽胸下气，消积，"（《本草纲目》语）治小便淋痛之功，用其煎汤调服，以加强调中、宽肠、通淋作用。而石韦散、瞿麦散，是为气淋夹有湿热壅滞下焦者而为之，此皆为实证而设。虚证者，大多为"气虚"，当以"八珍汤加杜仲、牛膝倍茯苓"治之为宜。

膏淋冷淋，虚实夹杂 膏淋是指小便混浊如泔水状，或有滑腻之物，诚如李中梓氏所言"膏淋者，滴下肥液极类脂膏"，常有虚实之异。实证者，小便混浊不清，或呈乳糜色，沉淀后如絮状，尿时不畅，灼热不适，或混血液，乃湿热下注，膀胱气化不利，不能制约脂液下流而致，应以分清泌浊、清利湿热法，用"海金沙散，海金沙、滑石各一两，甘草二钱五分，研末，第服二钱，灯心汤调"为宜，若"膏淋脐下妨闷"者，则以"大沉香散"治之，大沉香散由"沉香、陈皮、黄芪各七钱半，瞿麦三两，榆白皮、韭子（炒）、滑石各一两，黄芩、甘草（炙）各七钱，为末，每服二钱，"既扶其正，又清其邪，为使药物直达病所而又要保护胃气，故李氏强调"食前米饮调下"。若病久反复不愈者，为肾虚下元不固，"精溺俱出，精塞溺道，故欲出不快而痛"，则以"鹿角霜丸……菟丝子丸随证选用"。

冷淋是由于"寒客于下焦，水道不快，先见寒战，然后成淋"者，"更有过服金石，入房太甚，败精强闭，流入胞中，亦有湿痰，日久注渗成淋"者，李氏认为"多是肾虚"，所以可用"肉苁蓉丸、泽泻散、金匮肾气丸"治之可愈。

总之，李氏认为，淋虽为"湿与热两端而已……若饮食不节，喜怒不时，虚实不调，脏府不和，致肾虚而膀胱热，肾虚则便数，膀胱则水下，涩数而且濇，则淋沥不宣，小腹弦急痛，引于脐分"皆可致淋。所以，临证之际，综合考虑，"致淋之故，殆有多端"，尚"须以脉证详辨之"，"若不求其本末，未有获痊者"也。

（周富明 2016 年 2 月）

江涵暾《笔花医镜》杂病从肾论治探析

江氏，名秋，字涵暾，号笔花，浙江归安（今浙江湖州市）人。官至广东会同知县，素精医术，著有《笔花医镜》，成书于 1824 年。全书共四卷，采集、融汇诸家学说，论述简要，纲目清晰，切合实用，其中卷一为四诊论、内伤外感论治，卷二为脏腑证治，卷三、卷四为儿、妇科病证辨治。近期笔者再读是书，心有所悟，就其杂病从肾证治作一归纳，略抒管见，以求证于同道。

夜热盗汗，滋肾养血法 夜热者，常为阴血不足，《证治证绳》卷一所谓："昼则安静，夜则以热、烦躁，是阳气下陷入阴中也。"《血证论·发热》说："血虚者，发热汗出，以血不配气……夜则发热，以夜生血分故也"。盗汗，又称寝汗，为睡觉时出汗，多为虚劳之症，尤以阴虚多见。肾阴不足，虚热内扰，阴液外泄。江涵暾认为"肾者，天一之水，先天之木也……其体常虚"，夜热、盗汗乃"虚火""虚热"所为，故在治疗时应以滋肾养血为主，如以夜热为主者，为肾阴虚损，阴血不足，虚火偏盛，以滋阴养血为治，选"四物汤加丹皮、地骨皮、青蒿主之。"若以盗汗为主者，肾阴不足，虚热内扰，迫汗外泄，以滋阴固本为治，选"生地黄煎（生地、当归、炙黄芪、麻黄根、浮小麦、炙甘草、黄连、黄芩、黄柏）、八珍汤，加黄芪、北五味并主之"。生地黄煎"治阴火盗汗"，合八珍汤益气养血固其本，黄芪（二方中均已有之）与北五味相伍扶元固涩，合而用之，滋肾阴、养气血，固阴液，则盗汗自止。

头痛耳鸣，滋阴补肾法 头痛作为病证名，首见于《内经》，头为诸阳之会、精明之府，五脏六腑之气血皆会于此，故凡外感六淫，脏腑内伤皆可导致头痛。

《素问·奇病论》曰："头痛……当有所犯大寒，内至骨髓，髓者以脑为主。"指出了太阳、少阳经头痛的症状，是外感引起。内伤所致者，《素问·五脏生成篇》谓"头痛巅顶，下虚上实，过在足少阴、巨阳，甚则入肾"，是肝肾不足，阴虚于下，阳亢于上，故令人头痛。耳鸣有肝火上逆，或痰火所致者，多为实证；虚证者大多为肾精不足，或中气下陷。临证所见以肾精不足为多，江涵暾氏认为头痛、耳鸣，"血不能充髓海也"，所谓肾主骨、生髓通于脑。故治疗以滋阴补肾为之，常选六味地黄丸滋阴补肾、填精充髓取效。若偏于耳鸣为主者，是"血虚火旺也"，应以"六味地黄丸加牛膝、知母主之"。六味地黄汤为滋阴补肾之剂，因"血虚火旺"，故加牛膝以"填骨髓、除脑中痛"（《别录》语），且能"能引诸药下行"（《本草衍义补遗》语）直达病所以除"血虚而热"之证；加知母滋阴降火，王好古所谓"滋肾水，治命门相火有余"是也，诸药合用，有滋肾水，填精髓，清虚火之功。

善健忘证，交通心肾法　健忘，又称喜忘、善忘、多忘，最早见于《内经》，如《素问·五常政大论》谓："太阳司天，寒气下临，心气上从……善忘。"但作为病证名，首见于《太平惠圣方》。严用和《济生方·健忘论治》云："夫健忘者，常常喜忘是也。盖脾主意与思，心亦主思。思虑过度，意舍不清，神官不职，使人健忘。治之之法，当理心脾。"提示重在调理心脾，并制归脾汤治之。而李中梓《医宗必读·健忘》谓"心不下交于肾，则火乱其神明；肾不上交于心，精气伏而不用……故补肾而使之时上，养心而使之善下，则神气清明，志意常治，而何健忘之有"，认为健忘缘于心肾不交。江氏从前贤诸家中汲取精华，认为健忘既与心肾相关，"健忘者，心肾不交也"，但亦与心脾有关，故选方以"归脾汤、十补丸主之"。从选方看，归脾汤以补心益脾、养血安神为主，"十补丸（黄芪、白术、萸肉、杜仲、续断、枣仁、大熟地、人参、当归、白芍、远志、茯苓、山药、北五味、龙骨、牡蛎），治气血大亏之症"。此方与《济生方》之十补丸、《和剂局方》之十补丸比较，少了附、桂、鹿茸等大温大热类药味，但从《笔花医镜》所载十补丸药味分析，具有补肾益精，养心宁神之功，故能使心肾交泰，水火既济，精足神昌，健忘自可向愈。稍后于江氏同时代的林佩琴在其编著的《类证治裁》（1851年成书）亦主张"治健忘者，必交其心肾，使心之神明，下通于肾，肾之精华，上升于脑，精能生气，气能生神，神定气清，则鲜遗忘之失"，是否受江涵暾氏《笔花医镜》的影响所为，待考。

咳嗽喘证，养阴清火法　咳嗽是肺系疾患的一个常见证候。外感或内伤的多种病因，导致肺气失于宣发、肃降时，均会引起咳嗽。《素问病机气宜保命集》谓"咳谓无痰而有声……嗽是无声而有痰……咳嗽谓有痰而有声"。在临床很难将两者截然分开，因此一般均通称咳嗽。《素问·宣明五气篇》谓"五气所病……肺为咳"，咳嗽虽为肺系疾病的主要证候之一，但"五脏六腑皆令人咳，非独肺也"（《素问·咳论篇》语），因此就有了以脏腑命名的肺咳、心咳、肝咳、脾咳、肾咳等。肺为咳嗽发生的部位，其他脏腑病变同样会影响肺的功能而导致咳嗽。而"肾咳之状，咳则腰背相引而痛，甚则咳涎"，为阳虚金不生水，水泛为痰，阴虚则真阴枯竭，肾火刑金。所以江涵暾氏认为"咳嗽者，虚火烁金也"，并以"六味地黄丸加白蜜胡桃主之"，六味地黄汤为滋阴补肾之剂，胡桃味甘，气温，无毒，入肾经，《本草纲目》谓其有"补气养血、润肺化痰、益命门"之功。白蜜有清火、解毒、润肺、化痰作用，上述六味地黄丸加白蜜胡桃合用，具有滋阴补肾、清火解毒、润肺化痰功效，从而起到治疗因虚火烁金引起的咳嗽的作用。喘即气喘，以气息迫促为其主要表现，病位于肺，与肺脾肾有关，尤与肾关系密切。但也有虚实之分，朱丹溪《脉因证治》谓"实喘气实肺盛，虚喘由肾虚"。江涵暾氏认为"喘者，水亏火炎也"，肾虚往往肾阴不足，阴虚则火炎于上，故应以滋阴降火法治，以"知柏八味丸主之"为宜，此即赵献可《医贯》所谓："滋其阴即所以降火，补北方正所以泻南方"也。

大便干结，养阴保津法 大便干结即便秘，大便秘结不通，指排便间隔时间延长，或虽不延长而临厕努挣难下者。《诸病源候论·大便不通候》云"大便不通者，由三焦五脏不和，冷热之气不调，热气偏入肠胃，津液枯竭，故令糟粕否结，壅塞不通也"，又谓"邪在肾亦令大便难"。指出便秘的原因很多，三焦五脏，包括邪在肾皆令便秘。所以《兰室秘藏·大便结燥》说："金匮真言论云北方黑色，入通于肾，开窍于二阴，藏精于肾；又云肾主大便，大便难者，取足少阴。夫肾主五液，津液润则大便如常，若饥饱失节，劳役过度，损伤胃气及食辛热味厚之物而助火邪，伏于血中，耗散真阴，津液亏少，故大便结燥。"可见便秘与肾阴不足关系密切。《丹溪心法·燥结》指出："燥结血少不能润泽，理宜养阴。"并谓"肠胃受风，涸燥秘涩"，治疗上不可妄用攻下，否则"津液走，气血耗，虽暂通而即秘矣"。因而，江涵暾氏谓"大便结者，血虚液枯也"，其认为阴血不足，不能下润大便。而阴血虚的根源在肾，所谓"肾者，天一之水，先天之本也……蒸化谷食"，当肾之不足，失于"蒸化谷食"时，脾运失司，气血生化无源，血虚液枯，因此，其选用"六味地黄丸加白蜜胡桃主之"，以养真阴、保津液来保持大便通畅。若"大便秘者"用"六味地黄丸加白蜜胡桃"不效者，可考虑"大承气汤主之"，但应中病即止。

这与《证治汇补·秘结》所说"大抵以养血清热为先，急攻通下为次"相吻合。

小便不利，滋阴降火法 小便不利作为病证名，出自《金匮要略》痉湿暍病脉证治等篇。是小便量减少，排出困难的统称。正常情况下，小便的通畅有赖于三焦的气化，而三焦的气化，则源于肾所藏的精气。肾主水液，人体内水液的分布与排泄，全赖肾的气化作用，肾的气化正常，则开阖有度，若肾的气化功能失常，则关门开阖不利，就会出现小便不利，亦或小便不禁。《谢映庐医案·小便不通》云："小便之通与不通，全在气之化与不化。然而气化二字难言之矣……有有阴无阳而阴不生者，用八味丸、肾气汤，引入命门，熏蒸而化之；有因无阴而阳无以化者，用六味丸、滋肾丸，壮水制阳光而化之……总之，治病必求其本。"江涵暾氏认为，"小便不利者，水少也"，"少水也"，为肾虚热蒸，故而小便不利，因此用"滋肾丸主之"，其尝谓"滋肾丸，治下焦血热，用此滋阴化气"，以起到壮水以制阳光之作用。滋肾丸共三味，"黄柏、知母各二两，肉桂一钱，炼蜜为小丸"，此方为李东垣《兰室秘藏》方，善治肾虚蒸热及下焦热邪。方中黄柏苦寒微辛，泻膀胱相火，补肾水不足，入肾经血分；知母辛苦微寒，上清肺金，下润肾燥而滋阴，入肾经气分，二药配伍，相须而行，为补水之良剂；肉桂辛热，借以反佐，为少阴引经，寒因热用，所谓降火之中而能化气利水也。

蜷卧厥冷，温补命门法 厥冷，指四肢厥冷，也称四肢逆冷；蜷卧是因畏寒而嗜睡。类此，《内经》称为"寒厥""四逆"。《伤寒论·厥阴篇》认为：寒厥，"手足逆冷是也"，乃"阴阳气不相顺接"，阳虚阴盛所致。江涵暾氏谓："蜷卧厥冷者，火衰也。"据其"火衰也"，且以"右归饮、理中汤并主之"意，以方测症，见症应以手足厥冷，恶寒蜷卧，或下利清谷，口不渴，指甲青暗、脉象微细等命门火衰，脾阳虚寒之证。《伤寒论·辨少阴病脉证并治》谓"少阴之为病，脉微细，但欲寐也"，是肾阳虚极，阳气衰微，无力鼓动血行，则脉微；阴血不足，脉道不充，则脉细；肾阳不振，阴寒内盛，神失所养，则但欲寐。但欲寐是精神萎靡不振而呈似睡状态，是少阴之阳已虚至极的表现。证诸合参，是肾阳不足，阳衰阴胜，故以温阳祛寒为治，选右归饮合理中汤治之。窃以为之所以用右归饮与理中汤并主之，右归饮温补肾阳以治根本，因肾阳火衰，会致太阴脾气虚寒，加理中汤以温中散寒，补气健脾，既为太阴少阴同治、又是防太阴少阴传变之举，所谓"有命门火，蒸化谷食"，气血有源，病去无遗。

尿血吐血，滋肾泻火法 尿血是指小便中混有血液、甚至血块的病证，《内经》称尿血为溺血、溲血，《素问·气厥论》谓："胞移热于膀胱，溺血。"《四时刺逆从论》说:"少阴……濇则病积,数溲血。"《金匮要略·五脏风寒积聚病脉证并治》篇最早提出尿血二字,"热在下焦者,则尿血,亦令淋秘不通。"指出尿血的病因是热,病位于下焦。《圣惠方·治尿血诸方》则对尿血的主要病机作了论述,"夫尿血者,是膀胱有客热……血得热而妄行,故因热流散,渗于脬内而尿血也"。尿血为热所致,渗于脬内,血随尿流于体外。江涵暾氏则明确认为"小便血出者,肾水热也",良由肾阴不足,阴虚火旺,灼伤阴络,血随尿出,亦有心火内盛而移热于下焦者,所谓"心象有热,结于小肠,故小便血也"(《诸病源候论·小便血候》)。此与湿热结于下焦者不同,如为"湿热结于下焦"者,是"小便混浊",宜"萆薢分清饮主之"。因是肾水有热,或心火灼盛故以滋阴清热以宁络,故用"生地黄汤主之",方中生地滋肾清热凉血;芩、连清上焦之热;黄柏苦寒沉降,善清下焦之火;炙黄芪、当归养血润燥和营,麻黄根滋阴固虚,浮小麦善清虚热,诸药合用,共凑滋肾固本、凉血和营、清热泻火之功。江涵暾氏尝谓:"吐血者,血虚血热也,生地地黄汤主之。"乃为阴虚火旺,或湿热伤胃,或肝火犯胃而吐血者,为热为火所因,诚如严用和《济生方》谓:"血之妄行也,未有不因热所发,盖血得热淖溢,血气俱热,血随气上,乃吐血也。"故此,以滋阴泻火治吐血,合理合法!

(周富明 2017 年 2 月)

四、师承传薪

（一）师稿存真

黄介伯老中医谈阳虚燥热证之辨治

阳虚燥热证，是指机体阳虚与燥热内盛并见的一类证候。海盐人民医院黄介伯老中医，对阳虚燥热证之辨治颇具经验。笔者曾侍诊多年，耳濡目染，受益匪浅，兹整理于后，供同道参考。黄老认为阳虚燥热证的临床表现错综复杂，其基本特点为正虚邪实。所谓正虚，既可见神倦懒言、怠堕疲惫、舌边有齿痕等气虚的表现，也可见畏寒怯冷、颜面浮肿、舌苔白腻、脉沉细无力等阴寒内盛的证候。所谓邪盛，临床或见发热、头痛、口渴、心烦、鼻干、咽燥、干咳不爽或痰中带血等，是为温燥；或恶寒发热、头痛、无汗、干咳少痰、口鼻干燥，此乃凉燥；或口咽干燥，皮肤干涩粗糙，毛发干枯不荣，肌肉消瘦，小便短少，大便干结等，称为津亏或血燥，是为内燥。以上两大类证候，可以某一脏腑单独受病，亦可以数脏、腑同时受病。而且，同一病人又有以阳虚为主，或以燥热为主，或阳虚燥热交作。

阳虚燥热证的治疗颇费周折，盖阳虚喜辛温补阳，燥热宜凉润滋养。然而，温阳之品每多辛燥伤阴，而凉润之品，又易阻遏阳气。因此，黄老强调临证时要知常达变，邪正兼顾，方能恰当处理这一病理矛盾。清·沈明宗云："燥属次寒，感其气者，遵《内经》'燥淫所胜，平以苦温，佐以辛甘'之法。"张仲景治阴阳两虚创炙甘草汤，陈修园谓"方中人参、阿胶、地黄、麦冬、麻仁、大枣皆柔润之品以养阴，必得桂枝、生姜之辛以行阳气"，并认为"无阳以宣其气，更无阴以养其心"。吴鞠通将炙甘草汤去参、桂、姜加白芍组成为"加减复脉汤"养阴润燥，为治温邪入下焦、肝肾阴亏之证。何廉臣说"凉燥者,燥之胜气也,治以温润,杏苏散主之"是以温阳而不伤阴,滋润而不壅滞,皆不失为治阳虚燥热证的有效方剂。具体运用时,还当根据阳虚与燥热之轻重缓急,权衡先后。或以治表为主,或以治本为主,或标本同治,切忌墨守成规。

在药物的选择上,黄老指出投温阳益气当避伤阴之害,野合参、太子参、山药、核桃、补骨脂、菟丝子、肉苁蓉等温养脂多而不辛燥者为佳;而进润燥滋养则犹需防阴寒更甚之弊,百合、麦冬、知母、天冬、杞子、石斛、沙参、桑皮、甜杏仁等柔养之品为宜。或参以大辛大热的附子、肉桂等寒凉滋阴的阿胶、龟甲、鳖甲等相反相成,常可增强疗效。

(周富明 1989 年 2 月)

蒋文照教授治疗慢性非特异性溃疡性结肠炎经验

蒋文照,男,1925 年生,浙江省嘉善县人。现为浙江中医药大学教授、主任医师。1991 年确定为全国重点继承的老中医,1992 年成为享受国家政府特殊津贴的专家。先后担任省人大代表,省政协委员,省中医学会常务理事、副秘书长,浙江中医学院中医系主任、函授部副主任,《浙江中医学院学报》主编、编辑部主任等职。蒋老精通中医经典理论,长于内科,兼及妇儿科,擅治温病、脾胃及肺系病证。学验俱丰,医德并茂。兹就蒋师治疗慢性结肠炎的经验介绍于下。

慢性非特异性溃疡性结肠炎(以下简称结肠炎)的主要临床表现为顽固性腹泻,粪便常带黏液或脓血,伴腹痛或里急后重等。其病程缓慢,病情轻重不一,反复发作。现代医学认为其病因尚未完全明了,疗效欠佳。本病属中医"痢疾""泄泻""肠风"等范畴。

湿热积滞,当以逆流挽舟法

在慢性结肠炎患者中,湿热蕴结肠道为病者颇多。蒋师认为,湿邪为病,内因于人,关键在于脾胃的升降机能,因此,无论体质的有余不足,湿病寒化热化,均责之于中焦升降失司。脾胃失健,内湿复感外湿,两湿交作,湿热积滞,胃肠之气血阻滞,气血与湿热毒相搏结,化为脓血。由于脾胃失司,湿性黏着,二者相互影响,形成恶性循环,因而病情缠绵,迁延难愈。蒋师认为此型当以逆流挽舟为主法,常选人参败毒散为主方,随证加减治之。

病例:金某,男,28 岁,1991 年 3 月 28 日诊:腹泻半年,大便稀薄。

半月来大便带有黏液脓血，次数无度，里急后重，肛门灼热，曾经西医检查，诊断为结肠炎，苔黄腻，脉弦而数，乃邪结于里，表阳受遏，迁延日久，正气已虚，当以逆流挽舟之法为主。处方：潞党参 20g，柴胡 6g，郁金 9g，川芎 10g，羌活 6g，独活 6g，白茯苓 15g，桔梗 3g，广木香 6g，制军 6g，川连 3g，马齿苋 30g，地锦草 15g，枳壳 6g。连服 14 剂，证情大减，续以上方出入，先后服药 30 余剂而告愈。

脾肾阳衰，宜用温肾健脾法

蒋师认为，慢性结肠炎，其病位在肠，病变在脾，久之涉及于肾，临床上，由于脾肾阳衰而致泻利者颇多见，诚然，泻痢日久，则愈伤脾肾，两者互为因果，相互影响，以至于结肠炎经年不愈，形拘怯冷，腹泻便溏，黏液白冻便时有所见，腹痛肠鸣，神倦乏力，甚则面浮跗肿，脉沉细，舌淡苔薄。遇此类患者，蒋师常从焙火暖土着手，即温肾暖脾之法。张锡纯有"补骨脂以补命门，吴茱萸以补肝，此焙火之基也"之说，因而，治脾肾阳衰而泻痢者，不可不用此二味药。择方常取真人养脏汤意加补骨脂、吴茱萸出入。

病例：朱某，女，65 岁，1991 年 11 月 15 日诊：腹痛腹鸣，泻痢时甚时缓，甚则里急后重，便带白冻；缓则泻下清水，左小腹坠胀疼痛，腰骶部寒冷阵作，如是延及两年，虽经治疗，终未告痊，西医作纤维肠镜检查诊断为结肠炎。刻今病发又甚，面浮肢肿，苔薄舌淡，脉沉细。脉症合参，系属久泻伤肾，使火衰微不能焙土，当以温肾暖脾为法。处方：红参 3g（另炖），炒白术 10g，肉豆蔻 5g，肉桂 5g，小茴香 6g，台乌药 9g，制附子 6g，炒白芍 12g，煨木香 9g，煨诃子 6g，补骨脂 10g，吴茱萸 5g，车前草 20g，炙甘草 3g。药进 5 剂，证情见减，续服 7 剂，诸恙若失。嘱守方隔日服药 1 剂，连服 25 剂近两月，告愈。

痰饮为患，求之温阳化饮法

很多慢性结肠炎患者，常兼有腹痛不甚而肠鸣辘辘，眩晕乏力，甚则胸腹满闷，恶心欲吐等。蒋师认为此属"痰泻"。因痰积于肺，肺与大肠为表里故也。而痰之所生，乃脾虚湿酿而成。故为治之法，宗温药和之大法，投温运脾阳，蠲饮祛痰，以冀脾健湿化而痰无以生，饮无以留，则泻痢自已矣。选方以理中汤合苓桂术甘汤出入。

病例：钱某，男，49 岁，1991 年 9 月 4 日诊：患慢性腹泻近 4 年，日行 3~4 次不等，大便溏薄，夹有黏液，状似白冻，肠鸣辘辘，遇寒辄甚，脘胀腹满，头目眩晕，甚则呕吐清水，能食运迟，苔白腻而滑，舌淡，脉濡滑。予全消化道钡剂造影摄片提示：中度胃下垂，慢性结肠炎。证属"痰泻"，治以温运为法：潞党参25g，炒白术12g，炙甘草5g，淡干姜5g，白茯苓12g，肉桂5g，蔻砂仁各3g（后下），煨木香9g，煨葛根12g，炒泽泻9g，怀山药20g，法半夏6g，炙鸡内金9g。服药10剂，大便成形，白冻显减。于原方去泽泻，加柴胡5g，升麻3g，复进药10剂，诸证消失。嘱原方隔日服药1剂，坚持两月而愈。

肝脾气虚，勿忘补肝益脾法

蒋师认为，慢性结肠炎的发病与肝脾肾三脏功能失调有关，而与肝脾关系尤为密切。《血证论》指出："木之性主于疏泄，食气入胃，气之疏泄而以健运水谷。若肝木过弱，不能疏通脾土，则可出现少气懒言，腹泻便溏，病程缠绵，反复不已，其舌淡，苔薄白，脉来细而缓。治肝气不足，张锡纯为吾侪指出了迷津，张氏曰："凡遇一切肝气虚弱不能条达……重用黄芪为主，少佐理气之品。"因此，于临床诸如此类，勿忘补肝脾之气为上，用方可用补肝散加参、术、升、柴之品，腹痛甚者加当归、川楝子等。

病例：沈某，女，37岁，1989年6月5日诊：三年前开始腹痛，腹泻，以稀便为主，有时带有黏液便，状似白冻，时甚时缓。一月前作纤维结肠镜检查示：降结肠、乙状结肠充血，并有两处糜烂。刻下形瘦，神倦，面色少华，小腹隐痛，腹泻便带白冻，时有脓血黏液，纳呆，寐劣，苔薄白，舌淡，脉细而缓，证属肝脾气虚，治以双补为法。处方：炙黄芪30g，山茱萸9g，当归12g，郁金9g，川芎9g，木瓜10g，炒白芍15g，炒白术9g，炒枣仁9g，潞党参15g，合欢皮10g，煨木香9g，川楝子9g，椿根皮10g，柴胡5g，炙升麻3g。每日一剂，水煎服，连服一月，腹痛消失，大便成形，无白冻脓血便，精神振奋。遂于原方去椿根皮、川楝子，加砂仁5g（后下），嘱隔日服药一剂，连服30剂，诸恙若失。

久病血瘀，投以温运活血法

蒋师认为，慢性结肠炎，日久累及气血，"气至其处则凝，血流其处则涩，气凝血涩，与稽留之水谷互相胶固"（《证因脉治》），郁于曲肠，气血瘀滞而大便脓血，白冻交作。其腹痛或痛甚拒按者，必是"久病入络成瘀"所致。对于此类患者，正如《医林改错》所谓肾泻久泻，如投二神、四神不效，为有瘀血，可用膈下逐瘀汤或少腹逐瘀汤。蒋师尝谓，大凡泻久而有瘀血征象者，往往同时伴有下焦虚寒现象。因此，于临床，常采用温运下焦、活血祛瘀并用，仿叶天士震灵丹意出入，每每屡试不爽。

病例：朱某，男，55岁，1900年5月7日诊：患腹泻三年余，迭进健脾益气、收敛止泻诸药，收效甚微，左下腹坠胀刺痛。曾于年初作结肠造影摄片提示为结肠炎。刻今病情益剧，腹痛腹泻，大便日行4~5次，夹有赤白黏冻，里急后重，苔薄，舌边瘀点，脉细涩，腹部左下腹按之有柔软之条索状物，但"B超"证实腹部无肿块。脉证合参，当属久泻，命火不足，气血瘀滞而致，以温摄下焦，活血祛瘀为法，仿震灵丹意：紫石英20g，肉桂3g，赤石脂10g，禹余粮10g，石榴皮10g，炒川芎9g，鸡血藤15g，肉豆蔻5g，丹参12g，当归10g，煨木香10g，炒延胡10g，炒香附10g。服药5剂，病无进退，是为中的，续进7剂，痛平泻止。守法出入服药近30剂，证情逐次好转，乃嘱原方隔日服药1剂，服药一月半停药。随访两年未见复发。

（周亮　周富明 1993年4月）

李学铭肾病辨治六法

李学铭（1935—2012）主任，为近代名医叶熙春、史沛棠嫡传弟子，李师熟悉《内经》经典理论，临证重视辨证论治，强调审证求因，专攻内科杂病，尤擅肾病之证治，学验俱丰。其尝谓慢病久病恒以守法守方，遣方用药务求精当专一，少用杂药，以免药害。笔者早年有幸侍诊案侧，亲聆教诲，受益良多，兹就彼时所留下肾病处方底稿，作一整理，归纳为六法，以飨同好。

1. 培本固摄法

适用于肾病日久，脾肾气虚者。证见：面色萎黄，胃纳不佳，腰膝酸软，畏寒乏力，大便易溏，无浮肿。尿蛋白反复不已。舌淡，苔薄或腻，脉细或沉。常择无比山药丸加减，常用药物：山萸肉、泽泻、熟地黄、茯苓、菟丝子、锁阳、牛膝、赤石脂、山药、杜仲、苁蓉等。舌偏暗者加地龙、川牛膝、桃仁等；有阴虚证者加黄柏、生地黄；腰痛明显者加川断、杜仲、怀牛膝等。如治方某，女，59岁，杭州市检察院，1994年1月26日诊。患者慢性肾炎多年，尿蛋白反复，24小时尿蛋白1g左右。面色萎黄虚肿，腰部酸楚怯冷，夜尿频多，肢软，乏力，舌胖嫩，苔薄白，脉细。脾肾两虚，固摄无权，温肾健脾、固元培本：熟地黄、炒山药、茯苓、炒杜仲、淡苁蓉、仙灵脾、防己、车前草各12g，制萸肉、怀牛膝、芡实各10g，炒黄芪15g。2月9日复诊，上方服 14 剂后，颜面虚肿好转，腰部酸楚亦减，前方既效，守法再进：熟地黄、炒山药、茯苓、炒杜仲、淡苁蓉、淫羊藿、菟丝子各 12g，制萸肉、怀牛膝、芡实各 10g，炒党参、炒黄芪各 15g。守方服药两月，夜尿减少，诸证若失，复查 24 小时尿蛋白 0.5g，继续服药三个月。一年后病情稳定。

2. 养阴清热法

适用于病情日久，肾阴亏虚，虚火内炽，灼伤脉络者。证见腰膝酸软，口干咽燥，便结溲赤，甚或尿色鲜红，尿检以红细胞为主。舌红，苔薄黄，脉弦细或略数。选方六味合二至丸加减，常用药物：生地黄、山萸肉、山药、牡丹皮、五味子、女贞子、旱莲草、生甘草、当归。兼面色少华、神疲乏力者，加黄芪、丹参、炒谷芽；血尿明显者，加小青草、白花蛇舌草；兼有肺阴不足，咽痛不适者，加沙参、麦冬、太子参、野荞麦根。如治某男，60 岁，省委党校，1994 年 1 月 5 日诊。肾病有年，疲倦乏力，口干咽燥，大便艰下，小便短赤，镜检红细胞反复，苔黄根腻，舌质红，脉细数。少阴不足，内热炽盛：萸肉、丹皮、生山药、茯苓、麦冬、知母、黄柏各 10g，生地、瓜蒌仁各 12g，制军 g，玄参、蛇舌草各 15g。7 帖。2 月 5 日二诊，药后大便已润，小便已清，唯感腰酸乏力，舌偏红、苔薄黄、脉细略数，原方出入：萸肉、丹皮、麦冬、知母、黄柏、川牛膝各 10g，生地黄、瓜蒌仁 12g，玄参、蛇舌草 15g，虎杖根、土茯苓各 30g。两周后病情基本缓解，遂以调理善后。

3. 活血化瘀法

适用于慢性肾炎病程日久，甚或肾功能不全，表现为脉络瘀滞者。证见神疲乏力，面色黧黑，肌肤甲错，舌暗或有瘀点，脉细或细涩，尿检蛋白或红细胞，肾功能异常等。取方桃红四物汤加减，常用药物：当归、赤芍、川芎、红花、制军、川牛膝、地龙、桃仁等。伴有跗肿者，加桂枝、茯苓皮；气虚明显者加黄芪、白术；畏寒怯冷阳虚征像者加制附子、淫羊藿等。例治朱某，女，35 岁，1994 年 1 月 26 日诊。慢性肾炎、肾功能异常，面色黧黑，神疲乏力，腰腿酸痛，下肢略浮，肌肤粗糙，大便偏干，舌暗边瘀点，脉络瘀滞，脉细而涩：黄芪、鸡血藤各 20g，炒白术、炒川芎、赤芍、桃仁、生水蛭、黄芩、怀牛膝各 10g，制大黄 5g，当归、茯苓皮各 15g。2 月 23 日复诊，上方报 21 剂后，精神好转，浮肿亦消，血肌酐有所下降，唯大便仍不爽，脉细涩，苔糙，舌瘀，原法出入：黄芪 20g，炒白术、当归、炒川芎、赤芍、桃仁、制商陆、生水蛭各 10g，干芦根 40g，六月雪 30g，制大黄 5g。守法服药 2 个月。半年后随访，病情稳定。

4. 通络化湿法

适用于慢性肾病，尤其是痛风性肾病所现寒湿痹阻、风湿扰肾者。证见蛋白尿持续、轻度水肿，小便短赤或清长，反复下肢踝部肿痛，脉弦细或弦滑，苔薄腻。选方三妙丸加味，常用药物：制苍术、川牛膝、炒黄柏、鸡血藤、鬼见羽、威灵仙、炒地龙、生薏仁。伴腰膝酸软、疲劳、怕冷者，酌加淫羊藿、黄芪、杜仲等；肾功能异常，纳差、便秘者，加制军、炒谷芽等。李师认为饮食不节、喜食肥甘厚味之品，酿成湿热之邪壅塞三焦、影响气化是导致肾病的根本。曾治沈某，男，70岁，杭州定安路菜场，1994年2月18日诊。痛风性肾病日久，下肢踝部肿痛屡作，腰部酸胀隐痛，肾功能异常，血肌酐180μmol/L。大便溏软，纳谷减少，脉细滑，苔薄黄，湿热内郁，邪阻经络：制苍术、炒黄柏、川牛膝、秦艽、广木香、炒楂曲各10g，防己、炒地龙、萆薢、独活、生炒薏仁各12g，川连3g。7帖后下肢肿痛好转，胃纳有味，大便成形，脉细，苔薄黄，原方出入：上方去防己、秦艽、川连；加黄芪15g，丹参12g，鬼箭羽20g。守法服药两个月。随访半年，下肢不肿、关节不痛，肾功能指标稳定。

5. 益气化浊法

适用于慢性肾炎，表现为气虚湿阻证者。症见乏力，气短懒言，大便溏薄，小便混浊，甚或呈乳糜尿者。其蛋白尿少量，常<1g/d，苔薄腻，舌淡，脉细。选方：补中益气汤加减。常用药物：生黄芪、炒党参、炒白术、当归、炙甘草、陈皮、升麻、柴胡，兼有湿热者，加黄柏、泽泻；大便烂而次频者加川连、炒薏仁、车前草。李师认为，慢性肾炎所表现的症状是一派气虚现象，气虚运化失司，湿浊蕴滞，从而诸恙杂至。因而，补中益气、运化湿浊至为重要。如治忻某，女，37岁，1994年1月26日诊。肾病三月，蛋白尿＋～＋＋间，疲乏无力，腰酸肢软，带下清稀，头晕纳差，脉沉细，苔薄腻，劳累过度、中气受损，补气升清治之：生黄芪、炒党参、生薏仁、炒川断各12g，苍白术、炒当归、升麻、海螵蛸各10g，炙甘草4g，柴胡、陈皮各6g。7帖。2月2日复诊：服药后，带下已止，胃纳略增，守法再进：生黄芪、炒党参、生薏仁、炒川断、淫羊藿各12g，炒白术、升麻、炒杜仲、炒当归各10g，炙甘草4g，柴胡、陈皮各6g。此方加减服药2月，证症若失，尿蛋白于±～－间。随访半年无恙。

6. 调理气阴法

慢性肾炎日久，脾气虚弱，肾阴亏损，而导致气阴两虚者。症见乏力，腰酸，手足心热，口干，舌胖边有齿痕，苔薄，脉细或脉数。选方：大补元煎加减。常用药物：太子参、山药、熟地黄、枸杞子、杜仲、当归、山萸肉、炙甘草、茯苓、陈皮、白术、大枣等。气虚偏甚者，酌加炙黄芪、黄精；肾精不足者，加制首乌、二至丸等。李师认为，此类患者一是禀赋不足，阴虚体质，加之肾病日久，脾肾之气不足而现气阴两虚；一是肾病综合征经激素治疗后维持期所表现的气阴不足证。治疗则以调理气阴为主。如治胡某,女,20岁,杭州汽轮机厂,1994年1月7日诊。肾病一年余,激素治疗撤减为维持阶段,尿检阴性,疲乏无力,动辄益甚,腰俞酸楚,咽喉干燥,苔薄糙,舌质淡红,脉沉细略数,治以气阴两调:孩儿参、生地、制萸肉、炒山药、茯苓、炒杜仲、仙灵脾、干芦根、制黄精各12g,生黄芪20g,枸杞子10g。七帖。1月19日二诊,服药后疲乏缓解,精神好转,咽痛,脉舌如前:原方加石斛12g,野荞麦根12g。2月18日三诊,药后诸恙逐减,余无不适,宗法续进以作善后:孩儿参、生地、制萸肉、炒山药、茯苓、仙灵脾、制黄精、石斛各12g,生黄芪20g,枸杞子、炒龟甲、鹿角霜各10g。

(周富明 2014年12月)

李学铭医案六则

1. 肝肾同病案

姚某,女,45岁,解放路百货商店。1994年1月21日诊:原有肝病,迁延有年,又现蛋白尿,历时近载。腰膝酸软,神疲乏力,气短易汗,咽干寐劣。肝功能酶谱依然偏高,尿常规蛋白反复不已,脉细,苔薄燥:孩儿参、大生地、炒怀山药、茯苓、炒泽泻、平地木、制川断各12g,麦冬、萸肉、丹皮各10g,五味子5g,干芦根40g,虎杖根20g。7帖。

1994年3月2日复诊:肝肾同病。上方服药一月,复查肝功能已恢复正常,唯尿蛋白消未消失,自觉腰酸。脉细,苔薄燥:上方去五味子、干芦根;加怀牛膝12g,黄柏10g。7帖。

1994年3月30日三诊:肝肾同病,服药后病情稳定,自觉无不适。尿检两次均阴性。脉细,苔薄:上方去黄柏、川断;加枸杞子、炒当归各12g。守方服药4周,4月27日复查尿常规阴性,肝功能正常,遂停药。

按:《灵枢·经脉》谓"人始生,先成精,精成而脑髓生",《素问·阴阳应象大论》"肾生骨髓,髓生肝",肝肾同源由此而来。本例患者西医诊断为慢性迁延性肝炎、慢性肾炎。李师认为,先有肝病,迁延不愈,子盗母气,下及于肾,以致封藏失职,精质下漏而蛋白尿反复不已,呈现肝肾亏损,气阴不足,宜投参麦地黄汤加味。由于辨证精当,药中肯綮,效如桴鼓。

2. 慢性肾衰案

顾某,男,69岁,省医药药材公司。1994年1月7日诊:慢性肾衰,血肌酐 420μmol/L，疲乏，轻度面浮脚肿，夜尿多，苔薄润，舌下络脉瘀滞，脉细：生黄芪、六月雪各 30g，当归、白花蛇舌草、茯苓皮各 12g，鸡血藤 20g，车前草、通草各 15g，制附片 5g，制军 3g，生水蛭 10g。7 帖。

1994 年 2 月 21 日复诊：慢性肾衰，服药后浮肿消退，夜尿多，苔薄，脉络瘀滞，脉细：上方去茯苓皮、车前草；加炒陈皮 5g，虎杖根 30g。7 帖。

1994 年 3 月 2 日三诊：慢性肾衰，服药后病情稳定，查肾功能血肌酐 315μmol/L，苔薄白，脉络瘀滞，脉细：上方去陈皮、虎杖根，加川芎、佩兰各 10g，7 帖。随访一年病情稳定，血肌酐控制在 330μmol/L 左右。

按：本例西医诊断为慢性肾衰，从临证征像，属中医水肿、瘀血证。由于久病缠绵，耗伤正气，气虚推动无力，血行不畅而血瘀；肾阳式微，阴寒内生，血脉不温而血行涩滞。《景岳全书·肿胀》篇说"盖水为至阴，故其本在肾……肾虚则水无所主而妄行"则肿矣。李师根据其脉证，投黄芪一两以补气行气，附子温肾助阳，二味合用，温阳化气，为求本之治；当归、鸡血藤养血活血，水蛭活血祛瘀，乃标本兼顾；车前草、茯苓皮、通草利水消肿，六月雪、蛇舌草祛风化湿，以治标顾本；为"平治于权衡、去菀陈莝"而加用大黄，其有"下瘀血，通血脉"（《神农本草经》）和"宣通一切气，调血脉"（《日华子本草》），和络泄浊。药证合拍，乃得其功。

3. 肾盂肾炎案

宋某，女，55 岁，余杭市塘西。1994 年 1 月 7 日诊：腰俞酸痛，小便不适，溲色淡红，反复已二月余，时有寒热，心烦。尿检红细胞（+）、蛋白（±）、白细胞（±）。舌红，苔薄少津，脉细数。淋证，少阴不足，里热不清：生地、瞿麦各 12g，知母、炒黄柏、炒龟甲、炒山栀、阿胶珠、炒白芍各 10g，川连 3g，萹蓄、马齿苋各 30g。7 帖。

1994 年 1 月 21 日复诊：服药二周，病情好转，已无寒热，无心烦。尿检正常。脉细，苔薄舌偏红：上方去萹蓄、马齿苋；加川牛膝、枸杞子各 12g。此方共服 14 帖。康复。

按：本例西医诊断为肾盂肾炎，视其征象，即中医之淋证也。李师认为系少阴不足，里热不清。盖患者年逾半百，太冲脉衰，肾精亏损，阴虚之体，湿浊内蕴，郁滞下焦所致。《千金方》谓："此多是虚损之人，下焦客热所为。"故用黄连阿胶汤（阿胶、川连、芍药、龟甲）加生地以滋阴降火；黄柏苦寒，善清肾火，知母甘寒，为滋肾水、降虚火之要药，二药配合"能直清下焦之火"（张秉成《成方便读》）；再加山栀、瞿麦、萹蓄、马齿苋清利下焦，直达病所。二诊时病证十去其八，于原方去萹蓄、马齿苋，加枸杞子、川牛膝以加强滋肾填精以扶正、通淋化浊以引余邪下泄而奏效。

4. 肾积水案

柴某，女，41岁，杭州市土特产公司。1994年1月14日诊：两月前右腰痛，伴镜检血尿一周，CT提示右肾积水未见尿路结石。刻今腰俞酸软，遇劳则甚，神疲乏力，脉细、苔薄白。处方：炒党参、炒淮药、熟地、炒杜仲、制川断、桑寄生、怀牛膝、石韦各12g，制萸肉、炒当归各10g，砂仁3g（后下）。7帖。

1994年1月28日复诊：轻度肾积水，药后诸证好转，纳便正常，唯感怯冷，脉沉细，苔薄腻。处方：上方去川断、桑寄生、怀牛膝、石韦、砂仁；加生黄芪12g，肉桂2g（后下），炙甘草、炒枳壳各6g，柴胡5g。7帖。

按：李师认为，CT检查结果是一种现象，作为参考。中医治病重视整体、审证求因，有是证（因）用是药，求本论治。本例证候腰俞酸软，曾现尿血，神疲乏力，遇劳加剧，脉细等，属肝肾不足，气血两亏，故以大补元煎出入为方。一诊后诸证缓解，二诊时加肉桂以振奋元阳、鼓舞正气而病去矣。

5. 痛风性肾病案

沈某，男，67岁，西湖游船公司。1994年1月5日诊：痛风性肾病，蛋白尿持续、轻度水肿，反复下肢踝部肿痛，肾功能异常，血肌酐420μmol/L。小便清长、大便欠畅，胃纳正常，脉左弦细，右弦滑，苔薄腻：生黄芪、鸡血藤、鬼箭羽各20g，炒当归、威灵仙、制苍术、川牛膝、炒地龙各12g，炒黄柏10g，生薏仁20g，制川乌、制军各5g。7帖。

1994年1月19日复诊：痛风性肾病，服药后病情好转，下肢肿痛未作，二便通畅，无明显不适，血肌酐略降，脉弦滑，苔薄腻：上方去威灵仙、川牛膝；加红藤15g，土牛膝10g。14帖。

1994年2月2日三诊：经治疗，病情稳定，肾功能检测，血肌酐350μmol/L。苔薄根腻，脉细滑，守法续进：上方去红藤、黄柏，制川乌；加生六月雪30g，豨莶草、炒川芎各10g。14帖。

1994年4月27日四诊：病情稳定，复查肾功能，血肌酐320μmol/L，无浮肿，无关节肿痛，唯易疲劳。苔薄，舌淡，脉细。上方去土牛膝、鬼箭羽、豨莶草，加仙灵脾、炒党参、炒杜仲各10g。续守方服药3个月。随访一年病情稳定。

按：本例痛风性肾病，蛋白尿、肾功能不佳，关节肿痛等，病情错综，且反复多变，治疗棘手。李师认为久病、水肿、痹证、小便清长、脉滑、苔腻等为本例要点，而其病因病机乃气虚血瘀、寒湿痹阻、风湿扰肾是也。因而，治疗应抓住虚、瘀、风、寒、湿。黄芪性味甘温，补气升阳利水，川乌性味辛热，温经祛风化湿，二药配合，益气温阳，祛风散寒；炒当归、鸡血藤、鬼箭羽活血祛瘀；地龙长于通络，又能利尿，牛膝活血通络，引邪下行，二药合用，利湿消肿，引邪下泄；合三妙丸（苍术、黄柏、牛膝）清热燥湿、补益肝肾，为标本兼顾之计；威灵仙祛风除湿通络，生薏仁健脾渗湿除痹，制军除泄毒祛瘀外，尚有"推陈致新"作用（《神农本草经》）。诸药合用，共奏益气行瘀、温寒通络、祛风化湿之功。三诊时下肢水肿消失，踝部肿痛未作，病情明显好转，毕竟川乌有毒，不宜久用，中病即止。于是去川乌、威灵仙；加川芎、豨莶草等以养血祛风。综观是案，病程缠绵，证情庞杂，而用药妥贴，故病情逐次好转。

6. 乳糜尿案

李某，男，71 岁，杭州冷氧制品厂。1994 年 1 月 7 日诊：乳糜尿多日，神疲乏力，肢楚跗肿，大便溏薄，日行 2~3 次，尿检蛋白（+），白细胞（±），红细胞（±）。苔薄腻，舌淡，脉细。脾虚气陷，湿浊内阻，拟健脾益气、化浊利湿，补中益气汤加减：生黄芪 15g、炒党参、炒白术、当归、炒黄柏各 10g，炙甘草 5g，陈皮、升麻各 6g，柴胡、泽泻各 12g，川连 3g，炒薏仁、车前草各 15g。7 帖。

1994 年 1 月 14 日二诊：药后尿色转清，水肿消退，便溏已愈，尿检基本正常，脉细，右滑，苔薄腻：上方去当归、升麻、生米仁、车前草，加苍术、防风、姜半夏各 10g，炙甘草易生甘草 5g。10 帖。

按：《丹溪心法》云："真元不足，下焦虚寒，小便白浊，凝如膏糊。"《医学心悟》曰："浊之因有二种，一由肾虚败精流注；一由湿热渗入膀胱。"脾主运化，肾主藏精。脾虚则运化无权，湿浊内蕴化热，下注下焦；肾亏则封藏失司，精微、清浊不分，渗入膀胱，故小便浑浊，如乳汁或如脂膏状。李师认为，本例主要为脾阳下陷，夹有湿热。故用芪、参、术、草、归、陈皮、升麻、柴胡等健脾益气升阳以治其本；泽泻、黄柏、川连、薏仁、车前辈化浊利湿以治其标，标本兼顾，病去霍然。

（周富明 2013 年 3 月）

周亨德急症经验举隅

1. 病毒性心肌炎 病毒性心肌炎以心悸胸闷、心前区疼痛、心律失常为主要表现，属中医"心悸""怔忡""心痹"等范畴。其致病之因，周师认为或心胆虚怯，或气血不足，或痰瘀热扰，但临床中以邪毒犯心尤为多见。邪毒者，泛指外感时邪，外邪稽留，扰犯于心，则心气逆乱而诸证叠起。正如《圣济总录》所云"风邪乘之，则令……惊悸"，甚者心阴被灼，或心之气阴同亏。实践证明，邪毒侵犯愈甚，则心悸胸闷愈甚，而结代之脉常现。基于此，周师认为，凡因感邪而致者，必须祛除邪毒，邪气一日不除，正气一日不宁，祛邪务速务尽。周师尝谓，切不能泥"伤寒脉结代，心动悸，炙甘草汤主之"之缚而囿于炙甘草汤一法。祛邪之药，常择清热解毒之品，如银花、连翘、贯众、板蓝根、大青叶等；兼表证者加荆芥、防风等。现代药理分析认为，部分清解之品，有助于干扰素的产生，有提高人体免疫力和增强机体抗病毒能力之功。判断邪毒去否，可从心律失常是否得到纠正而知。临床往往可见邪去而正损之候，可根据阴阳气血之偏胜，予以调理善后。如治朱某，女，35 岁，因反复心悸胸闷 4 年再发，伴咽痛咳嗽半月而以心律失常、病毒性心肌炎收入院。心电图示：频发室早，部分成对型。苔薄黄，脉滑而结代。证属邪毒犯心，治宜祛邪为先：银花、连翘、贯众、丹参各 30g，麦冬 10g，瓜蒌皮 20g，炙甘草 5g。守法服药 25 剂，诸证消失，心电图复查未见异常，24 小时动态心电图观察偶发室早。乃予生脉饮加银花、连翘以善其后，服药 7 剂时因感咽痛咳嗽，故于方中加板蓝根 20g，玄参、炙射干各 10g，生甘草 5g。5 剂后外感证解，复以原方出入。前后共服药 50 剂，诸证消失。随访 1 年未见复发。

2. 上消化道出血 上消化道出血属中医"便血""呕血"范畴。究其出血原因，或因肝郁气滞，或因脾虚失统，或阴虚火灼，或胃热蕴结。在住院病人中，则湿热蕴结胃腑者尤多见。此类病人大多饮食不当，脾胃受损，或嗜酒成性，酒湿内蕴，久之化热灼络而致。《医学入门》云"酒面积热，能动脏腑，以致营血失道，渗于大肠"，流于魄门之外则为便血；《万病回春》亦云"便血者，大便出血，脏腑蕴积湿热也"，且往往来势猛，病情重。因此，在治疗方面，周师认为，当遵《证治汇补》旨训，"初起当清解肠胃之湿热，久之调和中焦之气血"，且湿热不清，出血不止。当然，对于其他原因所致呕血或便血者，并非此法为宜，应以辨证论治为原则。故而湿热蕴结胃腑而致便血者当清解胃肠湿热为主，方用连朴饮。便燥难下者，合大黄黄连泻心汤，伴恶心呕吐者，合半夏泻心汤。曾治林某，男，73 岁。解柏油样便 5 天，大便隐血强阳性而以上消化道出血收入院。患者有饮酒史 30 余年，时泛吐酸水。刻下除上症外，面色苍黄，口气秽臭，口渴欲饮，脉细数，苔薄腻而黄，舌面干燥。此系胃热炽盛，治以清泄胃腑湿热为先，予川连 3g，川朴、制半夏、藿香梗、制军各 10g，连翘、苡仁、血余炭、藕节炭各 15g，天花粉 30g，制玉竹 12g，竹茹 6g，田七末 3g（吞），日 1 剂。3 剂后大便成形、色褐；续进 3 剂，大便转黄，大便隐血转阴。腻苔已化，舌面略润，诸恙趋安，予以健脾和胃之剂，仿香砂六君法调理而愈。

（周富明 1994 年 4 月）

蒋文照老师验案二则

蒋文照老中医系浙江中医学院教授、主任医师，国家级名中医。从事临床、教学 50 年，学验俱丰。我曾在读书期间和工作之后，亲历两位患者经蒋老师诊治，疗效卓著，特录于此，略加按语。

1. 输尿管结石案

沈某，男，30 岁。1975 年 4 月 26 日诊：起病一月，腰痛酸痛，甚则绞痛。经 X 线腹部平片检查示：右腹第三腰椎横突旁约 0.5cm 处有一约 0.6cm × 0.7cm 致密阴影。诊断为右侧输尿管上段结石。刻诊：腰部酸痛，引及股部，尿频，尿检：红细胞 ++++，苔白，舌质红，脉细，治以和理：金钱草 15g，生鸡金、生白芍、大小蓟、台乌药、茜草炭各 9g，白茅根、生牡蛎、炒苡仁各 24g，狗脊、川断、旱莲草、川萆薢、白茯苓、生地各 12g，红枣 5 枚。处方七剂，服药五剂，排出结石一颗，大小如上。症状随之消失。继将剩余二剂服完。经 X 线腹部平片复查，结石阴影消失。至今 15 年无复发。

按：本例输尿管结石，属中医"石淋"。《诸病源候论·诸淋病候》曰："石淋者，肾主水，水结则化为石，故肾客沙石，肾虚为热所乘"，又说"诸淋者，由肾虚膀胱热故也"；《石室秘录·奇治法》云：溺石"总皆水郁而火煎之也……肾水足而火自消，火消而水自化"。可见，石淋不仅由湿热蕴结所致，而阴（肾阴）亏气虚，亦可导致砂石积聚。因此，蒋师投川断、狗脊、生地以补肾滋阴，合牡蛎以固护下元，为治本之计；金钱草、鸡内金以消坚涤石；萆薢、苡仁、茯苓分清泌浊，渗利水湿；盖血尿甚而加大、小蓟、白茅根、茜草炭、旱莲辈以凉血止血，同时又有壮水之主；乌药、白芍解痉止痛，乃治标之法。药中肯綮，病去霍然。

2. 慢性肾小球性肾炎治验

王某，女，52 岁，海盐布厂工人，1982 年 3 月 8 日诊。三年前起腰痛，头晕，疲劳，水肿。遂去当地医院检查，血压 190/100mmHg，血色素 8g，尿常规检查：蛋白（+++），红血球（++），颗粒管型（+），血尿素氮 24mg，肌酐 2.5mg。诊断为慢性肾小球肾炎。曾先后服西药、中药，自觉症状有所改善，但尿蛋白仍于 +~++ 之间，红血球、颗粒管型反复不已。刻诊实验室检查如前，

223

伴神倦，寐梦，便烂，腹中时有气升上逆，苔薄白，脉沉细，治以扶正祛邪为法：生地15g，生黄芪15g，生牡蛎15g，桑寄生12g，益母草12g，炒川断12g，炒白芍10g，制萸肉10g，粉丹皮10g，忍冬藤15g，白茅根12g，白茯苓15g，生苡仁15g，广木香6g，生甘草3g，保和丸10g包煎。服药14剂后，腹中气逆已除，大便成形，精神转佳，尿蛋白痕迹，红血球0~3。原方去保和丸、木香，加菟丝子15g，丹参12g。连续服药一个月，尿常规复查正常，血尿素氮18mg，肌酐105mg（均属正常范围），血压160/90mmHg。嘱原方隔日服一剂，一个月后改用晨服金匮肾气丸10g，晚服六味地黄丸10g，以冀巩固，连服2个月。期间每半个月作尿常规检查一次，测血压一次，每月检血尿素氮、肌酐一次，均正常。随访4年未复发。

按： 本例慢性肾炎，病历已久，肾气日衰，封藏失职，精华滑脱，而尿蛋白、血尿反复不已。揆度脉证，证诸庞杂，故以扶正祛邪为法，扶正以益气补肾、调整阴阳为主，黄芪、寄生、川断、萸肉、生地、牡蛎是也；祛邪以活血利尿、泄浊解毒之品：炒白芍、益母草、白茅根、丹皮、忍冬藤、生草、苡仁、茯苓；木香、保和丸和胃气。纵观全方，融补气益肾、滋阴固涩、清热凉血、泄浊祛瘀、降逆和胃于一炉。是扶正而不恋邪，祛邪而不伤正。

（周富明 1989 年 3 月）

蒋文照医案拾零

1. 湿滞瘀阻，疏滞化瘀

金女，42岁，1992年8月25日初诊。胆囊炎、胆石症，湿滞瘀阻，胁部疼痛，神倦乏力，脉弦细，苔白，治宜疏化：柴胡、郁金、炒香附、炒玄胡、炙鸡内金、莪术各9g，炒枳壳、炒黄芩、佛手片、通草各6g，丹参15g，蒲公英12g，广金钱草、炒薏仁各20g，海金沙10g（包煎）。

上方服7剂后，病情无发展，唯夜寐不安，脉舌如前，原方加夜交藤30g，川连3g。连服14剂，胁部疼痛好转，夜卧亦安。继守方服药42剂，诸症消失。1年后随访无复发，经B超检查示：胆囊无异常。

按： "胆囊炎""胆石症"，属中医胁痛范畴。蒋师认为本病多为湿、瘀、气滞蕴阻所致，累及肝胆，故治宜疏化法。疏者，疏其肝胆，令其条达；化者，化其瘀浊，令其通调，乃致气血和平而结石炎症化矣。择柴胡合黄芩为和解少阳；合香附、枳壳、郁金、佛手以疏利肝胆之郁滞；《景岳全书》谓柴胡善解"胸胁痛结",香附"专入肝胆二经,兼行诸经之气";金钱草、海金沙、通草、薏仁化湿浊利胆道,据药理分析,金钱草有松弛胆道括约肌、促进胆汁分泌、排除胆石的作用,配合鸡内金消结石利肝胆;《景岳全书》尝谓"气郁于血,则当行气以散血",故加丹参、莪术、玄胡等血药于气药之中,"用其行气血之瘀滞",同时尚有协助化浊利胆之药以促使胆内结石之加速排出;蒲公英、川连则清泄肝胆郁热;夜交藤起到宁心镇静作用。全方共奏疏肝胆气机、清湿热瘀滞、化结石蕴阻之功。

2. 肾虚浊滞,和肾理气

邵女,33岁,1992年7月28日初诊。慢性肾炎已3年,尿蛋白反复不已。肾气已经亏虚,膀胱气化失司,少腹偶有不舒,神倦乏力,微有低热,纳食不振,苔白,脉弦细。治以和理:丹参、茯苓各15g,白茅根10g,枸杞子、炒杜仲、狗脊、炒川断、桑寄生各12g,炒薏仁、大枣各20g,麦冬、银柴胡、生白芍、地骨皮各9g。

患者复诊5次,服药35剂,处方不离其宗,证情逐次好转,直至尿常规检查尿蛋白消失,24小时尿蛋白定量正常范围。嘱守方隔日服药1剂,继进25剂而瘥。随访1年无复发。

按: 蒋师认为,慢性肾炎,尿蛋白外泄,总由肾气亏虚,精关不固所致,而精质(尿蛋白)久漏,气阴两损,阴损则虚热常生。因此治疗当以调和肾气,理其气阴,故曰和理。肾气和平,膀胱气化正常,则精不外泄,精既固,则正损渐复,而尿蛋白亦不复出矣;正气既复,气阴调和,则低热自然亦瘥矣。因而投枸杞、杜仲、狗脊、川断、寄生等益肾固本以和其正;柴胡、白芍、地骨皮、麦冬、茅根、丹参和其气阴、安其阴阳。蒋师尝谓,既有膀胱气化不利,则必有湿浊内阻,故再以茯苓、米仁以化其浊;甘草、大枣乃调和之品。组方以和理为纲,纲举目张,药中肯綮,而收效极佳。

3. 久咳不已,滋润敛清

牛女,35岁,1993年4月9日初诊。肺虚咳嗽,久咳不已,咳多痰少,咽喉红肿,胸闷气逆,夜寐梦多,苔薄脉细,治宜滋润敛清为法:北沙参、天麦冬、旋覆花(包煎)、柏子仁各10g,木蝴蝶、炒蒌皮、五味子、生甘草各6g,炙射干、天花粉、炙款冬、葶苈子、陈橡皮、炙鸡内金各9g,代赭石20g,川贝粉3g(吞)。7剂。

二诊时咳嗽大减,气逆略缓,咽痛若失,夜寐稍安,原方去射干、木蝴蝶,加白芥子9g,炙桑皮9g。7剂。

三诊(4月23日):诸症皆平,唯仍寐差,苔薄脉细,治宗上法:北沙参、天麦冬、郁金、炙桑皮、陈橡皮各9g,川石斛、天花粉各12g,木蝴蝶、生甘草、炙枇杷叶各 6g，旋覆花（包煎）、广地龙各 12g，代赭石 20g，川贝末 3g（吞），夜交藤 30g，柏子仁 10g。7 剂。

按：《杂病源流犀烛》云："咳嗽……五脏六腑皆有之，盖肺不伤不咳，脾不伤不久咳。"于治疗方面，蒋师常寓滋、润、敛、清于一炉。《薛氏医案·明医杂著》谓咳嗽"久病便属虚，滋之、润之、敛之，则治虚之法也"，而"有火咳者"当清之，择药如沙参、二冬、蒌皮、天花粉、五味子及葶苈子是也；因久咳不已必伤脾，故予鸡内金健脾助运以化痰，可谓从本治痰之法也；陈橡皮、冬花、川贝、覆花、赭石等宣降气化痰；佐以柏子仁养心宁神，射干、木蝴蝶清肺利咽；生甘草调和诸药。二诊时加白芥子、桑皮温凉相配，以达和平；再诊时加杷叶、地龙以加强肃肺化痰之力。纵观是案，病程缠绵，杂症伴随，而用药贴切，故获效颇佳。

（周富明　周亮 1995 年 5 月）

颜公辰治愈直肠息肉案

颜公辰（1913—1991），浙江海盐县武原镇人，1937 年毕业于上海中国医学院，又拜沪上名医谢利恒为师。后悬壶济世，并受聘于《云南国医》周刊、北平国医《砥柱》杂志撰述。先生治学严谨，经验丰富，善治疑难杂症。兹就其当年治愈肠息肉一案整理于后，以飨诸好。

患者林炳秋，男，25 岁，海盐县百步乡，因反复腹痛、便血一月余于 1976 年 4 月去海盐县人民医院诊疗，经乙状结肠镜检查，诊断为直肠息肉伴出血。后去上海某医院检查，病历记载为：直肠 5cm 近前壁有一息肉，花生米大小，触血，带蒂。直肠上端距肛门 10cm 左右，见多个散发性息肉，蒂短，触血，局部肠腔有疤痕及狭窄。所见之处，均布满许多息肉。门诊手术不能一一切除。切除距肛门 5cm 处息肉一枚，属病理性，电灼止血。建议住院手术治疗（经腹会阴）。并口头告诉患者，手术时可能会人造肛门。患者考虑其尚未婚配，加之经济条件所限，遂求诊于"地下"名医颜先生。

1976 年 5 月 4 日（初诊）：

龙胆草三钱，生山栀三钱，黄芩、柏各半钱，雪桔梗三钱，细川芎三钱，香白芷三钱，郁李仁四钱，火麻仁四钱，炒灵脂二钱，制乳、没各一钱，台乌药三钱，煨木香四钱，杜红花二钱，地榆炭四钱，白茅根五钱，香泻叶四分，赤白芍各三钱。

1976 年 5 月 14 日（二诊）：

黄芩柏各三钱，龙胆草三钱，焦山栀四钱，羌、独活各四钱，乌贼骨八钱，象贝母四钱，炒枳实二钱，制川朴二钱，煨木香三钱，白茅根五钱，仙鹤草一两，地榆炭四钱，茜根炭四钱，大、小蓟炭各三钱，夜交藤五钱，枸杞子四钱，滁菊花三钱，田三七末三钱（分二次吞服）。

1976 年 7 月 17 日（三诊）：

藿佩兰各三钱，焦薏仁四钱，诃子炭四钱，青、陈皮各三钱，佛手柑三钱，香橼皮三钱，羌、独活各四钱，桑寄生四钱，车前子四钱，野菊花三钱，制香附三钱，川楝子三钱，山楂炭四钱，莱菔子四钱，花槟榔三钱，玉桔梗三钱，台乌药三钱。

1976 年 9 月 25 日（四诊）：

潞党参五钱，炒苍、白术各三钱，车前子四钱，白头翁三钱，秦皮三钱，葛根炭三钱，煨木香三钱，赤白芍各三钱，地榆炭四钱，蒲黄炭三钱，白茅根五钱，茜根炭四钱，藕节炭三钱，大、小蓟炭各四钱，石榴皮三钱，玉桔梗三钱，山楂炭四钱。

1977 年 2 月 10 日（五诊）：

乌梅肉二钱，瓦楞子六钱，石榴皮四钱，川萆薢四钱，猪、茯苓各四钱，焦薏仁四钱，飞滑石五钱，海藻、昆布各四钱，炒苍术四钱，葛根炭四钱，败酱草三钱，红藤四钱，藿佩兰各四钱，炒灵脂三钱，制乳、没各六分。

按：肠息肉是现代医学的病名，是指所有向肠腔突出的赘生物的总称，包括肿瘤性赘生物和非肿瘤性赘生物，前者是癌前期病变，与癌发生关系密切，后者与癌发生关系较少。以结肠和直肠息肉为居多，小肠息肉较少。即便非肿瘤性息肉，同样会出现腹胀、腹泻、便秘乃至便血、甚或贫血等，是严重影响健康的常见疾病。

中医无"肠息肉"之病名，但亦有"息肉"之描述，如《灵枢·水胀》曰："肠覃者，寒气客于肠外，与卫气相搏，气不得荣，因有所系，癖而内著，恶气乃起，息肉乃生。"此阐述的是息肉之形成，病属"肠覃"。便血是息肉的常见症状，"血浊而暗者为脏毒"（《证治要诀·肠风脏毒》），所谓"脏毒，即是脏中积毒"（《三因极一病证方论·卷十五》）是"积久乃来，所以色黯，多在粪后，自小肠血分来也"（《医学入门·卷五》）。由是可见，肠息肉及其所表现的临床症状，与中医"肠覃""脏毒"极为相似。

本例因无脉案，笔者以药测证，初诊时应为肝经郁热，加之病久，恐有瘀象，苔或黄腻，脉或弦细，故以清肝经郁热、理气止痛、化瘀止血为方。一周后复诊，从二诊处方分析，症状应有改善，便已软、痛已减，但便血似乎不减，气随血虚，故守前方，去灵脂、乌药、红花、乳没、麻仁，加仙鹤草、大小蓟炭、田三七以补气统血，加夜交藤、枸杞子应为肝血不足而为之。二诊处方服药 14 剂后，病情显减，效不更方，又续方 5 次。二诊处方共服药近 50 剂，便血不再，证诸若失。三诊处方时为 7 月中旬，乃夏令湿土主气，似可揣测其证为脾土不足，湿困于中，故融芳香、化湿、淡渗、宣通、健脾为一炉，服药 15 剂而病霍然。四诊时患者似又现便血、黏液便，视其处方用药，应属脾气虚弱，统摄无权，湿热留滞所致，故以参、术、山楂、石榴辈益气固摄；用车前、白头翁、秦皮、葛根、芍、茅根、玉桔梗等清肠止血。地榆、蒲黄、茜根、藕节、大小蓟等均为炭类，所谓血见黑则止，全方组合，共奏健脾益气、补中固摄、清肠止血之功，守方服药近三个月。五诊处方已无出血，而以健脾、收涩、清热、软坚、和络为方，服两个月而收全功。迄今患者安然无恙。

综观治疗全程，以清热、健脾、化瘀贯穿始终，并随证施治，符合"肠覃""脏毒"因邪与卫气相搏，气不得荣，且多由肠胃湿热郁滞引起之病机，药中肯綮，而疗效卓著。

（周富明　黄达 2014 年 2 月）

（二）侍诊心悟

周富明教授运用参芪地黄汤治疗慢性肾炎蛋白尿经验

慢性肾炎临床表现比较复杂，而蛋白尿是慢性肾小球肾炎的最主要的临床表现，也是导致肾功能进行性减退的独立危险因素，临床大多以免疫抑制治疗为主，但疗效有时欠佳，如长期使用出现严重副作用，周师在治疗时采用参芪地黄汤化裁辨证论治，效果较佳。

参芪地黄汤出自《杂病源流犀烛》大肠病源流篇："或溃后疼痛过甚，淋漓不已，则为气血大亏，须用峻补，宜参芪地黄汤。"本方为六味地黄汤去泽泻加人参、黄芪、姜、枣而成，具有脾肾双补、益气养阴之功效，周师临证时用党参或太子参易人参。方中黄芪性微温，味甘，入脾、肺经，具有补气升阳，益卫固表，利水消肿之功效，党参味甘、性平，入脾、肺经，能益气生津养血，两药共为君药。现代药理研究黄芪富含微量元素硒，可加强自由基清除剂的抗氧化功能，保护机体免受氧化损害，保护肾小球基底膜的电荷，降低尿蛋白；并且可抑制细胞间黏附分子1（ICAM-1）表达，从而在肾缺血再灌注损伤中起到保护作用；另外，有研究表明黄芪可通过调节IgA肾病模型大鼠Th_1、Th_2平衡紊乱，从而改善血清中白细胞介素4（IL-4）和肿瘤坏死因子γ（INF-γ）的水平，并减少肾组织中细胞因子TGF-β1和白细胞介素5（IL-5）的表达，延缓IgA肾病的进展。党参多糖具有增强免疫细胞活性、调节机体免疫系统、抗氧化性、改善微循环等作用。地黄性寒，味甘入心、肝、肺经，清热凉血，养阴生津，山茱萸性微温，味酸、涩，入肝、肾经，具有补益肝肾，收敛固涩之功效，两者共为臣药，助君药补肾养阴。现代药理研究，地黄含有多种成分，尤其地黄苷A具有免疫调节作用，改善肾小球上皮细胞足突融合，有肾缺血保护作用。山药性平，味甘，入脾、肾经，益气养阴，补脾肺肾，茯苓性平，味甘淡，入心、脾、肾经，具有利水渗湿，健脾安神之功效，两者共为佐药，辅佐君药以健脾补气。现代药理学研究表明，茯苓的主要化学成分为β-茯苓聚糖，茯苓素、镁、钾等无机成分及麦甾醇、胆碱、卵磷脂等，具有调节免疫功能、利尿、抗炎等药理作用。山茱萸性微温，味酸、涩，入肝、肾经，补益肝肾，有收敛固涩之功效，现代药理研究，山茱萸含有多糖，具有双向调节作用，可通过抑制肾小球细胞外基质（ECM）的合成来减小鼠的肾病变。另加姜枣扶助正气。诸药合作，共奏益气养阴、健脾补肾、固肾摄精之功。实验研究证明，参芪地黄汤具有免疫调节作用，可以通过保留阿霉素肾病大鼠Nephrin的表达，降低肾脏足细胞的损伤，保护基底膜，可明显降低尿蛋白。

　　周师在临床具体使用时有自己独特理念，黄芪多用生黄芪，一般用30~50g。周师认为，在治疗肾性蛋白尿时，生黄芪补气升阳效果优于蜜黄芪，同时强调剂量要掌握准确，剂量过小不能发挥补气升阳的作用，剂量偏大，一方面导致壅中碍胃，同时，也对肾性高血压产生不利的影响。针对脾胃功能偏弱患者，周师常以生地黄易熟地黄，周师认为，熟地过于滋腻，容易困阻脾胃，而生地不但滋阴补肾功效优于熟地，且具清热之功，用量一般为控制在10~15g。蛋白尿明显者加桑寄生、金樱子、芡实以收敛固摄之功；血尿明显者加茜草、大小蓟以凉血止血；若兼有水湿者去山药，加猪苓、泽泻、白术等利水渗湿；兼湿热者加黄柏、防己、金钱草等清热利湿；睡眠差者加夜交藤、合欢皮等安神之品；兼血热者，减少黄芪和太子参温性药物用量，并加知母、黄柏以清热凉血；头晕明显者加明天麻、杭白菊、白芍等养阴柔肝；阳虚明显加盐杜仲、制附子、肉桂以生少火。周师认为，叶天士的久病无不入络成瘀，在肾病中颇具指导意义。因此，其在治疗肾病的全程中适当使用丹参、川芎等活血利水，这与慢性肾炎高凝状态相一致，若患者瘀血症状明显，则加重剂量，甚至使用三棱、莪术等破血消癥之品。

总之，周师用参芪地黄汤治疗慢性肾炎蛋白尿时，时刻抓住脾肾亏虚为主从健脾益肾入手，再根据患者具体情况以及兼证辨证加减。纵观周师用药，有如下特点：①紧扣病机，各种肾炎导致蛋白尿的原因虽有不同，但周师紧扣病位在肾，脾肾亏虚为主要病机，根据兼证辨证加减，充分体现出中医学谨守病机。②注重整体，标本兼顾，周师在临床时，非常注重整体观念，在辨证论治时，注重平衡患者气血阴阳，标本兼顾。③用药轻灵，一是表现为药物剂量轻灵，二是表现为药味数轻灵，一般 10~12 味，极少超出 15 味，周师药虽轻灵，但疗效显著。④注重中西结合，医学快速发展的今天，西医给患者带来的优势越来越明显，周师在临床上，非常注重西医，强调要把中医和西医辩证的结合起来，给患者创造最好的疗效。周师以参芪地黄汤为主方，随症灵活加减，全方虽药性平和，但起到很好的疗效，值得临床推广。

案例举偶：

徐某，男性，39 岁，嘉兴新丰人。2013 年 7 月 5 日初诊。反复浮肿、腰酸伴尿检异常 3 月余，慕名求诊。刻诊：颜面以及双下肢脚踝部轻度浮肿，腰酸乏力，稍有头昏，无头痛，夜尿 2~3 次，尿中有泡沫，时多时少，胃纳欠佳，舌淡苔白腻，脉细。查体：测 Bp：137/81mmHg，颜面及双下肢轻度浮肿，心肺正常，肾区叩击痛（±），四肢关节正常。尿常规：蛋白 ++，肝肾功能正常，头颅 CT 无异常。诊为慢性肾炎，证属脾肾亏虚。治以健脾益肾，拟参芪地黄汤加减。处方：炒党参 15g，生黄芪 30g，生地黄 10g，建泽泻 10g，云茯苓 15g，淮山药 10g，金樱子 10g，芡实 10g，车前子 30g（包煎），紫丹参 10g，盐杜仲 10g，薏苡仁 30g。14 剂。水煎，日 1 剂。2 周后腰酸减轻，面浮肢肿渐消，夜尿减少，尿蛋白下降，再宗原方加减连进 2 月，头昏、腰酸消失，浮肿消退，自觉精神爽，肢体有力，多次查尿蛋白阴性。

（费德升　蓝小琴　丁伟伟等 2015 年 5 月）

周富明治疗慢性肾盂肾炎经验

1. 究病机虚实夹杂

慢性肾盂肾炎易复发是其特点。临床上患者除复发型有尿频尿急尿痛等尿路刺激症状外，常伴有面色憔悴、倦怠、低热、腰痛等表现。根据其证候特点。本病属中医"劳淋""虚劳""腰痛"等范畴，病位主要涉及肾与膀胱。在病因方面，周师认为内外致病因素合并导致此病发生发展及加重。内因主要为先天禀赋不足，后天因素中包含房劳过度、久病体虚、滥用伐肾药物。由于先天禀赋薄弱，肾精不足，或房劳过度伤肾之元气，或久病耗伤气血导致肾气不足，或滥用伐肾药物，导致肾气亏虚，不能蒸腾水液，膀胱气化不利而发病。外因之一为风寒暑湿燥火六邪，之二为饮食偏嗜如辛辣刺激或外发之物如海鲜等，外邪入里后或郁而化热，或困阻中焦脾胃，日久为湿热之邪，注于下焦而诱发病。周师认为此病是本虚标实之证，本虚主要是肾虚，尤其是肾阴虚，标实主要是湿热，常兼血瘀。早期多为实证，病久由实转虚或虚实夹杂。《诸病源候论·淋病诸候》谓其"肾虚而膀胱热故也……肾虚则小便数，膀胱热则水下涩，数而且涩，则淋沥不宣"。病有轻重，发有缓急，以正气虚损和膀胱湿热为致病的一对主要矛盾。慢性肾盂肾炎分为急性发作期、病情缓解期、晚期，急性发作期多见邪实，湿热下注，膀胱气化不利，病情缓解期多见阴虚湿热之邪留恋不去，晚期表现为脾肾亏虚，湿邪及瘀血为患，病情可发展为溺毒。

2. 论施治扶正祛邪

周师认为本病日久，往往虚实错杂，临证可归纳为虚、实两端，虚证以肾阴不足、常涉及脾，实证以下焦湿热为主，由于缠绵，且易复发，因而临床表现以阴虚湿热为多见，常见症状为腰膝酸软，口渴咽燥，小溲不甚赤涩，但常淋漓，时作时休，或耳鸣眩晕，或倦怠乏力，或心烦少眠，舌质淡红，苔薄，或根黄腻，脉细弱或略数。故治法以扶正祛邪、滋肾清热为主，常用当归六黄汤出入为方。基本方为当归10g，生地10g，黄连6g，黄芩10g，黄柏10g，黄芪15g，焦栀子12g，建泽泻10g，杜仲10g，川牛膝10g。方中当归、生地滋阴养血以扶正，黄连、黄芩、黄柏泻火清利湿热坚阴。考虑久病气虚，故加黄芪以益气固本，泽泻利水通淋而补阴不足，栀子泻火除烦，杜仲、川牛膝滋肝肾而利水湿，乃标本兼顾之计。诸药合用，共奏滋肾养阴、清热除烦、益气固本之功用。如伴小便时或混浊如米泔水者，可酌加萆薢分清饮以分清泌浊；如慢性急发而伴小溲热涩刺痛、血尿者，可去黄芪，加小蓟饮子以加强清热利湿；如伴五心烦热，失眠多梦明显，舌红者，加酌加肉桂，以交通心肾。如遇劳即发，神困怯冷，舌淡，脉虚弱者，可去生地、黄柏、焦栀子，加山药、菟丝子、苁蓉等无比山药丸意，以加强益肾固涩。周老尝谓：病情缓解期不能通利太过，太过则伤阴，且肾气本虚，不耐攻伐。通利时可酌加固涩阴精之药，如龙骨，牡蛎等。迁延期如果效果不佳，常会伴见脾涌阳虚、气虚血瘀征象，所谓久病必虚、久病必瘀是也，因此，可酌加温肾、活血之品如仙灵脾、肉桂、丹参、赤芍等，往往能收到理想疗效。

3. 病案举例

陈女，54岁，反复尿频尿急1年半，再发1月。于1994年10月15日就诊，症见尿频尿急，腰酸，日晡身热，口干不欲饮，舌红，苔黄腻，脉濡数。尿常规示：脓球++，白细胞+++，尿培养：大肠杆菌菌落数107cfu/mL。证属阴虚湿热，以滋阴清热为法，佐以利湿通淋。方用当归六黄汤加味，处方如下：当归10g，生地10g，猪苓10g，黄连6g，黄芩10g，黄柏10g、车前子10g（包）、小青草15g，金银花10g，萆薢10g，石菖蒲10g，女贞子10g，旱莲草10g。4剂，水煎服，1日1剂，分3次服。

10月18日二诊，患者自诉腰酸明显减轻，尿频、尿急减轻，日晡身热减轻。舌红好转，黄腻苔转淡，脉濡，周老师指出原方药证相符故见疗效，效不更方。原方继服7剂。

10月26日三诊，患者自诉服药后尿频、尿急明显减轻，腰不酸，身不热，感口干，舌淡红，苔薄腻，脉细。周师认为湿邪化，阴虚明显，将原方去黄连6g，黄芩10g，黄柏10g，车前子10g（包），小青草15g，金银花10g，加淮山药10g、太子参10g、元参10g。继服7剂。

11月1日四诊，患者诉无尿频尿急，无身热腰酸，周老师叮嘱患者多饮水，勤排尿，禁食辛辣刺激之品，后随访1年，未再复发。

按： 周老常谓，妇人年过半百，任脉虚而太冲脉衰，正气常不足，气化常失司，湿浊易留滞，蕴结易化热，以致诸恙叠见。本案病历逾年，反复不已。结合脉舌，四诊合参，认为是正虚邪实而属阴虚湿热。盖肾阴不足，阴虚生内热，加之湿邪内蕴，湿热卜泄，膀胱气化不利，故尿频、尿急；腰为肾之府，肾阴虚，腰府失养，加之湿热阻滞腰部气机，腰部经络不通，故见腰酸；肾阴虚，加之湿热，故日晡身热，口干不欲饮；舌质红，苔黄腻，脉濡数，为阴虚加湿热之象。故以固本清热、滋阴泻火之当归六黄汤加减而收功。

（李玉卿2016年8月）

周富明主任医师治疗肾性水肿经验

1. 宣肺气，洁净府，行水消肿

李某，女，21岁，2015年12月2日初诊。患者因"双下肢水肿伴咳嗽

1 周"就诊于周医师门诊。患者 2015 年 11 月初因感冒出现咳嗽，继而出现双下肢水肿，于当地医院查尿检：PRO（+++），诊断为"肾病综合征"，予消肿利尿等治疗，未见明显好转。2015 年 11 月 26 日查尿检：PRO（+++），24h 尿蛋白定量：4.58g/24h；血生化示：总蛋白 52g/L，白蛋白 21g/L，血肌酐 64μmol/L，建议行肾活检术，患者拒绝。就诊时双下肢凹陷性水肿，咳嗽气喘，恶风，小便泡沫较多，小便量较前明显减少，纳眠可，舌质暗苔白腻，脉浮数。辨证为风邪外犯，痰湿内阻。治以宣肺祛痰，利湿消肿为法，以麻黄连翘赤小豆汤为主方加减：炙麻黄 6g，连翘 10g，赤小豆 30g，桑白皮 30g，苦杏仁 10g，黄芩 10g，浙贝母 10g，桔梗 6g，枳壳 10g，车前子 30g，款冬花 10g，茯苓皮 30g。7 剂，浓煎 150mL，2 次/日，每日一剂。嘱患者避风寒，低盐低脂优质低蛋白饮食。二诊：2015 年 12 月 9 日复诊，双下肢水肿消退，咳嗽有痰，色黄，纳眠可，大便可，舌质红苔黄，脉细数。从患者症状及舌脉来看，热象较重。守前方去枳壳，加鱼腥草 30g，焦栀子 10g，7 剂，水煎服，2 次/日，每日一剂。三诊：患者咳嗽较前好转，水肿仍反复发作，但汗出明显，考虑卫阳已虚，故因标本兼治，予以防己黄芪汤加味，以助卫行水：黄芪 30g，防己 12g，炒白术 10g，甘草 6g，生姜 5 片，桑白皮 30g，茯苓 15g，泽泻 15g，山药 10g，陈皮 10g，炒瓜蒌皮 15g，14 剂，水煎服，2 次/日，每日一剂。后患者坚持前来门诊复诊调方，2016 年 6 月底查尿检转阴，血生化值均在正常范围内。

按： 该病案中患者发病缘于感冒，因外感风邪，肺气失宣，出现咳嗽喘促；"肺者，相傅之官，治节出焉"，肺失宣降，则通调水道及津液代谢功能失调，故发为水肿。肺失宣降是其致病的关键所在，麻黄、杏仁、桑白皮宣肺行水，连翘清热散结，黄芩、浙贝母、枳壳、款冬花清热宣肺，止咳化痰，桔梗开肺气以助利水，起提壶揭盖之功，赤小豆、车前子、茯苓皮利水消肿，正如《素问·汤液醪醴论篇》所云"开鬼门"，"其在皮者，汗而发之"，发汗以开水上之源，使水道通调，水液可随小便而去。二诊中结合患者舌脉加用鱼腥草、焦栀子清热化痰。三诊中考虑久病导致肺脾气虚，肺虚则卫外不固，而伤于风邪，卫外不固，则汗出恶风，气虚不能运湿，则小便不利或湿积为水，泛溢肌肤，则一身浮肿，故以防己黄芪汤加减标本兼治，助卫行水而收功。

2. 健脾运，升清阳，化湿利水

屠某，男性，34 岁，形体肥胖，既往有哮喘病史，2016 年 1 月 5 日初诊。患者双下肢浮肿 4 月余，4 月前出现双下肢浮肿，伴眼睑浮肿，晨起加重，外院检查发现尿蛋白 +++，24 小时尿蛋白定量 4320mg，诊为肾病综合征，行肾穿刺提示系膜增生性肾小球肾炎，经足量激素及抗凝等对症支持治疗，水肿反复，遂求诊于周师。刻下感神疲乏力，纳少，咳喘反复，腹胀，腰膝酸软，大便偏溏，舌淡，苔薄腻，脉细弱。证属脾肾气虚，水湿内生，治以健脾益肾、化气利水，自拟健脾益肾汤加减：黄芪50g，党参15g，炒白术10g，茯苓10g，陈皮10g，泽泻10g，薏苡仁30g，豆蔻10g，石菖蒲6g，焦神曲10g，盐杜仲10g，升麻10g。7剂，水煎服，每日一剂，分两次服用，并嘱其清淡饮食，适时休息。2016年1月12日二诊，患者双下肢浮肿较前消退，纳差改善，舌质暗红，苔白，脉沉细，守上方去焦神曲，加用佩兰10g，炒白芷6g。2016年2月16日复诊浮肿消退，纳增，精神改善，经后方加减续2月，诸症俱消，复查24小时尿蛋白定量508mg。

按：患者为青年男性，形体肥胖，易内生痰湿，脾为湿困，而失其健运之职，因脾虚水湿内聚而致肢肿，纳减，便溏，脾虚易生湿，湿邪易困脾。治疗以健脾益气为主佐以利水化湿，方用党参、茯苓、炒白术补脾胃之气以化水湿；加用泽泻助其利水之功；薏苡仁、豆蔻焦神曲，健脾助运以化水；盐杜仲补肾气；石菖蒲芳香化湿，豁痰行气；升麻发散阳明风邪，升胃中清气，又引甘温之药上升，以补卫气之散而实其表，用此于阴中升阳。蛋白为人体精微物质，宜藏不宜泄，脾虚则清浊不分，肾不藏精，精微下注则为蛋白尿。全方共奏健脾补肾固涩兼滋补精血为法而愈。

3. 温肾阳，助气化，行气化水

王某，女，37岁，因"反复水肿3年余"就诊，患者3年前出现双下肢水肿，伴有镜下血尿、蛋白尿，诊为"IGA肾病"，肾穿刺病理为"局灶节段性肾小球性硬化"，曾予以激素诊治，治疗缓解后于第二年再次复发，水肿仍反复发作，遂求治于中医。刻下见：患者全身水肿明显，畏寒肢冷，腰酸，乏力，大便稀，日2~3次，舌质淡胖，苔白腻，脉沉。辅助检查：尿常规：蛋白+++，潜血+。肝肾功能：白蛋白：21g/L，尿素5.2mmol/L，肌酐78umol/L，24h蛋白定量5.3g。中医诊断：水肿病。证候诊断：脾肾阳虚，水气内停证。治法以温阳健脾，行气利水为主，方药以济生肾气丸合真武汤加减。黄芪30g，茯苓15g，肉桂3g（后下），制附子6g，熟地10g，山药15g，山萸肉12g，丹皮12g，丹参15g，槟榔10g，泽泻15g，车前子30g。水煎服，日1剂。服方14剂后来诊，水肿较前明显减轻，大便稀，每日1~2次，舌淡，苔腻，脉沉细。二诊以四君子汤合肾气丸加减。方药如下：黄芪30g，党参15g，炒白术15g，茯苓30g，肉桂3g（后下），王不留行15g，干姜9g，制附子6g，菟丝子15g，山药15g，山萸肉12g，肉豆蔻15g。服方14剂后来诊，三诊继服原方 14 剂，水肿减轻，腰酸乏力，畏寒怕冷较前改善，复查尿常规：蛋白+，潜血+，肝肾功能：白蛋白：30g/L，尿素 5.2mmol/L，肌酐 53μmol/L，24h 蛋白定量 2.1g。现患者病情基本稳定，仍在周师门诊随诊。

按：《素问·逆调论》曰："肾者水脏，主津液。"肾为先天之本，藏真阴而寓元阳，肾主行水，机体气化功能的发挥及正常的水液代谢，全赖肾阳的气化作用。肾阳不足，命门火衰，不能化气行水，遂使膀胱气化失常，开阖不利，水液内停，形成水肿。本案初诊水肿明显，脾肾阳虚为主，故以温阳健脾，行气利水为主。水肿减轻后以扶正为主，以肾气丸为基本方，健脾益肾不离经旨，加用肉豆蔻以升发阳气，如《脾胃论·脾胃胜衰论》中言："升发阳气以滋肝胆之用，是令阳气生，上出于阴分，末用辛甘温药接升药，使大发散于阳分，而令走九窍也。"辛温味薄、轻扬升散之品能鼓舞肝胆之气，升肾中阳气，风火相煽，较之单纯温阳更能增加化气行水之力。

4. 疏肝气，通三焦，决渎行水

王某，女性，45 岁，2014 年 9 月初诊，患者于 2014 年 8 月因与家庭琐事与家人发生矛盾，事后 1 周开始出现头面四肢浮肿，胁肋胀痛，胸脘满闷，严重时手不能握，足不能履，经期加重，伴有经期延长，血色暗淡，面色不华，纳食减少，舌质淡，苔薄白，脉弦细。曾在多家医院就诊，行甲状腺，及全身多个部位检查均未见明显异常，尿常规提示隐血+，余未见异常，建议患者行中药调理，遂求诊我院周师门诊。周师认为此为肝郁气滞，导致三焦气机不畅，郁而不达，影响其气化功能，导致水肿，故立疏肝健脾利水之法，方用柴胡疏肝散加减：柴胡 10g，炒白芍 10g，陈皮 10g，香附 10g，枳壳 10g，炒白术 15g，山药 15g，泽泻 10g，茯苓 10g，八月札 10g，广郁金 10g。服药 5 剂，水肿明显减轻。继服 14 剂，水肿全消，精神好转，食欲增加。后嘱咐少生气，平日可常服逍遥丸，随访 1 年，未在复发。

按：肝主疏泄，气机调畅，气血和调，经络通利，则脏腑气机调和，升降出入有序。一旦情志失调，则影响肝的疏泄功能而致肝气郁滞。肝郁气滞可导致三焦气机不畅，郁而不达，影响其气化功能。《素问》云："三焦者，决渎之官，水道出焉。"三焦既是气机升降出入的通道，也是水液运行的路径，水因气行，故气滞则水停。若肝郁气滞，累及三焦致使气机不畅，水道不通，则水停体内，泛溢肌肤而为水肿。故方中柴胡疏肝解郁为主药，香附、八月扎、广郁金理气疏肝而止痛；陈皮、枳壳理气行滞；炒白术、山药健脾益气以助运利水；泽泻、茯苓利水渗湿。全方共奏疏理肝气，解郁行滞，疏通三焦，健脾助运，决渎行水之效。

5. 调气血，和脉络，化瘀利水

钱某，男，67 岁，因"水肿反复发作半年，加重 1 个月"于 2015 年 3 月 7 初诊。患者既往有糖尿病病史 10 余年，目前胰岛素控制血糖，血糖控制一般。2014 年 8 月在嘉兴某医院确诊糖尿病视网膜病变及糖尿病肾病，门诊化验检查：血浆白蛋白 30.6g/L，血肌酐 186μmol/L，尿蛋白 +++，24h 尿蛋白定量 4.8g，刻下见：双下肢重度水肿，尿少，每日尿量不足 1000mL，神倦乏力，少气懒言，双目干涩，纳可，眠安，大便每日 1 行，舌胖边齿痕舌质暗苔薄白，脉弦细。周师认为气虚血瘀水停，治以调气血，和脉络，化瘀利水为主，自拟方药如下：太子参 15g，生黄芪 30g，当归 12g，赤芍 15g，川芎 12g，泽泻 15g，白术 12g，茯苓皮 30g，冬瓜皮 30g，怀牛膝 20g，车前子 30g，广木香 10g，猪苓 30g。服药 14 剂。二诊患者水肿明显消退，尿量增多，舌质紫暗，苔薄腻，脉弦细。守上方去冬瓜皮及茯苓皮，加用丹参 30g，川芎 10g。患者门诊随证加减治疗半年，于 2015 年 9 月 10 日再次复诊，患者精神佳，仅见双下肢轻度水肿，神疲乏力改善，舌淡略胖苔薄白，脉细，复查血肌酐 127μmol/L，血浆白蛋白 35.4g/L，24h 尿蛋白定量 1.8g。通过周师治疗，患者生活质量明显提高，现仍在我院门诊复诊。

按：《金匮要略》言："血不利则为水。"《血证论》云："瘀血化水亦发水肿，是血病而兼水也。"《诸病源候论》曰："经脉闭塞，溢于皮肤而令水肿。"水肿病人到后期，由于气血耗伤，阴阳不足，气虚则血缓而滞，血虚则血少而涩，阴虚则血黏而聚，阳虚则血寒而凝，许多因素均能使血行不畅而形成瘀血。本病患者糖尿病肾病、慢性肾功能不全诊断明确，蛋白尿与水肿并见，且以尿少水肿为突出表现，周师辨证为气虚血瘀水停，方中太子参、黄芪、炒白术补气健脾，当归、赤芍、怀牛膝活血化瘀，茯苓皮、冬瓜皮、车前子行水消肿，加用木香起到气行则血行之意。二诊加用丹参、川芎。丹参活血化瘀，养血补血，有"一味丹参，功同四物"之称；川芎活血行气，通达气血，更是"血中气药"。诸药并用，补血、行气、活血、破血，活血化瘀作用强又不伤正气。

（蓝小琴　费德升　丁伟伟等 2017 年 5 月）

周富明慢性肾功能衰竭诊治经验

1. 究病机，责之脾肾虚衰、瘀浊内阻

慢性肾功能衰竭是现代医学的名称，根据其临床特点，可属中医"溺毒""肾劳""水肿""关格"等疾病的范畴。《诸病源候论》中又云："关格者……由阴阳气不和，营卫不通故也。阴阳俱盛，不得相荣，曰关格。"清·何廉臣《重订广温热论》就"溺毒"之描述"溺毒之候……恶心呕吐、呼吸带有溺臭，间或猝发癫痫状，甚或神昏惊厥，不省人事"与肾衰之症状颇相似。本病多为本虚标实之证，病变迁延日久，脏腑功能虚损，或外邪侵袭，情志、饮食所伤，病情加重，最后导致正气虚衰，浊邪壅滞而发诸证。

《素问·至真要大论》说："诸湿肿满，皆属于脾。"脾为后天之本，脾气健旺，则水谷得化，精微得布，水湿得运。而脾之健运须借助于肾气及肾阴肾阳的资助和温煦。肾为先天之本，主一身之阴阳，其阳气"命门之火"对机体各个脏腑组织起着推动和温煦作用。而肾中精气的充盈亦有赖于水谷精微的培育和充养，后天与先天，相互资生，相互促进。若脾虚为病，致其运化失司，则水湿内停，泛溢肌肤发为水肿；化源不足，四肢百骸失养而见面色萎黄，倦怠乏力；脾气失健，胃失和降可见恶心、呕吐。脾虚失运，化源不济则肾精失充，肾气亦衰。肾虚为患，则清阳不升，精微下注而为蛋白尿，精微遗泄日久，耗伤肾之阴阳，加重肾之亏虚。而肾居下焦，肾火不足，则脾失温煦滋养，脾虚由然，最终导致脾肾俱衰，而瘀浊内阻。

由于脾肾俱衰，则水湿内停，气机升降失司，三焦阻遏，气机逆乱，浊毒壅滞。浊毒犯于心肺，则见咳喘气急、胸闷心悸；碍于中焦，则恶心呕吐、腹胀纳呆、口中有尿味；泛溢于肌肤则水肿、皮肤瘙痒；若上犯于脑，可见癫痫甚至昏迷，即现代的肾性脑病症状。此即所谓"溺毒入血，血毒上脑之候，头痛而晕……恶心呕吐、呼吸带有溺臭，间或猝发癫痫状，甚或神昏惊厥，不省人事"（何廉臣《重订广温热论》）。"久病入络无不成瘀"，脉络瘀滞，邪浊内蕴，湿浊交作，以致痰浊瘀毒内阻而正气愈虚，病情愈重。周老尝谓，湿浊瘀毒既为慢性肾衰之病理产物，又为其致病因素，因而周老认为，从慢性肾炎到慢性肾衰，是脾肾之气由虚而衰的过程，而在慢性肾衰病机中，"虚""毒""瘀"贯穿本病之始终，从而呈现以脾肾阴阳虚衰为本、浊邪内聚成毒为标之本虚标实证。

2. 论治法，重在扶本固元、泄浊和络

根据慢性肾衰的病因病机，周老治疗本病的基本治法为益气、化浊、和络，自拟方组成：黄芪、白术、茯苓、泽泻、薏苡仁、当归、川芎、丹参、制大黄、煅牡蛎等。《素问·咳论》云："百病生于气也。"《素问·刺法论》又云："正气存内，邪不可干。"故周老指出，慢性肾衰病人脾胃虚衰为本，故先扶助正气。方中黄芪甘温，善入脾胃，为补中益气要药，而白术在《本草通玄》中记载："补脾胃要药，更无出其右者。土旺则能健运，故不能食者，食停滞者，有痞积者，皆用之也。"被前人誉之为"脾脏补气健脾第一要药"，二药合用，健脾益气，固本培元；大黄具有通腑泄浊、活血化瘀等作用，《神农本草经》称其："下瘀血，血闭寒热，破癥瘕积聚，留饮宿食，荡涤肠胃，推陈致新，通利水谷，调中化食，安和五脏。"而生大黄苦寒，具有较强的泻下作用，易伤正气，故周老多用制大黄，以其下泻，促进瘀浊排泄，且配伍煅牡蛎软坚散结，有改善肾小球硬化作用，同时有吸附尿素氮、肌酐等代谢产物，使其随粪便排出体外，既能化瘀泄浊，又不伤正气；而茯苓、泽泻、薏苡仁健脾渗湿，利水消肿；当归、川芎、丹参养血活血，理气和络。全方配伍，用药精简，为益气健脾、化浊和络良方。

临证应用时，尤重视辨证，偏阳虚者加仙茅、仙灵脾、制附子、肉桂；偏阴虚者加女贞子、旱莲草、石斛、麦冬等；偏血虚者加熟地黄、炒白芍、制首乌等；偏气虚者加重黄芪用量，并加陈皮一味，《本草害利》云"黄芪极滞胃口，胸胃不宽"。而陈皮能理气健脾，能助黄芪加重补气之功，而无壅滞肠胃之弊。血瘀甚者加三棱、莪术、炒地龙活血通络；浊毒甚者加六月雪、虎杖根，配合制大黄能加强通腑泄浊之力；伴水肿者加车前草、马鞭草、粉萆薢等利湿去浊；伴腹胀纳呆者加藿香、佩兰、砂仁、枳壳、焦山楂；伴恶心者加制半夏、炒木香、生姜；伴大便干结者加重制大黄用量，并可加肉苁蓉、麻仁、制首乌等；伴血尿者加白茅根、小蓟；伴皮肤瘙痒者加防风、蝉蜕、豨莶草；伴关节酸疼者加桑枝、秦艽、络石藤；伴肝郁不舒者加柴胡、香附、郁金；伴发热者加青蒿、炒黄芩、地骨皮、金银花；夜寐差者加枣仁、远志、夜交藤、合欢皮；腰膝酸软者加炒杜仲、枸杞子、何首乌等。

3. 病案举例

缪某，男，35岁，2008年9月来本院就诊。有肾炎及高血压史10余年，因自觉无明显症状，故未介意。近3个月来疲倦乏力，腰酸腿软，纳谷不振，有时泛恶，夜尿增多。肾区叩击痛（＋），面色黧黑，舌淡舌边有瘀点，苔薄白根腻，脉细。实验室检查：尿常规 Pro（＋＋＋）；血常规 Hb：76g/L，WBC：3.5×10^9/L；Scr：840μmol/L，BUN：17.6mmol/L。B超检查提示双肾萎缩。中医诊断：溺毒，脾肾虚衰、瘀浊内阻；西医诊断：慢性肾炎，肾性高血压，肾功能不全，尿毒症终末期。患者拒绝血透治疗。予温阳泄浊汤加减，并嘱低盐、优质低蛋白饮食，及西药降压、纠正酸碱失衡及支持对症处理。服药1个月后症状明显改善，治疗2个月后症状基本消失，查肾功能示 Scr：420μmol/L，BUN：10mmol/L。后继续治疗。2012年6月至12月间，复查肾功能 Scr：500μmol/L 上下。病情稳定，仍在继续治疗中。

（陈美雪 2013 年 7 月）

周富明痛风性关节炎辨治要诀

　　周富明主任对于痛风性关节炎的中医药治疗有其独到经验，笔者有幸侍诊于侧，受益匪浅，现将周老师治疗痛风性关节炎辨证论治经验论述如下：

　　随着生活条件的改善和饮食结构的改变，痛风的发病率逐渐升高，我国痛风发病率已上升至 7.6/10 万，沿海南方城市则更高，痛风性关节炎的发病率也随之上升。痛风性关节炎是由于嘌呤摄入过多或排泄障碍导致过多的尿酸盐沉积在关节囊、滑囊、软骨、骨质和其他组织中而引起局部病损及无菌性炎性反应，多见于第一跖趾关节，也可发生于其他较大关节，尤其是踝部与足部关节，以关节红肿热痛，僵硬、重着、酸楚、肿胀、畸形为特点，中医俗称为"痹证"。《金匮要略》中因其以遍历关节肿痛为特点，称其为"历节病"。

　　1. 辨主证，分风寒湿热之别　究痹证最基本病机为邪气痹阻经脉，遂首先需要辨清何种邪气犯病。乎邪气者，不外乎风寒湿热，其往往夹杂而至。《素问·痹论》指出"风、寒、湿三气杂至，合而为痹。其风气胜者为行痹，寒气胜者为痛痹，湿气胜者为着痹也"。

　　风邪犯病者，可伴畏寒发热，汗出恶风，苔薄白，脉浮等表证。风为百病之长，最易夹杂其他邪气而至，表现为风寒、风湿、风热；风又善行而数变，具有发病迅速，变化快，游走不定等特性。治疗上周师善用防风、秦艽、独活、威灵仙等以祛风；顽风不去者可加虫类药物如全蝎、地龙、蜈蚣搜风通络；"治风先治血，血行风自灭"，又常佐以当归、丹参等活血以祛风。

　　寒客关节经脉者，以关节经脉紧痛为特点，痛势较剧，痛有定处，遇寒加剧，得温可减。治疗上以散寒温阳为主，周师善用桂枝、细辛等辛温之品解表以祛寒气，重者以川草乌、制附子等大辛大热之味温阳以攻寒凝。

　　湿邪为患者，表现为关节重胀，酸楚，漫浊，尤以下肢多见。周师治湿以土制水，常以二术相须为用，白术健脾燥湿，善治脾虚生湿之内湿，湿从里化，苍术苦温燥湿，散治湿邪浸淫之表湿，湿从表走；又以黄柏、焦栀子燥湿清热，通调水道，使湿从下焦而走。

　　热邪来袭，以关节红肿，灼热疼痛为特点。治疗上以清热为主，热在卫气者，用金银花、连翘等清气分热，透热以达表，热入营血时，又以水牛角、生地、赤芍等清血分热，凉血以清营。热邪犯病时往往伴有口苦口干，大便秘结，腑气难通之证，此时"扬汤止沸"不如"釜底抽薪"。周师善用寒下法，以通腑泻热，荡涤阳明，逐瘀通络，常用大黄、枳实、厚朴之辈。

2. 辨兼证，明痰瘀毒邪之异 百病皆由痰作祟，痹证也不例外。痰为水液代谢的病理产物，酒肉肥甘聚湿蕴热酿痰，气虚湿滞不化为痰，阴虚火旺灼津为痰，痰饮流注关节，可致关节肿胀畸形，发为痹证。表现为关节肿胀局限，病势缠绵，有时可触及皮下结节或痛风石，舌淡苔白腻，脉濡或滑。周师治痰之法，通过实脾土，燥脾湿，以治其本。"脾为生痰之源"，通过治上游以杜下游之患，用茯苓、半夏、陈皮等药可胜之；同时"肺为储痰之器"，"痰饮者当以温药和之"，而白芥子性辛温，具有温肺化痰，利气散结，通络止痛的功效，善除"皮里膜外"之痰，又能消肿止痛，对日久顽痰引起的关节肿痛畸形有奇效。

周老尝谓，受清代名医叶天士云有"久病必入络，久病气血推行不利，血络之中必有瘀凝"之训启迪，痹证日久症见关节疼痛入夜为甚，痛有定处，疼痛部位颜色紫黯，舌质偏红，舌下络脉青紫，脉弦，为夹瘀之证。《血证论》有论述"瘀血在经络脏腑之间，则结为癥瘕"，痛风性关节炎中表现为痛风石，是为瘀血凝聚经脉骨节之中。治疗上当以化瘀散结为主，此时轻则用桃仁、红花活血祛瘀，重者用三棱、莪术破血逐瘀。中医理论认为，气血关系密切，气滞血瘀证为常见瘀血证型，气滞中尤以肝气郁结最为常见，在使用活血药物同时，常配伍行气疏肝解郁药，以达到气行血行之功，常用药物如枳壳、香附、郁金等。

疾病后期往往痰瘀毒邪相互胶结，致诸证叠见，疾病缠绵不愈，治疗上化痰祛瘀常相需为善。

3. 辨虚实，治扶正驱邪兼顾 《类证治裁·痹证》有言："诸痹……良由营卫先虚，腠理不密，风寒湿乘虚内袭。正气为邪阻，不能宣行，因而留滞，气血凝涩，久而成痹。"究痹证发病原因，正虚不固是痹证发生的内在基础，感受外邪是外在条件，正虚致邪气痹阻经脉是基本病机，扶正驱邪为治疗大法。《素问·标本病传论篇》曰"知标本者，万举万当，不知标本，是谓妄行"，痹证总体上以本虚标实为主，往往虚实夹杂。同时还需辨清病位，痹证在上者，在辨证基础上加羌活、桂枝祛风胜湿，通络止痛；在下者可选用独活、牛膝祛风止痛，引药下行。

急性期痹证新发，常以风寒湿热之邪为主，表现为关节红肿热痛为甚，痛处拒按，严重者生风动血，皮肤破溃流脓，此时以邪实为主，遵循急者治其标原则，治疗上以攻邪为主兼顾护正气；痹证日久，痰瘀互结，易耗伤正气，往往伴有气血两虚或肝肾不足，表现为关节疼痛，病程缠绵，时轻时重，严重者遗留关节畸形，此时以本虚为主，遵循缓者治其本原则，以顾护正气为主，补肝肾、强筋骨、益气血的同时，兼攻邪气。

4. 医案举隅

患者，男，54岁，2015年2月12日诊，有痛风病史4年，右踝关节、膝关节肿痛2周，畏寒怕冷，每遇寒冷及阴雨天疼痛加剧，曾用激素及抗炎治疗，能取一时之效。血压病史12年，常服寿比山，近日停用，嘱以代文、圣通平控制血压。刻今：右踝关节肿胀疼痛，皮温偏高，自觉畏寒怯冷，身无发热，双下肢无水肿，舌淡苔薄白，舌边有齿痕，脉濡细。辅检：2015.2.10，肾功能 BUN：17.38mmol/L，CR：101μmol/L，UA：466μmol/L。西医诊断：痛风性关节炎；中医诊断：痹证，寒湿痹阻证。治以温寒利湿通络：制川乌3g，制草乌3g，川独活10g，怀牛膝10g，威灵仙15g，炒白术10g，苍术10g，薏仁30g，炒当归10g，延胡索10g，络石藤15g，伸筋草10g，秦艽10g。7剂，每日一剂，水煎服，分早晚两次温服。

患者服用本方后痛痹得以缓解，续以此方加减服用，门诊随诊，痛风未发。

按： 寒湿之气痹阻经络，影响气血运行，故出现关节重着疼痛，寒主收引，寒凝经脉，不通则痛，湿邪为患，湿性下趋，故下肢关节重着，疼痛缠绵，患者一派寒象。方中以大辛大热之川草乌为君药，取其辛热升散苦燥之性，意在"疏利迅速，开通关腠，驱逐寒湿"；独活其性下行，气香温通，善治下部寒湿；牛膝与独活同为下行引经药物，兼有补肝肾、强筋骨之功；威灵仙性猛善走，通行十二经，通经络而止痛；炒白术、苍术、薏仁健脾而祛湿；炒当归活血通络，血行风自灭；延胡索理气止痛；伸筋草、络石藤通络止痛，方中应用"辛苦温"之药物善治"痛""着"痹证；独活、秦艽之用，其味苦、性平，祛风湿、止痹痛，且有清湿热之功，可监制本方过于温燥也。诸药合用，共奏温阳散寒，健脾祛湿，活血通络之功。

痛风性关节炎中医称之为痹证，为现代常见病、多发病，不仅影响生活质量，反复发作者可导致关节畸形，影响功能活动。西医在痛风性关节炎的治疗上因药物毒副作用存在一定的局限性，而中医中药治疗痛风性关节炎有一定优势。周老师认为，痛风的基本病机为气虚血瘀、寒湿痹阻，根据这一机理，在其长期的中西医临床探索实践工作中总结出了"辨主证，分风寒湿热之别；辨兼证，明痰瘀毒邪之异；辨虚实，治扶正驱邪兼顾"的临床经验，在掌握"先辨主证、后辨兼证，明确缓急、虚实、病位的辨证要诀"的前提下，遣方用药灵活，辨证思路精准，达到了驱邪固本、宣痹通络的治疗目标，有效解决了患者的痛苦，取得了理想的临床疗效。

（沈佳红 2016 年 6 月）

周富明肾病经验举隅

周富明主任医师，擅治内科杂病、精于肾病诊治，临床经验丰富。笔者有幸侍诊案侧，受益匪浅，滋就老师以往治案，整理如下：

1. 三紫地黄汤治紫癜性肾炎 紫癜性肾炎以皮肤紫癜、蛋白尿、血尿、水肿等为主要表现，属于中医"紫斑""尿血""水肿"等范畴。周老师认为"热""瘀"为其发病关键，病因病机为热邪内蕴，损伤脉络，瘀阻血络，水阻内停。《景岳全书·血证》指出"火盛逼血妄行者……可以清火为先，火清而血自安矣"，《血证论》中描述紫斑反复发作迁年不愈时描述"失血何根，瘀血即其根也，故凡复发者，其中多伏瘀血"。周老师认为，凡因"热""瘀"而致者，必先清热化瘀以治其本。因此，结合多年临证经验，自拟三紫地黄汤治疗紫癜及紫癜性肾炎。方由紫背浮萍、紫丹参、紫草合六味地黄汤组成。方中紫背浮萍味苦性寒，祛风行水、清热解毒、善治热毒斑疹、肌肤水肿；紫丹参微苦微寒，养心养血、祛瘀生新，为祛瘀生新、凉血清心之要药；紫草凉血活血、清热解毒，《本草纲目》谓其"治斑疹、痘毒，活血凉血"。"三紫"合用，清热祛风、凉血解毒、祛瘀生新，符合紫癜病机，是周老治紫癜之三味药对。六味地黄汤滋阴补阴之剂，此时常用生地，生地养阴清热，萸肉滋肾益肝，山药益肾补脾，即所谓"三补"，固本扶正是也；泽泻利水泄浊，丹皮清热泻火，茯苓利湿健脾，是谓"三泻"，利浊达邪是也。诸药合用，融祛风清热、凉血化瘀、滋肾固本于一炉，为治紫癜、紫癜性肾炎之基础方。如热毒甚、紫癜色较鲜者，加赤芍、贯仲以加强清热凉血之功；若苔根黄舌质偏红者，加连翘、焦栀子以清解郁热；若尿血明显者，加鹿衔草、小青草以清热凉血；热常选有清热凉血功效的生地黄、牡丹皮、赤芍、紫草、丹参等。现代药理学研究，生地具有类激素样作用，可抗炎、可调节免疫功能；赤芍可抗血小板聚集；紫草有抗炎抗菌作用，并能调节机体免疫功能；丹参的活血作用，可体现在降低血小板聚集，促进肾静脉血液回流上，所以在肾病治疗上，丹参可改善肾脏血液循环，促进有毒有害物质排出体外。如治马某，女，8岁，2000年8月12日诊：紫癜性肾炎，血尿、蛋白尿反复，下肢紫斑隐隐，苔薄微黄，脉略数。证属血热妄行，治宜清热和营为主：紫浮萍15g，紫丹参10g，紫草15g，生地黄10g，牡丹皮10g，贯众10g，鹿衔草15g，小青草15g，连翘10g，京赤芍10g，广地龙6g。上方服七剂后症状有所缓解，守方加减，前后共服药两个月，症状消失，尿常规检查正常。

2. 温阳泄浊汤治慢性肾衰竭　慢性肾衰竭是指各种原因引起慢性进行肾脏损害，临床出现以代谢产物滞留体内，水、电解质、酸碱平衡失调，全身各系统受累为主要表现的临床综合征。常有疲倦乏力，胃纳不佳，或伴恶心呕吐，尿少、水肿，腹泻，贫血等。归属中医"溺毒""水肿""虚劳"等范畴。周老认为，由于多种因素导致肾脏为病，肾病日久不复，因虚致痨，脾肺肾功能皆衰，失于分清泌浊，清气不升，湿浊不降，三焦壅塞，二便失司，湿浊瘀邪难以下输水道排出体外，毒邪潴留，重戕正气，危证丛生，变证叠见。《素问·水热穴论》云："肾者，胃之关也，关门不利，故聚水而从其类也。上下溢于皮肤，故为浮肿。浮肿者，聚水而生病也。"又谓"其本在肾，其末在肺，皆积水也"，故病于肾者，常有水肿。《诸病源候论》认为："脾病则不能制水。"《奇效良方》有"盖水之始也，未尝不自心、肾而作"的论述。由此可见肺脾肾三脏失调是引起水肿、水湿浊邪壅滞的主要原因。其临床特点是正虚邪实，正虚是肾精不足，"肾主藏精"，肾病日久，肾失封藏，"精气夺则虚"；邪实是三焦壅塞，湿浊瘀毒滞于体内，"邪气盛则实"。因此，周老结合其多年临证经验，自拟温阳泄浊汤治疗慢性肾衰竭。温阳泄浊汤由熟附子、白术、生黄芪、生大黄、生薏仁、茯苓、炒川芎、当归、芡实等组成。方中生大黄，旨在荡涤湿浊瘀毒之邪，其味苦性寒，与附同用，可"去性取用"，即去其苦寒，存其泻下；黄芪、白术、芡实益气健脾固本，具有扶助正气，固扶本元；当归、川芎养血活血化瘀；茯苓、薏仁健脾行水化湿，全方组合，具有温肾补脾，泄浊化瘀之功，如尿少而水肿甚者，可加车前草、马鞭草以利水消肿；伴泛恶欲呕者，加黄连、半夏以辛开苦降化浊；伴肌肤瘙痒者，加丹参、蝉衣以养血祛风；若肌肤甲错、面色黧黑者，酌选水蛭、三棱、蓬术等以加强活血化瘀。如脾阳虚明显而大便溏薄者，易生大黄为制大黄，并酌加砂仁以馨香助中。曾治周某，女，50岁，于2000年8月25日就诊：慢性肾炎、肾功能不全多年，下肢水肿，面色黧黑，神疲乏力，跗肿，苔厚腻，脉细涩，Scr：370μmol/L，BUN：9.2mmol/L。治拟化浊和络温肾泄毒：炒白术10g，猪、茯苓各10g，川厚朴6g，生黄芪20g，西党参20g，炒杜仲10g，车前草20g，生薏仁30g，制大黄10g，煅牡蛎20g，制黄精10g，补骨脂 10g，炒川芎 15g。服药一月后，水肿消退，精神转佳，续以上方加减，前后服药 9 个月，自觉无明显不适，肾功能指标提示：Scr：230μmol/L，BUN：10.0mmol/L，两年后随访，病情稳定。

（沈晓昀 2017 年 6 月）

周富明肾病医案评析

周富明老师，熟悉内科疾病之辨治，尤擅肾脏疾病之诊疗，学验俱丰。临证强调审证求因，用药轻灵，务求效用，少用杂药以免药害。笔者有幸成为其学术继承人，侍诊案侧多年，亲聆老师教诲，受益良多。兹不揣简陋，拾其鳞爪，整理于次，试作评析，以飨同好。

1. 脾肾两虚，水泛血瘀之肾病综合症案

李某，男，52 岁，2013 年 4 月 8 日就诊：患者间断眼睑及双下肢浮肿 1 年，加重 1 月而来诊，初发病时于某医院确诊为 IgA 肾病、肾病综合征，曾服激素、细胞毒等药物治疗效果不显。刻下，大量蛋白尿、低蛋白血症、高脂血症、血压高，眼睑及双下肢浮肿、头晕、腰酸、乏力，胃脘痞满，食后尤甚，舌质紫暗，苔薄白，脉沉细。证属水肿，为脾肾两虚、水泛血瘀证，拟健脾补肾、活血利水，佐以疏中：黄芪 30g，白术 10g，茯苓 10g，猪苓 10g，车前子 15g（包煎），丹参 15g，陈皮 10g，益母草 15g，当归 15g，地龙 10g，僵蚕 10g，蝉蜕 6g，砂仁 3g（后下）。

2013 年 4 月 25 日复诊：进药 14 剂，尿量增多，眼睑及双下肢浮肿减轻，胃脘痞满若失，仍有头晕、乏力、口干，舌红，少苔，血压 160/90mmHg。上方去陈皮、车前子、砂仁，加麦冬 10g，太子参 15g。

上方连续进药月余，诸症悉减。效不更法，遇有感冒等不适时稍加调整，总共服药 3 个月余，诸症消失，血压控制可，尿蛋白转阴。

评析：周师认为，辨证必须识病，辨病要以辨证为基础，研究疾病与证候的关系，探索治疗肾病的用药规律。本例慢性肾炎业已一年有余，叠进激素等杂药，碍胃损脾，湿浊内阻。诊时所见，以湿滞中州、脾运失司为主，加之病历既久，无不入络成瘀，证属"水肿"，病机为脾肾两虚，水泛血瘀，治以健脾补肾、活血利水。方以黄芪行气补气，以助肾之气化，利水消肿为君；臣以茯苓健脾利水而不伤正气；白术益气健脾，三药合用，健脾益气，为求本之治；佐以猪苓、车前、陈皮利水化湿，丹参、当归、益母草化瘀而取效。

方中巧用对药: 茯苓与车前, 茯苓功专益心脾, 利水湿, 且补而不峻, 利而不猛; 车前子甘寒滑利, 性专降泄; 二药相合, 可谓外能行肤水湿, 行水而不耗气, 胜似大腹皮, 内能利肾水运脾湿, 利中有补, 功胜泽泻。黄芪合陈皮, 黄芪味甘, 微温, 益元气, 温三焦, 壮脾胃, 《本草正义》云其"补益中土, 温养脾胃。凡中气不振, 脾土虚弱, 清气下陷最宜"; 陈皮, 辛温, 归脾、肺经, 理气健脾, 燥湿化痰, 《医林纂要探源》谓陈皮"泻肺邪, 降逆气; 燥脾湿, 和中气; 疏肝木, 润肾命, 顺气、消痰、去郁"; 二药合用, 有补气、泻肺、固本、达邪之功。酌加砂仁旨在行气宽中、和胃醒脾以治痞满。在二诊时, 湿浊已化, 而舌质偏红, 且感乏力, 乃虑气阴两虚, 而以调理气阴为法。周师认为, 从中医角度来讲, 蛋白尿的形成, 主要是脾肾两虚, 失于统摄封藏, 加之久病入络, 瘀阻肾络, 精气不固, 精微外溢下泄而成。从现代医学方面来讲, 肾小球肾炎的发病机理主要与免疫炎症、凝血等因素有关。因此, 周师在治疗蛋白尿时常在健脾补肾辨证的基础上, 择用丹参、地龙、川芎、僵蚕、蝉蜕等活血化瘀、祛风通络之品。药理学研究证实, 这些药物具有很好的抗凝、改善微循环, 降低尿蛋白, 增加血浆蛋白, 提高肌酐清除率, 减轻肾组织病理损害, 减少病变肾组织细胞外基质成分的积聚, 从而延缓肾间质纤维化的进程, 保护肾功能。

2. 脾肾衰惫, 湿浊内阻之慢性肾衰案

金某, 女, 42 岁, 2012 年 9 月 12 日就诊: 患者 10 年前诊断为慢性肾炎, 间断门诊就诊, 蛋白尿反复, 半年前发现肾功能异常。今查 Scr: 350μmol/L, BUN: 9.2mmol/L; B 超示双肾偏小。症见: 纳谷不馨, 时时欲泛, 呕吐清水, 面色萎黄, 怯冷, 舌边有齿痕、苔白腻, 脉沉细。证属溺毒, 乃湿浊内阻、脾胃失和, 治以化浊安中为之: 姜半夏 10g, 炒白术 10g, 炒当归 10g, 茯苓 10g, 制大黄 10g, 淡干姜 3g, 桂枝 3g, 砂仁 6g (后下), 炙甘草 5g, 生米仁 30g, 党参 15g, 煅牡蛎 30g。7 剂。

2012 年 9 月 25 日复诊: 上方服用半月, 纳增呕止。原方去煅牡蛎, 加丹参 15g。14 剂。

2012 年 10 月 12 日三诊: 药后诸恙悉减, 精神亦爽, 苔薄白, 舌淡, 边有齿痕, 脉细, 宜健脾温肾、化瘀泄浊为法: 炒党参 15g, 炒白术 10g, 炒当归 10g, 茯苓 10g, 淡干姜 3g, 砂仁 6g (后下), 炙甘草 5g, 生米仁 30g, 仙灵脾 15g, 丹参 15g, 枸杞 10g, 制大黄 10g。

以上方为主, 复诊略作增删, 服药近一年, 复查肾功能接近正常。三年后复查, 病情稳定。

按：本例为慢性肾衰竭，就诊时以恶心呕吐为主症。周师认为，慢性肾衰竭，属中医溺毒，常谓，溺毒的基本病机是脾肾衰败，二便失司，湿浊毒邪不得由尿液排出，滞留于体内，而恶心呕吐，是由于脾肾衰惫，血肌酐、尿素氨等浊毒内蕴，刺激胃肠道所见表现的症状。《证治汇补》云"因浊邪壅塞三焦，正气不得升降，所以……小便闭，生呕吐，阴阳闭绝"，《灵枢·玉机真藏论》云："五脏者皆禀气于胃，胃者，五脏之本也。"脾胃乃后天之本，气血生化之源。脾胃虚损，气血化生无源，先天失养，则不利于慢性肾衰的治疗。故先以降逆安中、健脾化浊为法，方取半夏加苓桂术甘汤以降逆温中，健脾化浊；加砂仁、陈皮健脾醒中；加党参者，"能补脾养胃，润肺生津，健运中气……健脾运而不燥，滋胃阴而不湿，润肺而不犯寒凉，养血而不偏滋腻，鼓舞清阳，振动中气而无刚燥之弊。宜乎五脏交受其养，而无往不宜也。"（《本草正义》）甚合本虚标实之病机；且与茯苓、白术、薏苡仁相伍，补气运脾以治其本；大黄之用，"通宣一切气，调血脉，利关节，泄壅滞，水气，四肢冷热不调，温瘴热痰，利大小便"，达到"荡涤肠胃，推陈致新"之效。全方合用标本兼顾，颇得其效。复诊时，恶心呕吐缓解，乃以温肾健脾以培本调治而病趋稳定。

3. 脾肾两虚，气虚血瘀之溺毒案

陈某，男，66岁，2014年10月14日来诊：患者5年前出现下肢轻度浮肿，诊断"慢性肾炎"，曾在多家医院就诊，病情反复。半年前发现血肌酐升高。有高血压病史20余年。刻下，倦怠乏力，腰膝酸冷，下肢浮肿，时有心悸，夜尿频多，尿中有泡沫，面色乏华，纳少眠差，苔薄白，舌淡暗，舌下脉络增粗，脉细带弦。辅检：尿常规：Pro+；血常规：Hgb：105g/L；肾功：尿素氮11.82mmol/L肌酐318.2μmol/L，尿酸523μmol/L。溺毒证，属脾肾两虚、气虚血瘀，拟益肾健脾，祛瘀化浊：黄芪30g，炒白术10g，茯苓10g，川芎15g，丹参15g，郁金15g，鸡血藤20g，熟大黄10g，积雪草20g，生牡蛎30g，草豆蔻10g，焦山楂15g。14剂，日1剂，水煎服。

2014年10月28日复诊：药后腰膝酸冷若失，下肢浮肿亦减，泡沫尿未尽，胸背时痛，腹胀，苔薄白舌淡暗，舌下脉络增粗，脉细带弦。上方去茯苓、郁金、积雪草，加茯苓皮30g，川牛膝10g，三七粉6g（分两次合药服）。14剂。

2014年11月18日三诊：上方服后，浮肿几净，胸背痛定，余恙皆减，守法不变，随证调治3月，复查肾功能：Scr：165μmol/L，BUN：9.2mmol/L。迄今二年，病情稳定。

按：周师认为溺毒病势缠绵难愈，其各个阶段，均可出现瘀血证，所谓"久病入络成瘀"是也，并将瘀血的形成原因归为因虚致瘀和因实致瘀两方

面。由于脾之运化，肾之泄浊功能障碍，水湿停滞，阻遏气机，水病累血，血脉不畅而成瘀。慢性肾脏衰竭多以"痰湿、瘀血、浊毒"为其标，实邪内蕴贯穿始终。方中黄芪、白术、茯苓合用，以益气健脾、助气血生化之源，《脾胃论》曰"血不自生，须得生阳气之药，血自旺矣"；丹参与川芎合用，《本草汇言》认为丹参"补血生血，功过归、地，调血敛血，力堪芍药，逐瘀生新，性倍川芎"，川芎味辛，性温，具有活血行气，祛风止痛之功效，为"血中之气药"，《日华子》曰其："补五劳，壮筋骨，调众脉，养新血。"且川芎"气善走窜而无阴凝黏滞之态……又能去一切风，调一切气(《本草汇言》)。"丹参以养血活血为主，川芎以行气活血为要，两药配伍，互制其短而展其长，气血兼顾，行气活血，祛瘀生新之力增强；草豆蔻芳香醒脾；制大黄泻下力逊，清热燥湿力强，多用于兼湿热内阻之候；牡蛎镇静收敛，吸附肠道毒物，借大黄通腑泄浊之功，将体内毒物通过肠道排出体外，另外牡蛎含有多种矿盐，能减少低钙血症等并发症；郁金行气活血，三七活血通络，以扩张肾动脉，改善肾血流，延缓溺毒的进展。诸药合用，共奏调畅气机，行滞通络，活血化瘀，泄浊排毒之功。

4. 风水相搏、湿瘀互结之水肿案

杨某，男，18岁，2013年8月6日来诊：患者8个月前因感冒后出现一过性肉眼血尿，即来我院就诊，尿常规现蛋白尿、红细胞等，收住入院，建议行肾活检，家属拒绝。予抗感染，洛丁新，中医药等治疗，病情好转出院。近1周再次感冒，无肉眼血尿。刻下：眼睑略浮，双下肢水肿，身热怕冷，流涕，食欲减退，小便量少，苔薄黄，脉浮数。辅检：血尿素氮：8.08 mmol/L，肌酐：86.0 μmol/L，尿酸：416.6 μmol/L，血常规 HGB：127g/L；尿常规：蛋白（＋）RBC（＋）；24h尿蛋白定量为0.89g。宿疾肾病，风邪引动，为风水相搏、湿瘀互结之水肿，拟祛邪扶正法，疏风清热、化瘀利湿、益气健脾：金银花10g，荆芥穗10g，青防风10g，益母草30g，白茅根30g，净蝉衣6g，春砂仁6g（后下），地龙15g，黄芪20g，白术10g，茯苓皮20g。7剂，每日1剂，水煎服，煎头、二两煎，上下午温服。嘱低盐饮食，忌食生冷。

2013年8月13日复诊：水肿已消，身热已退，余恙均减，苔薄黄，脉浮。复查尿常规：蛋白＋，隐血＋。上方去荆芥、防风、砂仁，加僵蚕10g，甘草3g，赤芍10g。服药2周，诸证悉瘥，复查尿常规检查正常，嘱以中成药肾炎片以作善后。门诊随访两年，尿检正常。

按：本例宿疾肾病，因外感而诱发，所见症状眼睑略浮，下肢浮肿，身热怕冷，流涕，溲少，苔薄黄，脉浮数等一派风热上受之象。周师认为，虽为一派风热之象，但患者宿疾旧恙，体质不宜强攻，扶正不可轻视，故以大队祛邪之际，参入扶正之品，即疏风清热、化浊利湿、益气健脾为之。方中黄芪、白术、茯苓益气健脾以扶正，正如《素问遗篇·刺法论》曾说"正气存内，邪不可干"；荆芥、防风、金银花疏风解表以治其标；蝉衣、僵蚕、地龙之用旨在祛风清热利尿，与诸药合用，加强宣上利水之功。周师临证对于反复蛋白尿者，常在辨证的基础上选用蝉蜕、僵蚕等类药物，其认为蛋白尿的形成与风湿扰肾有关，应用祛风湿、通脉络之品至为重要。本例经扶正达邪、标本兼顾，乃至从本论治，并以中成药缓图而收功。

5. 肾阳不足，水湿夹瘀之溺毒案

顾某，女，72岁，2013年12月28日经当地卫生院介绍来我院就诊：患者有高血压、冠心病史多年，反复下肢浮肿，间断服用利尿剂，1月前发现血肌酐升高。诊见：精神萎靡，面色萎黄，肌肉松弛，眼睑轻度浮肿，唇绀，畏寒怕冷，下肢轻度水肿，苔薄白，舌质胖淡、舌下脉络瘀滞，脉沉无力。辅检：心电图：窦性心律，左室肥厚伴劳损；B超：双肾皮质回声增强；尿常规：蛋白++；血常规：红细胞 $3.25 \times 12/L$，血红蛋白 107g/L，白细胞 $4.6 \times 10^9/L$，中性粒细胞 61%，淋巴细胞 35%，血小板 $163 \times 10^9/L$。生化：血清肌酐 251mmol/L，尿素氮 16.7mmol/L，尿酸 346μmol/L，血清白蛋白 39g/L，血清球蛋白 27g/l，血清总蛋白 66g/L。溺毒证，系肾阳不足，水湿泛滥，瘀血内阻，拟温阳利水、活血化瘀为之：云茯苓 10g，炒白术 10g，炒白芍 10g，熟地黄 10g，川桂枝 3g，桃仁泥 10g，红花 10g，制附片 6g，淡干姜 3g，车前草 15g，炒川芎 10g，炒当归 10g，川牛膝 10g。7剂。

2014年1月7日二诊：药后患者眼睑、下肢浮肿已除，心悸、胸闷减轻，怕冷明显好转，但仍有精神萎靡、唇绀，舌下脉络瘀滞，夜尿2~3次，有泡沫。苔薄白，舌质胖淡、舌下脉络瘀滞，脉沉细。上方加生黄芪50g，再进7剂。

2014年1月14日三诊：药后精神萎靡、怕冷好转，夜尿1~2次，大便日行1~2次成形。苔薄白，舌胖、质淡红，脉沉细。复查尿常规：蛋白+，肾功能：血肌酐 189μmol/L，尿素氮 9.3mmol/L，尿酸 352μmol/L。肾阳渐复，水湿渐化，上方去桂枝。加芡实、金樱子。14剂。

2014年1月28日四诊：患者精神好转。苔薄，舌胖、质淡红，脉沉细。尿常规：尿蛋白±。上方服14剂后，诸症明显改善，效不更方，再进14剂。药后症状明显好转。查尿常规：尿蛋白（-）；肾功能：血肌酐 136μmol/L，尿素氮 5.8mmol/L，尿酸 323μmol/L。门诊随访两年，病情稳定。

按： 本例患者系肾阳亏虚、脾阳不足，水湿不运，致阳虚水泛，《医宗金鉴》

"夫人一身制水者皮也，主水者肾也"。而肾阳亏虚又致心阳不振，心气不足，而见时有心悸、胸闷、唇绀、舌下脉络瘀滞等症状。其病机为肾阳亏虚，阳虚水泛，瘀血阻络。周师认为瘀血祛则络脉通，络脉通则血气和，血气和则气机畅，气机畅则水湿除，瘀去水消，诸证自除。治拟温阳利水、活血化瘀，方取真武汤合桃红四物汤加减。真武方中"以茯苓为君，白术为臣，二者入脾走肾；以芍药为佐，益脾气；以附子、生姜之幸为使，温经散寒也"（《内台方议》）；姜、附合用取"益火之原，以消阴翳"之要义；白芍、熟地黄以求"阴中求阳"；桃仁、红花相伍，入心肝血分，活血化瘀；桃、红与当归、川芎配伍，养血活血化瘀；车前草与川牛膝同用，利水通络而引水下行。诸药合用，共奏温补肾阳、利水化浊、活血祛瘀之功，而收效甚捷。

（张忠贤 2016 年 10 月）

周富明辨治杂病验案三则

笔者有幸跟随周富明老师临证抄方 2 年余，心有所悟，遂拾其要者，加以整理，以分享同道：

1. 痹证案

任某，男性，80 岁，2014 年 9 月 23 日诊：有慢性肾炎病史 20 余年，定期门诊治疗，常以中药补益脾肾、通络泄浊治疗，同时规律服用西药厄贝沙坦片控制血压、中成药肾衰宁通府泄浊等，肾脏病病情较稳定。近日出现反复左下肢关节局部疼痛，可见患者慢性病容，双下肢水肿，左下肢局部红肿，皮温偏高，舌质瘀，苔根腻，脉细。中医诊断：痹证，湿热瘀阻；治以清热化湿祛瘀。处方：苍术、黄柏、焦栀子、泽泻、川牛膝、独活 10g，车前草、伸筋草、络石藤、丹参各 15g，虎杖根 20g。7 剂。

2014 年 9 月 30 日二诊。患者双下肢水肿好转，左下肢局部仍稍感疼痛，苔薄舌胖脉细。再续前方去焦栀子，加川断 10g，生黄芪 15g。14 剂。

2014 年 10 月 14 日三诊。患者自觉左下肢局部疼痛以及双下肢水肿皆好转，中药治宜标本兼顾，以补肾通络、顾护中焦为本，兼以燥湿泄浊。

按：肾病的病因病机较为复杂，大多为本虚标实，本虚多为气虚，病位在脾肾。在临床上亦常夹杂湿邪、瘀血等标证。气虚则血运不畅，易形成气虚血瘀之证。瘀血不除则新血不生，日久则瘀血阻络。肾病日久不复，脾肾之气衰败，失于分清泌浊，清气不升，湿浊不降，久之三焦壅塞，湿浊阻络，日久化热，湿热瘀阻经络。患者久病气虚，脾气亏虚，则易受湿浊困厄脾阳；肾气亏虚则温化无力，湿浊不化，停滞三焦；加之病久，形成气虚兼夹血瘀、湿热之证，故临床治疗时间长，病情易反复，出现如案中舌质瘀，肢体局部红肿痛等症状。周老处方以三妙散（苍术、黄柏、牛膝）为主方，治以清利湿热，同时兼顾扶正，全方标本兼顾，扶正祛邪为之。方中苍术能健脾燥湿，李杲言其"除湿发汗，健胃安脾，为治痿要药"；黄柏苦寒，有清热燥湿的功效，可治因湿热引起的筋骨疼痛；牛膝性善下行，入肝肾二经，能补肝肾、强筋骨，又能通血脉、利关节，为治腰膝下肢病症常用药；络石藤祛风通络，可治疗关节、肌肉痛，特别是伴有四肢拘挛，屈伸不便者；独活祛风胜湿、通痹止痛；伸筋草祛风除湿，舒筋活络；虎杖根祛风利湿、散瘀止痛；患者有慢性肾炎20余年，久病必瘀，故周老师在处方中适当加用活血之品，如丹参。二诊时患者疼痛水肿症状改善，然肾气虚贯穿始终，故加用补气之品，如生黄芪，起到补气行血之功效。三诊时患者标症基本已愈，治疗仍应以保护肾脏为主，标本兼治，以补肾通络、顾护中焦为本，兼以燥湿泄浊。

2. 心悸案

姚某，女性，68岁，2016年4月8日诊。患者发现多囊肾10余年，肾功能不全6、7年，有冠心病多年。因肾病定期在门诊治疗，治疗常以中药健脾益肾、通络祛瘀，口服中成药肾衰宁通府泄浊等，肾病较稳定。近半月来感神倦乏力，时有心悸，动辄汗出，苔薄，舌下脉络瘀粗，脉结代。查心电图示：房颤心律。中医诊断：心悸，心气不足，脉络瘀阻；以益气养心和络法。处方：川桂枝、淡干姜各3g，炙甘草6g，炒当归、莲心、天门冬各10g，西党参、仙灵脾、紫丹参各15g，炙黄芪、大枣各30g。7剂。

2016年4月15日二诊。上方服药7剂，自觉心悸汗出改善，苔薄，舌下脉络瘀粗，脉结代。药既中病，效不更方，原方续用7剂。

2016年4月22日三诊，患者自觉心悸、倦怠症状若失，但活动后仍稍感乏力，苔薄，舌下脉络瘀粗，脉细，时有结代，治宜守法增删，处方：川桂枝3g，炙甘草6g，炒当归、莪术、三棱、天门冬各10g，西党参、仙灵脾、紫丹参各15g，生黄芪50g。7剂。

按：本例原为多囊肾、肾功能不全，且有冠心病史多年。就诊时，除"肾病"外，表现以心悸为主。且脉结代，舌下脉络瘀粗。成无己曾说："结代之脉，动而中止能自还者，名曰结；不能自还者，名曰代。由血虚衰，不能相续也。心中悸动，知真气内虚也。"周师推崇叶天士之"久病必瘀""久病无不入络成瘀"，认为肾病日久常有气虚血瘀之征象。气为血之帅，气虚则推动无力，

无以温煦，可致血行不畅、血瘀脉中；血为气之母，血虚则无以濡养，可致
气虚愈虚、脉络空虚。患者病久体弱，素体亏虚，气血不足；阳气虚弱，则
鼓动无力，故可见心悸、脉结代；气虚不摄，故可见患者动辄汗出，气血虚损，
推动无力，无以濡养，故常感神倦乏力；血行不畅，血瘀脉中可见舌下脉络瘀粗。
故周师治以益气养心和络之法，方以炙甘草汤加减。方中以炙甘草为君药，
取其甘温益气之功效，治疗"心动悸、脉结代"之症；加之以桂枝、干姜、
仙灵脾、辛温通阳、调和血脉；配伍炙黄芪补养心血；天冬、麦门冬、炒当
归滋养阴血；配合党参益气生津；同时桂枝、干姜、仙灵脾配伍党参、天门冬、
炒当归、大枣等诸位补益药物，则有滋阴养血而不腻，益气生津而不壅的功效；
再以莲心、大枣养血清心安神；丹参活血祛瘀。全方有益气和络，养心安神之功。
三诊时患者心悸症状改善，应以治疗原有"肾病"为要，肾病多以气虚为本，
故改炙黄芪为生黄芪 50g，加强全方补气之功效；肾病日久，久病必瘀，故再
加用三棱、莪术活血通络，有研究认为，三棱等活血化瘀药可能通过影响多
囊肾病囊肿衬里上皮细胞增殖以及上皮生长因子受体磷酸化，起到延缓多囊
肾病发生与发展的治疗作用。因循治病求本、标本兼顾之训，结合现代药理
研究，加之辨证正确、用药贴切，故而取效满意。

3. 蛇串疮案

柯某，女，64 岁，2016 年 2 月 26 日诊。有慢性肾炎病史 5 年余，定期
门诊治疗。曾服雷公藤多苷、阿魏酸哌嗪片等，肾病较稳定。近 6 日来腰部疼痛，
可见局部疱疹、皮疹，时有疼痛；大便偏硬，夜寐欠安，口若渴，苔薄黄，
脉细弦。中医诊断：蛇串疮，正虚邪实、湿热郁滞。处方：龙胆草、轻柴胡、
木通、生甘草各 6g，焦栀子、炒黄芩、生地黄、建泽泻、当归各 10g，车前草、
枸杞子各 15g，虎杖根 20g，生米仁、玉米须各 30g。7 剂。

2016 年 3 月 4 日二诊。上药服后，腰部疱疹大部分已结痂，但疼痛依然，
苔薄脉细弦。前方去龙胆草、柴胡、木通、生地；加炒白术、炒木香各 10g，
丹参 15g。7 剂。

2016 年 3 月 11 日三诊。患者腰部疱疹基本结痂，疼痛亦较前改善。药既
中病，效不更方，前方续用 7 剂。

2016 年 3 年 18 日四诊。患者上述症状均已明显改善，仍应以治疗原有
之慢性肾炎为主，以健脾益肾，佐以养血和络之法，处方：西党参、紫丹参
各 15g，云茯苓、炒白术、怀山药、盐杜仲、枸杞子、金樱子、芡实米、炒当
归、赤白芍各 10g。7 剂。

按： 本例肾病已久，此次就诊以腰部带状疱疹为主，带状疱疹属中医蛇

串疮，即缠腰火丹，这一病名出于《医宗金鉴》卷六十四。蛇串疮发病多因情志内伤，肝郁化火，以致肝胆火盛；或因饮食失调，忧思伤脾等损伤脾胃，导致脾失健运、湿浊内停、郁久化热，以致湿热内蕴；兼以外受毒邪，则湿热火毒熏蒸皮肤而发疹。本例患者肾病已久，脾肾亏虚，先后天之本亏虚而正气不足，且患者服用雷公藤多苷片，该药物通过抑制免疫治疗肾病，使机体免疫低下，更易感受外邪。肾病日久，体内湿浊内停，而又感受外部毒邪，毒邪与湿浊相交，郁而化热，熏蒸皮肤故而出现腰部右侧局部疱疹、皮疹，湿毒蕴结，脉络不通，不通则痛，故见时有疼痛；毒热郁于三焦，耗损津液，故可见大便偏硬，口渴；毒热上扰心神，故见夜寐欠安；患者舌脉亦支持此证。患者正虚日久而复感邪实，故而并发蛇串疮，周师以龙胆泻肝汤加减，治以泻肝火，利湿热，兼以健脾利湿，达到祛邪兼以扶正之功效。方中龙胆草为君药，泄肝胆实火，清肝胆湿热；以黄芩、焦栀子为臣药，清热燥湿；佐以车前草、泽泻、木通清热利湿；柴胡为肝胆引经之药；以当归、生地、枸杞可滋养阴血，以防祛邪太过而伤正；加用生薏仁、玉米须健脾利水；虎杖湿热解毒，利湿散瘀；最后以甘草调和诸药，甘草亦有甘缓止痛之功效。全方清利并用，补泻兼顾，使邪去而正不伤。二诊、三诊时，皆以前方去龙胆草、柴胡、木通、生地，以防祛邪太过损伤中焦脾胃，同时加用健脾理气活血之炒白术、炒木香、丹参，加强行气化瘀止痛之功效。四诊时患者蛇串疮基本已愈，病后仍需以治疗肾脏原发病为要，故治疗以健脾益肾为主，方以参苓白术散意合水陆二仙丹加养血和络之品，方中西党参、云茯苓、炒白术、怀山药健脾益气，水陆二仙丹（金樱子、芡实）、盐杜仲、枸杞子滋阴补肾，酌加紫丹参、炒当归、赤白芍等养血和络之品。临证治病，当把握标本缓急，急则治表，缓则治本，方能直达病所而获效良效。

（陈迪 2017 年 5 月）

周富明临证药对经验

1. 扶正补虚治其本　慢性肾脏病以正虚为本，其中脾肾气阴两虚是慢性肾脏病走向终末的关键，脾肾失司，水湿不化，日久化生浊毒，变生许多病理产物，故对于慢性肾脏病患者如果不注意扶助正气，可导致水湿、瘀血、湿热、浊毒等病理因素，着而难去，消磨正气，所谓"扶正以祛邪"，因此扶正可从根本上防止疾病反复发作。

（1）黄芪、炒白术：黄芪味甘性微温，入脾肺经，固表止汗，补三焦而实卫，为升阳补气之圣药、玄府御风之关键，汪昂谓其可"补中，益元气，温三焦，壮脾胃"。炒白术性温味甘，补气健脾效卓，周主任喜以大剂量黄芪益气健脾利水，常用剂量为30~50g，配以炒白术10~15g，两者合用可见固卫名方"玉屏风"之精要，且两者兼有利水之功，对于CKD患者反复水肿更是效佳。现代药理多认为两者配伍其有调节免疫、改善肾功能的作用，对于保护肾功能有积极的意义。

（2）黄芪、炒党参：周主任认为脾与肾，不仅为先后天之本，更是精微化生之源与储藏之所，皆为调节机体"精（气）"代谢的主要器官。脾肾气虚失固摄，精微下泄而成蛋白尿。炒党参益气，生津，养血，配伍黄芪大补元气，气能生血，两者合用则益气养阴，使气血生化左右逢源，正合气阴两虚之病机，对于蛋白尿反复、迁延，气津两伤患者，尤其对于日久肾功能不全患者，则疗效更佳。研究表明两者均有改善免疫功能，降低蛋白尿，纠正贫血及降压的作用，可以提高机体的非特异性免疫功能和特异性免疫功能。对于慢性肾脏病免疫炎症的减轻，延缓肾功能进展具有不可忽视的作用。

（3）制狗脊、怀牛膝：狗脊苦甘温，补肝肾，强腰膝，兼有除湿之功。怀牛膝苦酸平，补肝肾，强筋骨，可引血下行，为走而能补，性善下行，尚有活血之效。且二者同归肝肾经，属归经配伍，当患者在慢性肾脏病病程中呈现气短乏力，腰膝酸疼，双下肢无力，夜尿频多等一派脾肾阳虚衰之象时，周主任常配伍使用此药对以加强扶正祛邪功效。

另外，如怀山药配合白术使用常可健脾生津，对于脾虚腹泻患者用之可加速其胃肠道功能恢复，顾护正气。如纳差明显可加入炒稻芽配伍焦六曲，健脾和胃，胃气乃生。《景岳全书》云："凡欲察病者，必须先察胃气；凡欲治病者，必须常顾胃气，胃气无损，诸可无虑。"太子参配伍炒白术可养阴生津，滋肾润肺。而且多项研究显示太子参含多种多糖及人体多种必需氨基酸，对于CKD患者长期饮食控制带来的微炎症状态有一定改善作用。

2. 利水化浊治其标　周主任推崇"水为万物之源，土为万物之母，二脏安和，则一身皆治，二脏不和，则百病从生"的理论。认为湿邪是肾病重要病理产物之一，且具有缠绵特性，慢性肾脏病之所以迁延反复，究其原因与水湿有关。脾肾两虚且患者多饮食不节，则水湿内生，溢于肌肤则为水肿，湿性缠绵反复故水肿时轻时重，湿聚日久成浊毒，充斥全身，五脏六腑皆损。故利水祛湿化浊乃控制病情的关键。

（1）炒白术、茯苓：茯苓归脾肾经，健脾利水渗湿，《药品化义》曰"茯苓最为利水除湿要药"，配以益气之白术，则疗效倍增，尤其白术和茯苓相须为用。经方中如苓桂术甘汤、茯苓白术散、归脾汤、五苓散，四君子汤等均显其配伍的重要性。周主任认为行水当先益气行气，白术配茯苓一补一利，一燥一渗，使水湿有渗消之路，脾气有健运之望。且二者均能健脾益气，"气行则水行"，水湿得化，浊毒得祛，邪去则正安。此组药对配伍亦属归经配伍，同归脾经，合用使得脾司统摄，精微得化，精气得固，诸症乃消。

（2）猪苓、泽泻：水湿易夹它邪为患，既可寒化使气血凝滞，又可热化充斥三焦，此药对组合从化湿入手，此组药对同归肾与膀胱，加强表里经联系，蒸腾水湿，去除浊毒之源，且此药对组合精细，均为淡渗之品，可见四苓散，猪苓散之形，利水渗湿之效显著。柯琴《伤寒来苏集·伤寒附翼》卷上："泽泻味咸入肾，培水之源；猪苓黑色入肾，利水之用……而水气顺矣。"研究也提示水湿得去，浊毒之源得清，对于水肿的减轻，内环境的稳定，肾功能的恢复和保护均有重要意义。

（3）车前草、茯苓皮：此药对主要针对 CKD 患者的湿热病机，周主任认为湿热、浊毒、瘀血等诸多外因中最重要的应是湿热病邪，从现代医学角度来看，其实质不仅是继发的各种感染，更重要的是，湿热的显现与退却，标志着由感染所诱发的免疫反应的进行和缓解。利尿通淋之车前草配伍利湿化浊之茯苓皮，两者合用，既能清热利湿、又可解毒化浊，且两者同归下焦，具有改善肾功能，加强毒素清除的作用。

其余如郁金、石菖蒲此药对出自《温病条辨》菖蒲郁金汤，原书用于治疗湿温病湿热并重之湿热酿痰，蒙蔽心包证。周主任取郁金凉血清心、行气开郁和菖蒲芳香化湿和胃之功，临床常用于慢性肾脏病之湿热之证，又可顾护胃气。还有炒苍术、制厚朴对于慢性肾衰，大便秘结者更有去湿导滞之功；豆蔻配伍砂仁取其化湿温中止呕之效则多用于慢性肾衰，恶心欲呕患者。

3.活血化瘀贯始终 周主任根据《素问·调经论》"瘀血不去，其水乃成"，《金匮要略》"血不利则为水"的立论，认为血瘀证贯穿于慢性肾脏病全过程，而瘀阻肾络，精气不能畅流，雍而外溢，形成蛋白尿；另一方面瘀血既成之后，又常使蛋白尿顽固难消，非活血化瘀不可以取效。清代名医叶天士云"久病必入络，病久气血推行不利，血络之中必有瘀凝"，故治疗中活血化瘀之药必不可少，尤其对于早中期患者，旨在理肾之血，而对于终末期肾病由于凝血功能下降，血小板减少等，可根据中医四诊，减量谨慎使用。

（1）丹参、红花：丹参苦、微寒，具有活血祛瘀、养血兼清热之功，即所谓"一味丹参，功同四物"；配以辛温而性质平和之红花，寒温并用，活血祛瘀而不温燥，两药相伍，活血而无动血之弊．养血清热而无寒凉凝滞之虞。常用剂量丹参15~30g、红花6~10g。从现代研究来看，红花、丹参均可降低血小板表面活性，改善血液的"黏、聚、滞"倾向，有效改善肾脏高凝状态。

（2）炒川芎、酒当归："气为血帅，气行则血行"，而当归乃血中圣药，酒制可加强活血，配伍"血中气药"之炒川芎，二者在活血方中配用，可增强行血散瘀的作用；在补血方中配用，能通达气血，可使补而不滞，此药对兼具活血补血之功，使得活血而不伤正，补血而不留瘀。对于改善肾小球纤维化，纠正肾性贫血都具有颇高的治疗价值。

（3）制大黄、虎杖根：制大黄乃大黄酒制而成，泻下力减弱而活血功能较好，对于慢性肾脏病尤其肾功能不全的应用，不论处方配伍或是单用都有活血化瘀，通腑泄浊之功，配伍虎杖根清热利湿，活血化瘀。周主任对于肾脏病晚期浊毒充斥三焦，热入血分脉络，瘀血阻滞肾络常用此药对组合。现代药理也表明制大黄和虎杖根均含大黄素等蒽醌类成分，并能减少肠道对合成尿素的原料——氨基酸的吸收，升高血中必需氨基酸的浓度；并有一定降血脂，降压作用。

其余如泽兰、益母草配伍，二者活血行血，祛瘀生新，且可活血调经，多用于慢性肾脏病患者服用免疫抑制剂日久引起月经紊乱者；三棱配伍莪术对于瘀血难化，癥瘕形成者有破血消癥之效；对于大量蛋白尿，水肿反复严重者周主任喜用地龙配伍水蛭，因此时唯有虫类药物善于搜剔逐邪，息风通络直达病所，才能将潜伏于内的风痰瘀血之邪深搜细剔，且虫类药通过抗凝、抗血栓。缓解炎症对肾的损伤，抗肾小球系膜细胞增殖。

综上所述，周主任经过长期的临床实践和探索，在中西医结合内科尤其肾内科疾病治疗中已形成具有鲜明病机辨证理论和用药特色，尤其药对的使用，周主任认为只有全面地认识药对，才能更好地发挥药对的临床疗效，而在临床实际操作中，周主任遣方灵活，不拘一格，以效为期，药对是其几十年积累之经验，只要辨证准确，疗效理想。

（丁伟伟2013年4月）

附录　实践探索

一、溺毒清合剂治疗慢性肾衰 32 例疗效观察

我们于 1997 年 6 月至 1998 年 10 月，运用自拟"溺毒清合剂"治疗慢性肾功能衰竭 81 例，取得理想效果，现总结如下：

1. 材料与方法

1.1　病例选择　本组 81 例，均为本院肾病专科门诊、住院的 CRF 患者，其中男 51 例，女 30 例。年龄最小 27 岁，最大 72 岁，平均 45.6 岁。原发病：慢性肾炎 43 例，肾盂肾炎 13 例，糖尿病性肾病 10 例，高血压性肾病 9 例，多囊肾 4 例，狼疮性肾炎 1 例，高尿酸性肾病 1 例。

1.2　诊断标准　西医诊断参照 1992 年在安徽太平召开的"原发性肾小球疾病分型与治疗及诊断标准题座谈会"制订的"慢性肾衰诊断标准及分期"。

内生肌酐清除率（Ccr）<50mL/min；血清肌酐（Scr）>135μmol/L；有慢性肾衰临床症状和体征者。

1.3　分组　81 例随机分为 3 组：治疗组 32 例，对照组 28 例，常规组 21 例。分组后三组间性别、年龄、原发病及相关肾功能、血电解质等检测指标均无显著差异（$P>0.05$），表明组间均衡性较好，具有可比性。

1.4　治疗方法

1.4.1　一般治疗　三组相同，包括饮食治疗，纠正酸碱平衡，并发症及其对症处理等。

1.4.2　分组治疗

治疗组　溺毒清合剂 50mL 温服，每日 3 次。

对照组　包醛氧淀粉 5g，每日 3 次，口服。

常规组　肾必氨、维生素 B 族类等。以上疗程均为两个月。

1.5　观察指标

1.5.1　症状和体征　倦怠乏力、气短懒言、纳少腹胀、腰酸腿软、夜尿清长、

恶心呕吐、舌象、脉象等。

1.5.2 肾功能及血电解质、血色素等检测指标。

以上均于治疗前、治疗中期、治疗结束后各检测一次。

1.6 疗效评定

显效：症状和体征减轻或消失；Ccr 增加≥ 15%；Scr 降低 <15%。以上第 1 条必备，第 2、3 条具备 1 项即可。

有效：症状和体征减轻或消失；Ccr 增加≥ 5% 至 <15%；Scr 降低≥ 5% 至 <15%。以上第 1 条必备，第 2、3 条具备 1 项即可。

无效：不符合显效和有效判断条件者。

1.7 统计方法 分类计数资料用 χ^2 检验；分组治疗前后对照计数资料用配对 t 检验；

2. 疗效分析

2.1 总疗效分析（见附表 1-1）

附表 1-1 三组总疗效对照

组别	例数	显效	有效	无效	总有效
观察组	32	7 （21.88）	16 （50.00）	9 （28.12）	23 （71.88）
对照组	28	6 （21.43）	10 （35.71）	12 （42.86）	19△ （57.14）
常规组	21	2 （9.53）	6 （28.57）	13 （61.90）	8△△ （38.10）

注：△ $P<0.05$，△△ $P<0.01$

附表 1-1 结果提示：溺毒清合剂对肾衰疗效较确切。经统计学处理，治疗组与对照组有显著差异（$P<0.05$），与常规组比较有非常显著差异（$P<0.01$）。表明治疗组优于对照组，更优于对照组。

2.2 三组治疗前后症状体征变化比较见附表 1-2。

附表 1-2 治疗前后症状体征变化比较

症状体征	治疗组					对照组					常规组				
	例数	消失	减轻	无变化	加重	改善率	例数	消失	减轻	无变化	加重	改善率	例数	消失	减轻	无变化	加重	改善率
倦怠乏力	31	13	15	2	1	90.32	27	10	10	4	3	74.00△	19	6	8	5	0	73.68△

257

症状体征	治疗组						对照组						常规组					
	例数	消失	减轻	无变化	加重	改善率	例数	消失	减轻	无变化	加重	改善率	例数	消失	减轻	无变化	加重	改善率
气短懒言	30	12	15	3	0	90.00	26	10	9	5	2	73.08△	18	5	8	3	2	72.22△
纳少腹胀	28	12	13	2	1	89.29	25	9	9	4	3	72.00△	17	6	6	2	3	70.59△
腰酸腿软	29	13	9	5	2	75.86	26	8	7	5	4	57.69△	16	5	4	4	3	56.25△
夜尿清长	31	16	13	1	1	93.55	26	7	10	6	3	65.38△	18	5	6	5	2	61.11△
恶心呕吐	25	10	13	1	1	92.00	27	10	9	5	3	70.37△	19	5	7	4	3	63.15△

注：△ $P<0.05$。

附表 1-2 结果表明，治疗组对 CRF 患者倦怠乏力等症状均有良好的治疗作用。其改善率在 75% 以上，与对照组、常规组比较均有显著差异（$P<0.05$）。其疗效优于对照组、常规组。

2.3 三组治疗前后肾功能指标变化分析见附表 1-3。

表 1–3 Ccr（mL/min） Scr（μmol/L） BUN（mmol/L）的变化

项目	治疗组		对照组		常规组	
	治前	治后	治前	治后	治前	治后
Ccr	7.63 ± 9.88	20.45 ± 13.35***	8.34 ± 9.38	19.21 ± 10.58***	15.20 ± 8.31	19.23 ± 11.67*
Scr	455.22 ± 170.65	414.38 ± 217.66***	432.13 ± 175.76	430.95 ± 180.11***	418.98 ± 170.69	419.97 ± 209.41*
Bun	21.98 ± 11.57	18.13 ± 10.83***	19.27 ± 10.23	6.18 ± 10.40***	17.15 ± 12.11	17.00 ± 8.40*

注：t 检验：* △ $P>0.05$，*** △△ $P<0.01$。

从附表 1-3 提示，治疗组 Ccr 后有明显升高，Scr、BUN 有明显降低（$P<0.01$），对照组治疗前后与治疗组相近；常规治疗后除 BUN 有明显降低外，Ccr、Scr 治疗前后无显著差异（$P>0.05$），组间比较，治疗组与对照组无显著差异（$P>0.05$），与常规组有显著差异（$P<0.05$）。

2.4 其他检测项目的分析 如血红蛋白 Hb、RBC 及 Na^+、Cl^-、CO_2-CP 的指标三组治疗前后的对照及组间比较均无显著差异（$P>0.05$），但治疗组治疗前后 K^+ 有明显降低、Ca^{2+} 有明显升高，均有显著差异（$P<0.05$），表明溺毒清合剂对改善 CRF 患者的高钾、低钙有一定作用。

3. 典型病例

穆某，男，50岁，住院号7883。因"头痛头晕四年，腰酸，纳呆三月"于1997年7月7日入院。患者于四年前因头痛头晕到医院检查发现血压升高（220/120mmHg），而服用复降片。三月前出现腰酸腰痛、乏力、纳呆。到某医院住院，查血肌酐1004.35μmol/L，尿素氮15.74mmol/L。经治后病情无缓解。为求进一步诊治，前来我院，入院时见少气懒言、腰酸腿软、乏力纳呆、夜尿清长。查体：T37℃，P100次/分，R20次/分，BP150/100mmHg，心肺大致正常，腹平软，右肾区叩击痛（+），颜面及四肢无水肿，舌质淡，苔略腻，脉弦。实验室检查，尿常规Pro⁺⁺，大便正常，血常规Hb79g/L，RBC2.32×10¹²/L，Scr1004.35μmol，BUN16.91mmol/L，B超示双肾萎缩。中医辨证：脾肾虚衰、湿浊内蕴。西医诊断：慢性肾炎、肾性高血压、肾功能不全、尿毒症终末期。给予：溺毒清合剂每日150mL，分三次口服。经两个月治疗后，少气懒言、腰酸腿软、乏力纳呆、夜尿清长等症状消失，血压下降，BP120/75mmHg，复查血常规Hb89g/L，RBC2.41×10¹²/L，Scr573.9μmol/L，BUN 12.4mmol/L。治疗过程中未出现不良反应，治疗前后肝功、心功能检查均正常，出院后继续服药，随访14个月，病情稳定。

4. 讨论

慢性肾衰患者是由于各种原因引起肾脏疾病基础上缓慢出现的肾功能减退乃至不可逆转的肾衰，这是一个进行性肾损害过程，甚至危及生命。其主要临床表现为肾功能的进行性恶化、体内代谢废物潴留、水电解质和酸碱平衡失调，以至于不能维持机体内环境的稳定。其发病人数为积累数，每百万人中每年约有50～100人发病。到目前为止似乎还没有一种西药能完全控制CRF的进展。根据CRF所表现的症状，我们认为其符合"溺毒"之征。中医学认为系肾阳衰败，脾阳受损，"浊邪壅塞三焦、正气不得升降，所以……小便闭，生呕吐，阴阳闭绝"，并明确指出属"最为危候"（见《证治汇补》）。有鉴于此，我们以中医药理论为指导，衷中参西，结合现代药理研究和临床实践经验，自拟溺毒清合剂运用于临床。方中大黄旨在荡涤浊邪，其虽味苦性寒，但与附子同用可"去性取用"，即去其苦寒，存其泻下。现代药理研究认为，大黄使肠吸收氨基酸减少，血中氨基酸升高，利用氨合成蛋白，因而使肝肾合成尿素减少，同时本品可抑制体内蛋白质分解，而降低血中BUN及Scr含量，促进BUN和Scr随尿排出体外，故有延缓肾衰进展作用；黄芪扶助正气，对"肾衰有抑阻作用"，且能"扩血管、降血压"和"利尿"。附子温阳以助气化；丹参养血活血，以缓解肾衰高凝状态；加入淫羊藿以加强温阳之功；

牡蛎等有软坚协同丹参化瘀和络之功。全方组合具有补阳益气、活血化瘀、导泻泄浊、软坚解毒功效，有提高免疫力，促进肾血流量，改善贫血，降低血清肌酐、尿素氮作用。经本院 81 例患者临床观察，治疗组显著优于对照组（*P*<0.05），与常规组对照有极显著差异（*P*<0.01），其机理有待进一步研究。

（周富明　张真定　张雪锋等 2000 年 5 月）

二、溺毒清合剂对慢性肾衰竭患者血清纤维化指标的影响

肾脏纤维化是慢性肾衰竭的病理基础，也是其进行性进展的形态学基础。透明质酸、层黏蛋白、胶原蛋白等是一些重要的纤维化指标。我们根据周富明教授的经验方，制成"溺毒清合剂"治疗慢性肾衰竭患者 34 例，并观察对纤维化指标的影响，报告如下。

1　资料与方法

1.1　病例选择　本研究为前瞻性研究。所有病人均为我院 2006 年 3 月 ~ 2007 年 12 月期间住院病人。符合 1992 年黄山会议 "慢性肾功能衰竭的标准及分型" 诊断标准。并排除慢性间质性肾炎、多囊肾病变、合并慢性肝病、肺间质病变等。共 68 例最后入选进入研究，2、3 期病例各 34 例。

1.2　一般资料　68 例采用抽签法随机分为两组，治疗组和对照组各 34 例。男 37 例，女 31 例，年龄 24~74 岁。平均 44.9 ± 14.1 岁。病程 6 个月 ~23 年，平均 5.1 ± 3.8 年。血清肌酐（Scr）189~702 μ mol/L。平均 348.2 ± 126.6 μ mol/L。原发病：慢性肾小球肾炎 33 例，肾病综合征 11 例，糖尿病肾病 11 例，高血压肾损害 10 例，狼疮性肾炎 3 例。两组一般资料及 Scr 无显著性差异（*P*>0.05）。

1.3　治疗方法　入院后纠正水、电解质及酸碱平衡。有可逆因素给予纠正，复查肾功能及有关指标。两组均采用低蛋白饮食（蛋白质 0.8g/kg·d^{-1}）。常规给予苏打 3g/d，有水肿加速尿利尿，尽量保持尿量 1500mL/d 以上。对照组：①银杏达莫注射液 60mL 加入 5% 葡萄糖 250mL 中静滴，每日一次。②包醛氧淀粉 5g，一日三次口服。③至灵胶囊 3 粒，一日三次。④有高血压者，Scr ≤ 265 μ mol/L 者服苯那普利 10mg，日一次；Scr ≤ 356 μ mol/L 加缬沙坦。血压下降不理想者依次加心痛定、氨氯地平、倍他乐克及可乐定等。治疗组：同对照组，改包醛氧淀粉为溺毒清合剂（主要成分以大黄、黄芪、丹参、附子、仙灵脾及牡蛎等中药组成），每日一剂，煎服。4~6 周为 1 个疗程。

1.4　观察项目　临床症状及体征：自觉症状、体重、血压、贫血情况、

血浆蛋白；血尿素氮（BUN）及肌酐（Scr）、酶法测定、血清透明质酸（HA）、Ⅳ型胶原（Ⅳ-C）、Ⅲ型前胶原（PC—Ⅲ）及层黏蛋白（LN）等。以上指标研究前后各检查1次。Ccr按公式计算：Ccr（mL/min）=［（140-年龄）×体重（kg）］/［72×血清肌酐（mg/dL）］，女性再乘0.85。

1.5 统计学方法 数据用均数 ± 标准差（$\bar{x} \pm s$）表示；组间差用 t 检验；疗效比较用 χ^2 检验。$P<0.05$ 认为有显著差异。

2 结果

2.1 疗效标准 显效：Scr 下降幅度 ≥ 132umol/L 或肾功能恢复到代偿期（Scr<177μmol/L），症状体征消失，饮食精神良好。有效：Scr 下降幅度 < 132μmol/L，症状明显改善。无效：Scr 下降幅度 ≤ 44μmol/L 或无改变。加重：Scr 较治前上升。

2.2 治疗结果 治疗组 34 例中显效 15 例（44.1%），有效 13 例（38.2%），无效 4 例，加重 2 例，总有效率 82.3%。对照组 34 例，显效 9 例（26.5%），有效 15 例（44.1%），无效 7 例，加重 3 例，总有效率 70.6%。治疗组疗效明显高于对照组（$P<0.05$）。

2.3 两组治疗前后的肾功能改变 附表 2-1 显示，治疗组与治前比较 BUN 及 Scr 差异非常显著（P 均 <0.01），Ccr 亦有显著差异（$P<0.05$）。对照组治后 BUN 及 Scr 亦有显著差异（$P<0.05$），但不及治疗组明显。两组病人治疗前后 β_2–MG 均无明显差异。

附表 2–1 两组治疗前后肾功能变化（$\chi \pm s$）

组别		例数	BUN (mmol/L)	Scr (μmol/L)	Ccr (ml.min⁻¹ · 1.73m⁻²)	β_2–MG (mg/L)
治疗组	治前	34	20.5 ± 7.9	430.0 ± 164.1	14.1 ± 6.46	11.4 ± 4.0
	治后	34	17.8 ± 6.5**	369.9 ± 152.6**	17.6 ± 6.9*	10.9 ± 4.3
对照组	治前	34	21.3 ± 6.7	442.7 ± 190.7	12.4 ± 5.9	11.3 ± 3.5
	治后	34	18.5 ± 6.8*	411.2 ± 158.5*▲	13.8 ± 5.5▲	11.5 ± 4.1

注：与治疗前比较 *$p<0.05$，**$p<0.01$；两组治后比 ▲ $p<0.05$

2.4 两组治疗前后血清纤维化指标的变化 从附表 2-2 可见，两组治前 HA、PC-III 及 LN 均明显比健康人高（$P<0.05$~0.01），C-IV 虽有增加，但无统计学差异（$P>0.05$）。提示本研究对象的病人体内纤维化活动增强。治疗组治疗前后 HA、PC-III、LN 均有显著差异（$P<0.05$）。而对照组治疗前后除 HA 有显著性差异（$P<0.05$），其他各指标变化不明显。两组病人治后 C-IV 均略有

下降，但无统计学差异。提示治疗组对纤维化指标的影响明显优于对照组。

附表 2-2　两组治疗前后血清纤维化指标的变化（$\chi \pm s$）

组例		例数	HA	PC-III (μg/L)	C-IV	LN
健康人		20	58.4 ± 13.5	63.7 ± 12.9	54.5 ± 21.3	82.2 ± 15.4
治疗组	治前	34	118.6 ± 42.8 ▲▲	119.6 ± 47.4 ▲▲	59.0 ± 21.9	101.3 ± 17.6 ▲
	治后	34	91.7 ± 36.8*	96.3 ± 31.5*	56.1 ± 22.4	86.2 ± 20.5*
对照组	治前	34	116.6 ± 31.5 ▲▲	123.9 ± 25.5 ▲▲	57.6 ± 23.3	104.4 ± 23.1 ▲
	治后	34	106.2 ± 36.7* ●	116.3 ± 26.8 ●	56.1 ± 19.8	99.6 ± 17.1 ●

注：两组治前与健康人比较▲ $P<0.05$，▲▲ $P<0.01$；两组治疗前后比较 * $P<0.05$；两组治后比
● $P<0.05$。

3. 讨论

近年来，随着分子生物学研究进展，使肾脏病学的研究也进入到分子水平，已证实细胞外基质（ECM）的大量积聚能引起肾小球硬化和小管间质的纤维化。它们不仅是慢性肾衰竭的病理基础，也是其进行性进展的形态学基础。ECM主要由胶原蛋白、糖蛋白及蛋白多糖组成。透明质酸（HA）是蛋白多糖的一种，层黏蛋白（LN）属糖蛋白，而 PC-III、C-IV 是胶原蛋白的主要成分。血清中这些成分的增高，在一定程度上反映着体内纤维化的增强。本研究结果显示，慢性肾衰竭患者体内 HA、PC-III、C-IV 及 LN 均有明显增高，与文献报道一致。再次证明慢性肾衰竭患者体内肾脏的纤维化活动增强。

中医认为，溺毒系因脾肾衰败，二便失司，湿浊毒邪不得由尿液排泄，滞留于体内而产生的一种病症，与现代医学的慢性肾衰竭相当。病症中脾肾虚衰是肾脏衰竭的根本，瘀浊内阻是肾衰恶化的基础。我们据此理论，设计以黄芪、大黄、淫羊藿、丹参、附片、牡蛎组方溺毒清合剂，具有益气温阳、化瘀泄毒的功效。我们曾以溺毒清合剂治疗慢性肾功能衰竭 32 例取得明显效果。在此基础上，我们对其作用机制进一步进行探讨。文献报道，许多活血化瘀及补益中药有抗纤维化作用。丹参、黄芪等中药有抗纤维化作用，并有抑制胶原分泌作用。大黄治疗慢性肾衰竭已在临床广泛应用，不仅其通腑降浊，并具有抗炎、抑制细胞因子和系膜细胞增殖作用。王怡等用活血化瘀药及大黄组成的"抗纤灵冲剂"治疗 60 例慢性肾衰竭，治疗后血清 Scr、BUN、LN、PC-Ⅲ均比治前明显降低，而对照组血清纤维化指标均无改善。作者曾用由大黄、红参、丹参等组成的肾衰康治疗慢性肾衰竭病人，发现有降低血

清 C- Ⅳ、LN 及 P- Ⅲ等纤维标志蛋白作用，并证明肾衰康是通过抑制肾脏纤维化，达到改善肾功能和延缓慢性肾衰竭的进展的作用。

本研究结果显示，无论治疗组及对照组治后 BUN 、Scr 及 Ccr 均有明显改善，而加用溺毒清合剂的治疗组， HA、PC-III、C-IV 及 LN 亦有不同程度的下降，对照组以上指标改善不明显，提示中药溺毒清合剂可能通过抗肾脏纤维化而起作用。

（韦先进　周富明　张忠贤等 2009 年 5 月）

三、溺毒清合剂及其延缓慢性肾衰的实验研究

慢性肾功能衰竭（chronic renal failure，CRF）是危害人们身体健康的危重病之一。我们根据其临床表现，以中医理论为指导，衷中参西，研制成溺毒清合剂用于 CRF。经临床观察，溺毒清合剂对 CRF 患者改善症状、延缓肾衰竭进展疗效理想。为了探讨溺毒清合剂治疗慢性肾衰的作用机理，我们进行了相关的动物实验。

1. 材料与方法

1.1　实验材料　溺毒清合剂（黄芪、制大黄、淫羊藿、丹参、附片、牡蛎），按临床处方比例制成。溺毒清合剂低剂量组每毫升含生药 0.75g，溺毒清合剂高剂量组每毫升含生药 1.5g/mL，4℃冰箱保存。对照组服用药物：厄贝沙坦：江苏恒瑞药业股份有限公司生产，150mg/ 片，制成混悬液，每毫升含原药 10mg。选用 50 只雄性的体重为（200±20）g 的 SD 大鼠。日本产 7020 自动生化分析仪，日本希森 K 21 自动生化分析仪，752 分光光度计，SOD、MDA、NO、ET-1 试剂盒，由南京建成生物工程研究所提供。

2. 实验方法

2.1　模型制作　50 只大鼠先饲养一周，然后随机抽出 10 只作为假手术组，其余 40 只在腹腔注射麻醉下，对左侧肾脏进行大部分切除，所切除部分重量占单侧肾脏重量的 2/3（0.6 ~ 0.7g），术后两周对右侧肾脏进行全部切除。随机抽出的 10 只大鼠同样进行以上造模步骤，但不切除肾脏。

2.2　实验分组　除假手术组外，造模后大鼠随机分为 4 个组，即：模型组、溺毒清低剂量组（简称溺低组）、溺毒清高剂量组（简称溺高组）、厄贝沙坦对照组（简称厄贝组）。

2.3　用药方法　分好组后实验大鼠以每笼 5~6 只饲养，自动饮水，自由

进食，饲料予以普通饲料。溺毒清合剂低剂量组：每日灌服含生药 0.75g/mL 溺毒清合剂 1.0mL/100gBW，给药剂量为 7.5g/kg（为临床给药剂量的 10 倍）；溺毒清合剂高剂量组：每日灌服含生药 1.5g/mL 溺毒清合剂 1.0mL/100gBW，给药剂量为 15g/kg（为临床给药剂量的 20 倍）；厄贝沙坦对照组：每日灌服含 10mg/mL 的厄贝沙坦溶液 1.0mL/100gBW，给药剂量为 50mg/kg（为临床给药剂量的 10 倍）。假手术组、模型对照组均每日灌服无菌蒸馏水 1.0mL/100gBW。

2.4 观察指标及检测方法 给药 8 周后，各组大鼠上代谢笼，测定大鼠的采食量、饮水量和尿量，并测定尿液中肌酐、尿素氮和总蛋白；用 3% 戊巴比妥钠 50mg/kg 腹腔注射麻醉大鼠，心脏采血 6mL，分离血清，自动生化仪测定血肌酐、尿素氮、胆固醇、三酰甘油，取肾脏标本甲醛固定，石蜡包埋，免疫组化查 IV 型胶原、纤维连接蛋白（FN）、转化生长因子（TGF-β_1）、基质金属蛋白酶 -2（MMP2）、超氧化物歧化酶（SOD）、丙二醛（MDA）、一氧化氮（NO）、一氧化氮酶（ET-10），在浙江中医药大学实验动物中心检验室进行检测，严格按照试剂盒说明操作。肾脏标本用中性甲醛固定，石蜡包埋，常规苏木 - 伊红（HE）染色，切片 3μm，光镜下观察。均由浙江中医药大学协助完成。

2.5 免疫组化检测 用 SABC 法测定肾组织中 IV 型胶原、FN、TGF-β_1、MMP-2 的表达。采用图像分析系统，系统定标，每张标本按顺序选 5 个视野，计算每个视野内染色区域的面积及积分光密度，以均值计算每个标本的面积及积分总光密度，最后以每组的均值进行比较。

3. 统计方法

用 SPSS13.0 统计软件计算，所有数据用（$\bar{x} \pm s$）表示，组间比较采用 F 检验。

4. 结果

1 各组大鼠的体重、采食量、饮水量、尿量见附表 3-1。

附表 3-1 各组大鼠的体重、采食量、饮水量、尿量比较

组别	只数	体重（g）	采食量（g）	饮水量（mL）	尿量（mL）
模型组	10	431.36 ± 47.52	26.86 ± 4.98	72.38 ± 26.62	42.20 ± 12.54
溺低组	10	432.75 ± 18.27	25.75 ± 2.55	65.25 ± 14.47	35.44 ± 9.05
溺高组	10	428.37 ± 45.90	23.13 ± 3.40	65.13 ± 11.26	34.09 ± 9.05
厄贝组	10	411.75 ± 30.52	26.38 ± 3.02	63.13 ± 15.38	34.88 ± 11.54
假手术组	10	483.62 ± 39.00*	20.25 ± 2.50*	28.38 ± 6.76*	16.19 ± 5.65*

注：与其他四组比较，*$P<0.05$。

2 各组大鼠血肌酐、尿素氮、血胆固醇、血三酰甘油比较见附表 3-2。

附表 3–2 各组大鼠血肌酐、尿素氮、血胆固醇、血三酰甘油比较

组别	只数	胆固醇（mmol/L）	三酰甘油（mmol/L）	血肌酐（μmol/L）	血尿素氮（mmol/L）
模型组	10	2.35 ± 0.70	0.77 ± 0.23	115.25 ± 5.95	22.73 ± 1.87
溺低组	10	3.03 ± 1.31	0.91 ± 0.43	96.13 ± 12.69**	14.98 ± 3.24**
溺高组	10	2.23 ± 0.51	0.74 ± 0.22	89.87 ± 10.34**	12.22 ± 2.49** ★
厄贝组	10	2.35 ± 0.52	0.68 ± 0.20	98.12 ± 11.60**	18.50 ± 3.64**
假手术组	10	1.34 ± 0.12*	0.73 ± 0.20	55.13 ± 2.64*	5.18 ± 0.52*

注：与模型组比较，*$P<0.05$，**$P<0.01$，与厄贝组比较★ $P<0.05$

3 各组大鼠血 SOD、MDA、ET-1、NO 比较见附表 3-3。

附表 3–3 各组大鼠血 SOD、MDA、ET–1、NO 比较

组别	只数	SOD（U/mL）	MDA（nmol/L）	ET-1（pg/mL）	NO（μmol/L）
模型组	10	170.27 ± 4.17	8.01 ± 1.07	56.15 ± 11.43	16.17 ± 1.60
溺低组	10	157.49 ± 13.85	8.03 ± 1.22	45.70 ± 5.54**	26.70 ± 5.85** ★
溺高组	10	153.60 ± 10.15	8.07 ± 1.31	40.38 ± 5.64**	32.96 ± 6.07** ★
厄贝组	10	171.60 ± 7.69	7.27 ± 0.28	43.44 ± 6.70**	19.5 ± 3.94
假手术组	10	149.57 ± 11.09*	7.72 ± 1.64	36.90 ± 6.70*	44.56 ± 8.88*

注：与模型组比较，*$P<0.05$，**$P<0.01$，与厄贝组比较★ $P<0.05$

4 各组大鼠肾组织 IV 胶原、FN、MMP2、TGF-β 免疫组化见附图 3-1、附图 3-2、附图 3-3

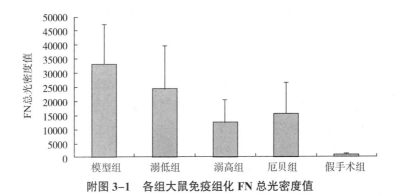

附图 3–1 各组大鼠免疫组化 FN 总光密度值

从附图 3-1 看出假手术组与模型组比较 FN 总光密度值 $P<0.01$，溺高组、厄贝组 FN 总光密度值与模型组比较 $P<0.05$。

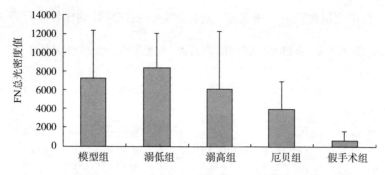

附图 3-2　各组大鼠免疫组化 IV 总光密度值

从附图 3-2 看出，假手术组与模型组相比较 IV 型胶原总光密度值 $P<0.01$，溺高组、厄贝组 IV 型胶原总光密度值与模型组相比较 $P<0.05$。

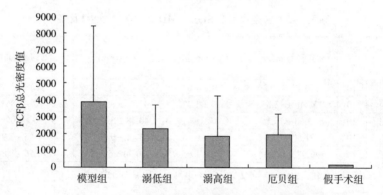

附图 3-3　各组大鼠免疫组化 TGF-β 总光密度值

从附图 3 看出假手术组与模型组比较 TGF-β 总光密度值 $P<0.01$，溺高组、厄贝组 TGF-β 总光密度值与模型组比较 $P<0.05$。MMP2 差异无统计学意义。

讨论

根据 CRF 的临床表现，属于中医学中 "水肿""溺毒""关格""癃闭" 等范畴，是因脾肾衰败，二便失司，湿浊毒邪不得由尿液排泄，滞留于体内而产生的一种病症，与现代医学的 CRF 相当。病症中脾肾虚衰是肾脏衰竭的根本，瘀浊内阻是肾衰竭恶化的基础。因此我们设计以黄芪、大黄、仙灵脾、丹参、附片、牡蛎组方溺毒清合剂，具有益气温阳、化瘀泄毒的功效。经临床观察溺毒清合剂对 CRF 患者有抗纤维化的作用，并能改善肾功能，延缓 CRF 患者进展。为了进一步探讨溺毒清合剂治疗 CRF 的作用机制，我们进行了动物实验。

现代医学认为，ET 通过收缩肾动脉、刺激血管平滑肌细胞和系膜细胞增殖使肾小球滤过率下降，肾血流量减少，加重肾功能衰竭。血管内皮功能之一是维持血管收缩和舒张的平衡，而一氧化氮（NO）和内皮素（ET）是一对互为拮抗效应的血管活性物质，是协调血管张力的关键，肾小球内皮细胞具有分泌 ET 和合成 NO 的能力，肾小球肥大和早期硬化与 ET-1 及 NO 的变化密切相关。二者在调节肾小球血液动力学方面起重要作用。溺毒清合剂可显著降低 CRF 大鼠 ET-1，升高 NO，从而增加肾血流量，增加肾小球滤过率，改善肾微循环，改善 CRF 的高凝状态，从而延缓 CRF 的进程。

　　肾间质纤维化是多种慢性进行性肾脏疾病进展至终末期引起肾功能衰竭的共同病理改变，细胞外基质过度沉积是引起肾间质纤维化的主要原因。在人类的各种肾小球疾病中，ECM 的沉积也是以Ⅳ胶原、FN 的沉积为主。TGF-β 是一种调节细胞生长和分化的多肽，促使 ECM 沉积，主要通过以下 3 个途径：①明显增加 ECM、胶原Ⅰ、Ⅲ、Ⅳ型以及 FN 的表达；②通过减少 MMP 表达以及促进纤溶酶原激活抑制物（PAI）和 TIMP 的合成来减少 ECM 的降解；③刺激 ECM 受体整合素的合成，使细胞黏附于 ECM，而富含 ECM 的基膜也作用于细胞，调控 TGF-β 的产生。免疫组化显示，溺毒清高剂量组比模型组Ⅳ胶原、FN、TGF-β 表达减少，从而抗肾纤维化。

　　溺毒清合剂可显著改善 CRF 大鼠的肾功能，可能与其改善肾血流，降低血浆 ET-1 升高 NO 水平，从而抑制肾小球系膜细胞及间质细胞增值，通过降解Ⅳ型胶原等细胞外基质而抑制 5/6 肾切除大鼠残肾组织肾小球硬化，从而延缓 CRF 进展，与厄贝沙坦有相近的肾脏保护作用。

（周富明　李玉卿　韦先进等 2012 年 7 月）

四、慢性肾功能衰竭患者血清酶谱变化与肾损害程度关系的临床研究

　　为探讨 CRF 患者血清酶谱变化的规律，为临床干预治疗、延缓 CRF 进展提供依据。我们对 151 例 CRF 患者的血清酶谱水平与肾功能损害程度、心功能之间关系进行探讨。

1　研究方法

　　1.1　病例选择　本研究为前瞻性研究。所有病例均为我院 2007 年 1 月～2008 年 11 月期间非透析治疗住院病人。诊断标准参照 1992 年安徽太平会议"慢性肾衰竭诊断标准"。排除合并急慢性肝病、恶性肿瘤、血液病、原发性心脏疾病、急性心肌梗死及近期内有各种感染或感染性疾病者，并排除多囊肾、

狼疮性肾炎及过敏紫癜性肾炎等。共 151 例最后入选进入研究。其中慢性肾衰竭 I 期 28 例、II 期 35 例、III 期 39 例及 IV 期 49 例。对照组 28 例为本院健康服务中心体检者，均无心、肝、肾等疾病。

1.2 一般资料 151 例 CRF 病人中原发病为慢性肾小球肾炎 77 例，肾病综合征 35 例，糖尿病肾病 16 例，高血压肾损害 14 例，慢性间质性肾炎 6 例，其他 3 例。男 87 例，女 64 例，年龄 18～80 岁。平均 44.5±15.1 岁。病程 3 个月～27 年，平均 5.6±4.1 年。根据 NYHA 心功能分级，心功能 I 级 58 例、II 级 42 例、III 级 32 例及 IV 级 19 例。合并高血压 142 例。

1.3 观察项目 所有符合纳入标准的患者除常规进行肝肾功能、电解质、影像等检测外，并作血清酶谱检测。检测项目包括碱性磷酸酶（ALP）、γ-谷氨酰基转肽酶（GGT）、乳酸脱氢酶（LDH）、α-羟丁酸脱氢酶（α-HBDH）、肌酸激酶（CK）、肌酸激酶-MB 同工酶（CK-MB）。抽取 3mL 清晨空腹静脉血，分离血清 2 小时内测毕。由检验科按全国临检规程操作，采用日立 7180 生化仪酶法检测。28 例健康对照组记录一般情况，并抽空腹血查肝肾功能、以上各种血清酶、心电图及胸片等。

Ccr 按公式计算：Ccr（mL/min）=［（140-年龄）×体重（kg）］/［72×血清肌酐（mg/dL）］，女性再乘 0.85。

1.4 统计学方法 数据以均数 ± 标准差（$\chi \pm s$）表示；组间差用 t 检验；多组资料用 F 方差分析。$P<0.05$ 认为有显著差异。

2 研究结果

2.1 151 例 CRF 病人血清酶的变化（见附表 4-1）。附表 4-1 可见，与健康对照组相比，除 CK-MB 外，CRF 患者的 ALP、GGT、CK、LDH、α-HBDH 等均明显增高（$P<0.05\sim0.01$），提示 CRF 病人体内有多种血清酶的异常。

附表 4-1　151 例 CRF 病人血清酶的变化

单位	对照组	肾衰组
例	28	151
BUN（mmol/L）	5.31±1.17	25.7±12.9**
Scr（μmol/L）	85.3±12.0	586.2±383.5**
Ccr（mL/min）	98.7±8.46	13.8±10.3**
ALP（μ/L）	99.0±21.6	123.1±54.0*
GGT（μ/L）	35.1±18.8	48.5±43.8*
CK（μ/L）	95.4±36.5	146.9±140.1**
CK-MB（μ/L）	11.3±4.30	11.6±9.15
LDH（μ/L）	185.6±26.2	276.5±116.3**
α-HBDH（μ/L）	113.2±21.4	178.0±63.0**

注：★ $P<0.05$；★★ $P<0.01$。

2.2 CRF 病人肾功能损害程度与的清酶的关系（见附表 4-2）。附表 4-2 可见，除 CK-MB 外，血清酶的水平与肾功能不全分期有明显相关（$P<0.05\sim0.01$）。即随着肾功能损害的加重，血清酶的水平也逐渐增高。说明肾功能损害越重，这些血清酶的增高越明显。

附表 4-2 不同肾功能分期的血清酶的变化

组别	Ⅰ 期	Ⅱ 期	Ⅲ 期	Ⅳ 期	F 方差	P 值
例	28	35	39	49		<0.01
BUN（mmol/L）	9.78 ± 2.18	15.6 ± 6.63	24.9 ± 5.83	37.7 ± 9.40	148.1	<0.01
Scr (μmol/L)	142.2 ± 34.8	391.7 ± 86.0	559.1 ± 73.0	992.4 ± 165.4	522.5	<0.01
Ccr (mL/min)	45.3 ± 16.5	19.8 ± 9.18	9.03 ± 3.34	4.88 ± 2.14	225.0	<0.01
ALP (μ/L)	99.2 ± 26.8	114.1 ± 43.1	123.9 ± 69.8	139.5 ± 57.2	4.91	<0.01
GGT (μ/L)	35.6 ± 13.6	40.3 ± 29.5	43.2 ± 22.0	55.0 ± 24.3	6.18	<0.01
CK（μ/L）	81.0 ± 39.4	127.9 ± 66.7	121.0 ± 52.4	189.7 ± 62.0	30.75	<0.01
CK-MB(μ/L)	11.2 ± 6.38	13.7 ± 7.24	11.3 ± 7.25	10.1 ± 7.04	1.01	<0.01
LDH (μ/L)	213.6 ± 52.3	224.6 ± 63.2	262.3 ± 74.9	340.0 ± 93.2	28.62	<0.01
α-HBDH(μ/L)	137.4 ± 31.6	154.0 ± 47.4	173.8 ± 55.5	208.3 ± 69.8	15.04	<0.01

2.3 CRF 病人心功能情况心肌酶谱的关系（附表 4-3）。附表 4-3 可见，CK、LDH、α-HBDH 等几种与心脏疾病有关的心肌酶谱水平与心功能情况也有明显相关，即心功能水平越差，酶的水平越高。CK-MB 虽然在统计学上有差异，但实际情况却变化不明显。

附表 4-3 患者心脏功能与血清酶的关系

组别	Ⅰ 级	Ⅱ 级	Ⅲ 级	Ⅳ 级	F 方差	P 值
例	58	42	32	19		<0.01
BUN（mmol/L）	15.1 ± 4.65	26.8 ± 6.2	935.6 ± 8.2	443.9 ± 9.08	172.4	<0.01
Scr (μmol/L)	276.5 ± 85.1	625.6 ± 98.8	972.0 ± 119.7	275.0 ± 332.3	422.1	<0.01
Ccr(mL/min)	15.4 ± 5.3	38.31 ± 3.0	75.16 ± 2.28	3.53 ± 1.12	92.71	<0.01
CK(μ/L)	115.5 ± 66.7	140.6 ± 112.7	172.9 ± 110.8	223.7 ± 117.5	11.42	<0.01
CK-MB(μ/L)	13.2 ± 6.2	810.1 ± 7.2	27.48 ± 4.45	15.0 ± 11.2	11.22	<0.01
LDH(μ/L)	225.0 ± 78.0	263.1 ± 86.0	324.8 ± 112.2	398.8 ± 158.1	28.50	<0.01
α-HBDH(μ/L)	152.6 ± 46.5	173.4 ± 55.9	199.8 ± 64.9	237.5 ± 72.6	20.68	<0.01

3 讨论

酶是由组织细胞合成的具有特殊催化功能的蛋白质，在许多组织中均有分布。临床上测定一些血清酶的活性水平有助于某些器官疾病的诊断。近年来，我们在临床工作中发现一些用于心、肝、肺、骨骼等疾病诊断的血清酶在 CRF 患者中也有异常改变。杜艺等分析了 30 例 CRF 病人的血清酶谱变化，发现与健康对照组比较，CRF 患者血清 LDH、HBDH 均显著升高，CK 次之。血清 ALP 在 CRF 组也有明显升高。林茵等回顾分析了 27 例慢性肾功能衰竭合并急性心肌梗死患者的临床及实验资料，发现病情恶化组与病情改善组间的年龄、血肌酐及心肌酶谱有明显差异。心肌酶越高，提示冠脉狭窄的范围和程度越重，心肌损害范围越广，预后越差。作者曾对 58 例慢性肾衰病人的 AST、ALT、AKP、γ-GT、LDH 等进行过研究，发现至少有一种酶异常者达 93.1%。

本研究证实，CRF 时一些血清酶水平有异常增高，并与肾功能损害的程度有明显关系。其原因可能是肾功能损伤后肾脏及其他组织器官受毒素刺激、细胞缺氧、酸碱电解质平衡失调等因素作用，细胞膜的通透性增高，各种酶释放入血；并且由于病人肾脏排泄能力下降，一些酶不能从肾脏内降解等因素造成。这种血清酶水平的升高必然影响其催化物质及其产物代谢的变化，这种变化反过来又再次导致病人体内物质代谢的进一步紊乱，这可能也是其 CRF 慢性损害的分子学基础。本研究通过对 CRF 病人血清心肌酶谱与心功能的分析，证明其心功能情况越差，心肌酶水平越高。结果提示血清酶的水平不仅反映肾功能恶化的程度，也在一定程度上反映了其他脏器继发性损伤及程度。临床上分析血清酶的水平变化能及时判断 CRF 进展情况，并能及早发现其并发症，特别是并发心血管疾病情况，以便给予及时干预治疗。

（周富明 韦先进 张忠贤等 2009 年 9 月）

五、慢性肾衰患者肾脏彩色多普勒能量图检测与中医辨证分型的相关性研究

CRF 是各种慢性肾脏疾病的终末阶段。准确的中西医诊断分型，有利于指导临床中西医结合"一体化"的治疗。我们分析了 120 例慢性肾衰竭患者中西医诊断分型与彩色多普勒能量图结果的关系，旨在为 CRF 的中医辨证寻找一些具有客观性、科学性、规律性的检测指标。现报道如下：

1 资料与方法

1.1 病例选择 120 例 CRF 患者均来自我院 2003 年 1 月~2004 年 12

月住院和门诊患者，均符合 CRF 诊断标准。其中男 58 例，女 62 例。年龄 14 ~ 74 岁，平均 36.6 岁。病程 6 个月 ~ 27 年，平均 12.7 年。每期各取 30 例。除病程在各组有统计学意义（Ⅰ、Ⅱ期的病程短于Ⅲ、Ⅳ期，$P<0.05$），其他一般情况无统计学差异。

1.2　中医辨证分型　参照沈庆法主编《中医临床肾脏病学》。①脾肾气阳虚；②脾肾气阴两虚；③湿热中阻，浊邪犯胃；④脾阳虚弱，浊邪内蕴。

1.3 彩色多普勒能量图（Color Doppler Power Imaging，简称 CDPI）分型参照周永昌主编的《超声医学》。Ⅰ型（充满型），Ⅱ型（边缘缺损型），Ⅲ型（星点型），Ⅳ型（无血流型）。Ⅰ、Ⅱ、Ⅲ、Ⅳ型分别记 1、2、3、4 分。

2　研究方法

2.1　研究对象　纳入标准：凡符合上述诊断标准的患者均可纳入。排除标准：①不符合 CRF 诊断标准；②CRF 合并有严重的心血管疾病（如心衰Ⅱ度以上经治疗控制不理想）者；③各种原因引起的急性肾功能不全；④肾结核引起的肾功能不全；⑤多囊肾引起的肾功能不全。

2.2　观察指标

一般检查：全部病例常规检查血常规及尿常规、肝肾功能及电解质、血糖及血尿酸。有镜下血尿者查尿红细胞形态。

CDPI 检查：所有 120 例患者均采用百胜 DU—3 型彩色多普勒超声诊断仪检查，除记录一般资料外，并取肾斜冠状切面显示肾脏血流，用半定量的方法进行 CDPI 分型，共分四型。

2.3　统计学方法　采用 SPSS11.0 统计软件包。实验数据以 $\chi \pm s$ 表示，多个均数用 F 方差分析，计数资料用 χ^2 检验，$P<0.05$ 视为有统计学意义。

3　结果

3.1　不同分期慢性肾衰与肾脏 CDPI 分型的关系（见附表 5-1）。

附表 5-1　不同分期慢性肾衰与肾脏 CDPI 分型的关系

项目例数	CDPI 分型					
	Ⅰ 型	Ⅱ 型	Ⅲ 型	Ⅳ 型	积分值	
一期	30	4	26	0	0	1.87 ± 0.30
二期	30	1	3	26	0	2.50 ± 0.79
三期	30	0	1	6	23	3.73 ± 0.45
四期	30	0	0	3	27	3.90 ± 0.64
P 值 χ^2=167.84　　F=88.5　　$P<0.01$　　$P<0.05$						

附表 5-1 可见，代偿期以 II 型为主（86.7%）；失代偿期以 III 为主（86.7%）；衰竭期以 IV 型为主（76.7%），尿毒症期亦以 IV 型为主（90%）。肾功能分期与 CDPI 分型之间有非常显著性差异（$\chi^2=167.84$，$P<0.01$）。F 方差检验提示，随着肾功能的恶化积分值逐渐增高（$P<0.01$）。

3.2 中医证型与肾脏 CDPI 分型关系（见附表 5-2）。

从附表 5-2 可见，在脾肾气阳虚组中，CDPI 分型以 I 型和 II 型为主，且 I 型和 II 型之间无显著性差异（$P>0.05$）；脾肾气阴两虚型中，CDPI 分型以 II 型为主，且 II 型和其他三型之间存在显著性差异（$P<0.05 \sim 0.01$）；湿热中阻，浊邪犯胃型中，以 III 型和 IV 型为主，并与 I 型、II 型之间有显著性差异（$P<0.01$），III 型和 IV 型之间无显著性差异（$P>0.05$）；脾阳虚弱，浊邪内蕴型中，以 III 型和 IV 型为主，并与 I 型、II 型之间有显著性差异（$P<0.05 \sim 0.01$），III 型、IV 型之间无显著性差异（$P>0.05$）。χ^2 检验结果（$P<0.01$）提示，从脾肾气阳虚到脾阳虚弱，浊邪内蕴，CDPI 血流信号逐渐减少，从 I 型进展到 IV 型。

附表 5-2 不同证型的慢性肾衰患者肾脏 CDPI 分型关系

项目	例数	CDPI 分型			
		I 型	II 型	III 型	IV 型
脾肾气阳虚	28	9（32.1%）	13（46.4%）	4（14.3%）##	2（7.2%）★☆☆
脾肾气阴两虚	32	4（12.1%）	21（65.6%）△	6（18.8%）##	1（3.1%）★□☆☆
湿热中阻，浊邪犯胃	36	4（11.1%）	6（16.7%）	10（26.3%）#	16（44.4%）★★☆☆
脾阳虚弱，浊邪内蕴	24	2（8.3%）	4（16.7%）	8（33.3%）#	10（41.7%）★★☆

注：经检验 $\chi^2=41.87$，$P<0.01$。其中 I 型与 II 型比较 △ $P<0.01$；II 型与 III 型比较 # $P<0.05$，## $P<0.01$；III 型与 IV 型比较 $P<0.05$；I 型与 IV 型比较 ★ $P<0.05$，★★ $P<0.01$；II 型与 IV 型比较 ☆ $P<0.05$，☆☆ $P<0.01$。

4. 讨论

CRF 是各种肾实质疾病的晚期综合征。不同程度的肾小动脉透明变性、小球萎缩、肾脏变小、肾皮质变薄为病人的共同病理表现。CDPI 是利用多普勒原理提取流动红细胞的散射信号，利用积分的方法，通过伪彩色编码处理，得到血管的血流图像。它能显示肾动脉、静脉及其分支，甚至可以显示肾皮质的小叶间动脉。赵金英等应用二维超声显像和 CDPI 技术对 115 例慢性肾衰患者和45例健康成人的肾脏进行检查，对比分析其肾脏体积、皮质厚度、血流动力学变化及肾脏血流灌注情况，说明慢性肾衰患者的肾脏CDPI表现，反映了肾脏的血流灌注情况，对慢性肾衰的诊断、分期、治疗监测及评估预后有重要意义。迟斌等应用CDPI对30例慢性肾功能衰竭患者声像图特征进行分析，结果显示慢性肾功能衰竭肾损害程度与超声图像改变成正相关，超声显像对判断慢性肾功能衰竭肾脏损害的程度具有重要的临床意义。我们对临床确诊的120例CRF患者的研究结果显示：30例代偿期患者，仅回声增高；30例失代偿期患者，肾轮廓线不光滑，体积缩小，皮质变薄，回声增高；而肾功能衰竭期和尿毒症期患者，肾表面锯齿状，体积明显缩小，皮质薄，回声增高。CDPI显示：代偿期以边缘缺损型为主，失代偿期以星点型为主，衰竭期以无血流型为主，尿毒症期以无血流型为主。随着肾功能的恶化积分值逐渐增高。CRF从代偿期至衰竭期，肾脏CDPI血流信号逐渐减少的特点，与其病理改变进程基本相符。CDPI的高敏感性使其有望成为无创的，能准确评价慢性肾衰肾脏血流状况的最佳方法之一。

　　CRF中医属关格、溺毒等范畴，为本虚标实之重症。脾肾虚衰为本，溺毒内蓄为标，病机复杂，并且呈动态变化，所以目前的中医辨证分型标准有一定的局限性。邪实包括血瘀、水湿、湿热之邪。特别是血瘀之邪一直贯穿在疾病整个过程，与疾病的发生发展至为密切。中医认为血流阻滞，肾血流量减少，以至疾病后期肾脏的纤维化、机化或萎缩，均与瘀血内停，阻滞日深有关。现代医学研究已证实，血瘀证常反映血液呈高凝状态，并表现为血液动力学和流变学的异常。它的发生与微循环障碍、血栓形成、代谢失调、免疫调节及内分泌紊乱有关。何峥等应用CDPI技术，观察了40例脾肾气虚湿浊型慢性肾衰竭治疗前后的情况。发现脾肾气虚湿浊型患者有肾脏血流动力学的改变，采用扶正降浊、活血化瘀的治疗后肾功能改善，肾脏血流动力学也改善。认为观察CDPI的变化，可为中医药防治本病提供临床客观依据。本研究结果提示：在慢性肾衰脾肾气阳虚组中，CDPI分型以Ⅰ型和Ⅱ型为主；脾肾气阴两虚组中，以Ⅱ型为主；湿热中阻，浊邪犯胃组中以Ⅲ型和Ⅳ型为主；脾阳虚弱，浊邪内蕴组中以Ⅲ型和Ⅳ型为主。以上结果说明，慢性肾衰的CDPI结果与中医的辨证分型存在一定的相关关系，在中医辨证分型上以正虚为主者CDPI多为Ⅰ型或Ⅱ型，而以邪实为主者多为Ⅲ型或Ⅳ型。慢性肾衰从代偿期至衰竭期，肾脏CDPI血流信号逐渐减少这一特点，很大程度上符合CRF在中医辨证分型上早期以正虚为主，后期以邪实为主的观点。这也与前面提到的慢性肾衰的瘀血内停，瘀血阻滞可引起肾血流量减少，并与慢性肾衰分期呈相关性的结果有不谋而合之处。

总之，测定彩色多普勒能量图并分型，可丰富慢性肾衰的诊断依据，为临床中医辨证分型提供一个准确的客观指标。并能为临床医生了解肾脏病情进展、监测治疗效果、评估预后提供重要依据。

（周富明　费德升　韦先进等 2005 年 9 月）

六、加味保元煎治疗肾性贫血 52 例临床观察

我们于 1999 年 1 月至 2000 年 10 月，运用加味保元煎治疗肾性贫血 52 例，取得理想疗效，并与对照组 34 例比较，有非常显著的差异（$P<0.01$）。现总结如下：

1 临床资料　本组共 86 例，均为本院肾病专科门诊及住院的慢性肾功能不全致肾性贫血患者。其慢性肾衰的诊断标准参照"原发性肾小球疾病分型与治疗及诊断标准，慢性肾衰的诊断标准及疗效标准"；贫血诊断标准参照"贫血国内诊断标准"。血清肌酐（Scr）>186μmol/L 或内生肌酐清除率（Ccr）<50mL/min；血红蛋白（Hgb）<100g/L；有慢性肾衰、肾性贫血的临床症状和体征者。86 例随机分为 2 组，其中治疗组 52 例，对照组 34 例。治疗组 52 例中男 30 例、女 22 例，年龄最大 69 岁、最小 31 岁，平均 40.13 岁；对照组 34 例中男 18 例、女 16 例，年龄最大 68 岁、最小 30 岁，平均 40.11 岁。其原发病，治疗组中慢性肾炎 25 例，肾盂肾炎 12 例，糖尿病性肾病 4 例，高血压性肾病 6 例，多囊肾 3 例，痛风性肾病 2 例；对照组中慢性肾炎 16 例，肾盂肾炎 8 例，糖尿病性肾病 2 例，高血压性肾病 4 例，多囊肾 2 例，痛风性肾病 2 例。治疗组中属肾衰 II 期者 15 例，III 期者 16 例，IV 期者 3 例。其贫血程度，治疗组中属轻度贫血者 20 例，中度 26 例，重度 5 例，极重度 1 例；对照组中属轻度贫血 13 例，中度 16 例，重度 4 例，极重度 1 例。分组后两组间其性别、年龄、原发病及相关肾功能、血红蛋白等理化检查指标均无显著差异（$P>0.05$），表明组间均衡性较好，具有可比性。

2. 治疗方法

2.1 给药方法　一般治疗两组相同，包括优质低蛋白饮食，纠正酸碱失衡，并发症及其对症处理等。

治疗组：加味保元煎（平湖市中医院制剂室生产，250mL／瓶，由党参20g，黄芪 20g，肉桂 5g，甘草 5g，枸杞子 15g，当归 12g，大黄 10g，薏仁

米 15g 等组成），50mL 温服，每日 3 次。

对照组：福乃得片（广州兴华制药厂有限公司生产），7 片／盒（每片含硫酸亚铁 525mg，维生素 C500mg，烟酰胺 30mg，泛酸钙 10mg，维生素 $B_1$6mg，维生素 $B_2$6mg，维生素 $B_6$5mg，腺苷辅酶维生素 B_{12}0.05mg 等），每日一片口服。

以上疗程均为两个月。

2.2 观察指标 症状和体征：疲倦乏力，气短懒言，腰酸腿软，面色萎黄，肢体浮肿等。血红蛋白及肾功能等检测指标。

以上均于治疗前、治疗中期、治疗结束后各检测一次。

2.3 统计方法 分类计数资料用 χ^2 检验；分组治疗前后对照资料配对用 t 检验。

3. 疗效结果

3.1 疗效标准 参照"原发性肾小球疾病分型与治疗及诊断标准""慢性肾衰诊断标准及疗效标准"和"贫血国内诊断标准"。

显效：症状和体征减轻或消失；Hgb、红细胞压积（HCT）增加≥ 25%；Scr 降低≥ 15% 或 cCr 增加≥ 15%。

有效：症状和体征减轻或消失；Hgb、HCT 增加≥ 10% 至 <25%；Scr 降低≥ 5% 至 <15% 或 cCr 增加≥ 5% 至 <15%。

以上第一、第二条必备，第三条作为参考条作。

无效：不符合显效和有效判断条件者。

3.2 结果 总疗效分析，见附表 6-1。

附表 6-1 两组总疗效分析

组别	例数	显效	有效	无效	总有效率
治疗组	52 （19.23）	10 （57.67）	30 （23.08）	12 （76.92）△	40
对照组	34 （17.65）	6 （38.23）	13 （44.12）	15 （55.88）	19

表附 6-1 结果提示，加味保元煎治疗肾性贫血有较好疗效，经统计学处理，治疗组与对照组比较有非常显著差异（$P<0.01$）。

两组间症状与体征的变化比较见附表 6-2。

附表 6-2 两组间治疗前后症状体征变化比较

组别	例数			疲倦乏力	气短懒言	腰酸腿软	面色萎黄	肢体浮肿
治疗组	52		n	49	48	45	52	46
			消失	21	20	19	22	18
			减轻	23	23	23	23	22
			无变化	4	4	2	4	4
			加重	1	1	1	1	2
			改善率	89.80$^\triangle$	89.58$^\triangle$	93.33$^\Rsh$	86.54$^\Rsh$	86.96$^\Rsh$
对照组	34		n	32	31	30	34	31
			消失	11	9	9	11	9
			减轻	14	13	10	11	11
			无变化	5	7	8	8	8
			加重	2	2	3	3	3
			改善率	78.13	70.97	63.33	67.64	64.52

△与对照组比较 $P<0.05$；☆与对照组比较 $P<0.01$。

附表 6-2 结果表明，治疗组对肾性贫血患者疲倦乏力等症状体征均有明显改善作用，其平均改善率在 89.24%，与对照组的平均改善率 69.91% 比较，有非常显著差异（$P<0.01$）。

二组间治疗前后血红蛋白、肾功能等指标变化分析见附表 6-3。

附表 6-3 二组治疗前后 Hgb、HCT、Scr、BUN 的变化分析

组别	例数		Hgb（g/L）	HCT（%）	Scr(μmol/L)	Bun(mmol/L)
治疗组	52	治疗前	65.56 ± 10.61	19.78 ± 3.62	674.31 ± 210.15	18.69 ± 11.56
		治疗后	78.25 ± 12.13$^{\Rsh\circ}$	23.67 ± 3.53$^{\Rsh\circ}$	545.73 ± 210.41$^{\Rsh *}$	12.12 ± 9.71$^{\Rsh *}$
对照组	34	治疗前	65.54 ± 10.51	19.62 ± 3.54	673.25 ± 212.00	18.70 ± 11.60
		治疗后	69.54 ± 11.71$^\triangle$	21.05 ± 3.50$^\triangle$	674.15 ± 218.15$^\blacktriangle$	18.05 ± 12.61$^\blacktriangle$

注：☆与治疗前比较 $P<0.01$；△与治疗前比较 $P<0.05$；▲与治疗前比较 $P>0.05$；○与对照组比较 $P<0.05$；* 与对照组比较 $P<0.01$。

从附表 6-3 提示，治疗组治疗后 Hgb、HCT 有非常显著上升（$P<0.01$），

Scr、BUN 有非常显著下降（$P<0.01$）；对照组治疗后 Hgb、HCT 有上升（$P<0.05$），而 Scr、BUN 则无变化（$P>0.05$）。组间比较，Hgb、HCT 治疗组治疗后明显高于对照组（$P<0.05$），Scr、BUN 治疗组治疗后非常显著低显于对照组（$P<0.01$）。

4 讨论

肾性贫血是各种肾脏疾病发展到慢性肾功能衰竭时所必然出现的症状。一般认为与肾脏促红细胞生成素分泌减少，或尿毒症患者血浆中一些毒性物质干扰红细胞生成和体内代谢产物潴留影响红细胞寿命有关。重组人类红细胞生成素的替代治疗对本病取得了确切的疗效，但因其价格昂贵，且有一定副作用，难以在基层推广使用。根据肾性贫血的发病机理及临床表现，结合中医理论，我们认为，从慢性肾炎到慢性肾衰以至贫血的出现，是肾气由虚至衰的过程，肾气衰惫，脏腑受累，功能失调，气机壅滞，三焦气化失常，浊毒弥漫，伐伤气血所致；再者，肾病日久，肾精亏乏，不能化生气血而致贫血，所谓"精气夺则虚""精是血之根"是也。基于此，我们研制加味保元煎治疗本病。加味保元煎系《景岳全书》保元汤加杞子、当归、薏仁米、大黄而成。方中党参、黄芪、肉桂、甘草益气温阳以固元真；杞子、当归填精生血；大黄、薏仁米泄毒利浊以畅三焦之壅滞。现代药理研究认为，党参与脾脏某种成分共同作用能使红细胞及血红蛋白增加；黄芪对肾衰有抑阻作用，且有扩血管，利尿的作用；实验证明大黄导泻泄浊，有降低血清肌酐、尿素氮及延缓肾衰进展作用。因此，本方一方面可保护肾脏残余功能，不至于过快进入终末期，另一方面，有利于体内肌酐、尿素氮等代谢产物排出体外，以减少因毒素刺激抑制红细胞的生成而加重贫血的出现。诸药合用，有温阳填精，益气养血，渗利泄浊之功；能刺激造血机能，降低体内毒素之作用，最终达到改善肾性贫血的目的。经本课题组 54 例临床观察，并与福乃得片作为对照分析，结果显示治疗组明显优于对照组（$P<0.01$），其机理有待进一步探讨。

（周富明 张雪锋 张真定等 2001 年 2 月）

七、慢性肾脏疾病与家系病例临床资料分析

我们对 1998 年 1 月～2004 年 10 月间因发现肾脏疾病而来院就诊的 7 个家族进行调查，回顾性分析 29 例具有家族倾向肾脏病患者及其家族中其他成员的性别、年龄、病理类型及临床表现。旨在为肾脏疾病患者的早期发现、

早期诊断、早期治疗延缓和阻止慢性肾衰竭的发生。现报告如下：

1. 料与方法

1.1 临床资料 本研究观察的七个家系 59 例观察对象均来自平湖市中医院门诊及住院的肾脏病患者及其相关家系成员。

家系一：该家系被详细查明病史的 21 人，查明症状体征及有辅助检查的 10 人，患此病的 8 人中，其中 5 人死亡，2 男 3 女。

家系二：该家系被详细查明病史的 13 人，查明症状体征及有辅助检查的 10 人，患此病的 4 人中，均健在。

家系三：该家系被详细查明病史的 14 人，查明症状体征及有辅助检查的 6 人，患此病的 6 人中 3 男 3 女，其中 2 人死亡，三人被超声证实为多囊肾。

家系四：该家系被详细查明病史的 4 人，查明症状体征及有辅助检查的 4 人，患此病的 4 人中，其中 4 人均健在。

家系五：该家系被详细查明病史的 3 人，查明症状体征及有辅助检查的 3 人，患此病的 4 人中，其中 2 人死亡，1 男 1 女。

家系六：该家系被详细查明病史的 2 人，查明症状体征及有辅助检查的 2 人，一人健在病理提示系 Alport 综合征，另一人死亡。

家系七：该家系被详细查明病史的 2 人，查明症状体征及有辅助检查的 2 人，健在。

1.2 诊断标准 参照 1992 年安徽太平会议标准

纳入标准：①有明确的肾脏病史，尿检异常；②同一家系中至少有 2 例血缘关系的家庭成员；③家族调查至少两代。

剔除标准：①排除急性感染因素引起尿检异常；②继发性肾病，如系统性红斑狼疮，病毒感染、（乙肝、丙肝等）、肿瘤、药物和毒物等均可导致肾病呈家族性聚集。

1.3 观察指标 症状及体征：尿常规，肾功能，超声，血压一个月观察记录一次。

1.3 统计方法 数据均以均数 ± 标准差表示，统计比较各个家族性肾脏疾病患者在临床特点、发病年龄、性别、肾功能、病理改变等方面的特点。

2. 结果 以下就七个家系分别列出家系调查图：■●分别代表男性女性患者。

2.1 在家系一中发现肾脏疾病的平均年龄 31.44 ± 13.0（范围 26~56 岁），男性 2 例（25%），女性 6 例 （75%）。其中四人初诊即发现肾功能不全，均死于尿毒症。其中有 2 个患者以血尿、蛋白尿为表现。三代连续遗传，女性患者多于男性，符合常染色体显性遗传的规律，发病年龄多在成年，肾功能恶化迅速。

本家系调查图：

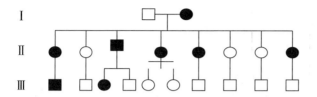

2.2 在家系二中发现肾脏疾病的平均年龄 15.2 ± 12.2（范围 8 ~ 50 岁），为女性（4 例）。临床表现多样，一例以肾病综合征为表现，一例以单纯性血尿为表现，三代连续遗传，发病以女性为多，符合常染色体显性遗传的规律，有待进一步追踪，发病年龄多在青年。

本家系调查图：

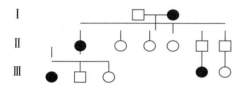

2.3 在家系三中发现肾脏疾病的平均年龄 42.2 ± 8.4（范围 38 ~ 46 岁），男性 3 例（50%），女性 3 例（50%）。有三例超声证实为多囊肾，男女患者比例相当，在第三代中年纪小尚未表现出肾脏疾患，符合常染色体显性遗传的规律，发病年龄多在成年。

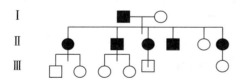

2.4　在家系四中发现肾脏疾病的平均年龄 38.6 ± 12.3（范围 16 ~ 49 岁），男性 2 例（50%），女性 2 例（50%）。全部以慢性肾炎综合征为表现，肾功能恶化慢，三代连续遗传，男女患者比例相当，符合常染色体显性遗传的规律，发病年龄多在成年。

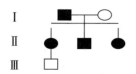

2.5 在家系五中发现肾脏疾病的平均年龄29.5±8.4（范围37～54岁），男性2例（66.7%），女性1例（33.3%）。发病有家族聚集性，但患病人数少，尚不能推断其遗传特性，先证者为CRF，发病年龄多在成年。

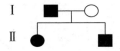

2.6 家系六两兄弟患病，其中一人死亡，另一患者病检确诊为Alport综合征，临床症状符合Alport综合征特点，推测其母亲是携带者，幼年起病，肾功能迅速恶化。

2.7 家系七为表兄妹，起病年纪大，其父母已亡，死因不详，其子女尚未见发病，临床以慢性肾炎综合征为表现，有待进一步追踪。

附表7-1 七个家系其发病数、性别、发病年龄统计表

家系	1	2	3	4	5	6	7
例数	21	13	14	4	3	2	2
发病数	8	4	6	4	3	2	2
男/女	2/6	0/4	3/3	2/2	2/1	2/0	1/1
发病年龄	31.1±13.7	15.2±12.2	42.2±8.4	38.6±12..3	29.5±8.4	10±5	51±1

根据上表：所有家系中发现肾脏疾病的平均年龄32.31±13.0（范围5～56岁），多为成年发病。男性12例（41.5%），女性17例（58.5%），女性略多于男性。所有家系患者中，最常见的临床表现为慢性肾炎综合征型（CGN）15例（51.4%）、以下依次为慢性肾衰（CRF）11例（37.6%）、单纯血尿型（GH）2例（6.9%）、肾病综合征（NS）1例（4.1%），其中一家系三例确诊为多囊肾，另一家系中有一例肾活检确诊为Alport综合征。

3. 讨论

慢性肾脏疾病是指一组有相似的临床表现，但病因、发病机理、病理改变、病程和预后不尽相同，其最终主要累及双肾肾小球的疾病。大多数原发性肾脏疾病的病因尚不清楚。其主要发病机制与神经、内分泌免疫轴调控失常引起免疫系统功能异常，导致肾小球免疫损伤有关。继发性肾病如系统性红斑狼疮、糖尿病性肾病是指全身性疾病过程中的肾小球损害，遗传性肾炎为遗传变异基因所致的肾小球病。

临床上常见的单基因遗传性肾小球疾病为Alport综合征，该病是以血尿、

进行性肾功能减退、感音神经性耳聋及眼部病变为主要临床表现的遗传性疾病。其遗传方式主要是 X 连锁显性遗传（约占 85%），是由位于 X 染色长臂的 2 区 2 带上编码Ⅳ型胶原的 COL_4A_5 基因突变或缺陷所致，亦有小部分呈常染色体隐性遗传（约占 14%），常染色体显性遗传较罕见。薄基底膜肾病也是临床常见的遗传性肾小球疾病，其遗传方式多为常染色体显性遗传，致病基因为编码Ⅳ型胶原 a 3/ a 4 链的基因 COL_4A_3 /COL_4A_4。持续镜下血尿为患者的主要临床表现，上呼吸道感染或剧烈运动后可呈现肉眼血尿。成人患者 45% ~ 60% 合并有轻度蛋白尿，而以蛋白尿为主要表现者偶见。患者通常血压正常，肾功能长期维持在正常范围，无眼、耳病变。肾活检电镜下均一性、弥漫性 GBM 变薄为该病唯一的病理表现。多囊肾（PKD）为常染色体显性遗传（ADPKD），即代代发病，男女发病率相等，患者为杂合子（外显率达 100%）和常染色体隐性遗传（ARPKD），ADPKD 多在成年以后发病，发病率为 1/1000，60 岁时候，50% 发展至 ESRD。ARPKD 多见于婴幼儿，多数早年夭折，很少存活至成年。对于一些较为少见的单基因遗传性肾小球疾病，如先天性肾病综合征、指甲 - 髌骨综合征和 Fabry 病等，这些疾病的致病基因大都已经被定位于染色体的特定区域或被克隆，当前此类疾病的研究重点在于收集家系进行基因突变分析，探讨基因型及表型的遗传异质性，在疾病的发病机制研究及基因诊断和基因治疗方面具有广阔的前景。

近年来，基因检测用于疾病诊断方面的研究取得了显著的进步，在一些原发性肾脏疾病中人们越来越多地认识到疾病的发生发展及治疗反应和预后与遗传背景相关。这类疾病的发生涉及一个以上的基因及基因和环境因素相互作用。这些基因在发病中所起的作用可能以某一个或某些基因为主，即致病和易感基因，亦称为主效基因；或基因的作用近乎等同，即多基因微效作用。在家族聚集性发病的患病基础上，利用全基因组扫描或染色体上众多的多态性标记进行患病家系的连锁分析，加上定位克隆或候选基因克隆是发现致病或易感基因的有效策略。在一些原发性肾小球疾病呈家族聚集性发病的家系中，如家族性 IgA 肾病、家族性肾病综合征、家族性膜性肾病等，通过连锁分析及全基因扫描等技术已定位了一些相应的致病基因位点，这些基因位点已被确定了在家族成员中的垂直传递方式，并且致病基因位点与相应的疾病伴随，部分符合经典遗传性疾病的特点，称之为遗传性家族性肾小球疾病。家族性 IgA 肾病的研究在近年来有了突破性的进展。2000 年 11 月，在意大利和美国共 30 个家族性 IgA 肾病家系的多中心研究中，研究者们全部采用全基因组规范的定位筛查，发现其中 60% 的家系与位于 6 号染色体长臂（6Q22-23）

的基因位点连锁（命名为 IGAN1），表现为常染色体显性遗传的遗传方式，而一些患者似与 3 号染色体短臂（3P23-24）相关。这一研究首次揭示了家族性遗传性 IgA 肾病在基因组中相应的致病位点，同时也提示家族性 IgA 肾病为多因素，由一个或多个基因参与的复杂的遗传性肾小球疾病。近年来报道的家族性聚集性发病的 FSGS 家系越来越多，一些导致家族性 FSGS 的致病基因目前已经明确。已经报道的家族性 FSGS 表现为常染色体显形和隐性遗传两种遗传方式。其中常染色体显性遗传 FSGS，临床表现相对较轻，多在成年期发病，发展为终末期肾病的进展相对较慢，常染色体隐性遗传的家族性 FSGS，发病年龄较早，临床表现较重，激素治疗抵抗，发展为终末期肾病的进展较快。另外，还有国外文献报道的家族性 MN 患者 16 个家系 33 例，揭示家族性 MN 表现为非均一性的，在表型或基因性上可能存在遗传异质性。国内文献报道的 3 个家系 6 例揭示 MN 不符合 X 连锁遗传特点。但家族性 MN 尚无基因定位筛查。

我们对 7 个家系，59 例具有家系相关性肾病患者进行回顾性总结，并结合文献对患者发病进行探讨，所有家系中发现肾脏疾病的平均年龄 32.31 ± 13.0（范围 5~56 岁），多为成年发病。男性 12 例（41.5%），女性 17 例（58.5%），女性略多于男性。所有家系患者中，最常见的临床表现为慢性肾炎综合征型，蛋白尿、血尿（CGN）15 例（51.4%），以下依次为慢性肾衰（CRF）11 例（37.6%）、单纯血尿型（GH）2 例（6.9%）、肾病综合征（NS）1 例（4.1%），以肾炎综合征为表现的，即以蛋白尿和血尿为表现，其在病理上可能属于系膜增生性肾炎。本研究中的 CRF 比例明显偏高，可能是因为患者健康意识差，没有及早的诊治，致使肾功能恶化迅速。除了其中一家系 3 例确诊为多囊肾，遗传特质上符合常染色体显性遗传，另一家系有 1 例肾活检确诊为 Alport 综合征，遗传特质上符合 X 连锁显型遗传。其余家系遗传特质上无明显的单基因遗传特点，由于所有患者中均无近亲婚配，因此亦可排除近亲婚配造成的遗传危险因素。根据以上结果推测，除了两个家系具有明确的遗传基因定位诊断（家系三为成人型多囊肾，家系六为 Alport 综合征），属于单基因遗传外，其他家系符合常染色体显性遗传的遗传方式，临床亦有不完全外显或延迟显示的可能，同许多报道的遗传免疫性肾炎类似。由于时间、设备和研究水平及患者的接受程度的限制，尚无明确的病理诊断及基因谱分析，本课题有待进一步积累资料、深入研究。

（周富明　王彩萍　张忠贤等 2005 年 11 月）

八、MR-100 型便移式血液透析机临床应用疗效观察

慢性肾功能衰竭发展到终末期（SERD）时的主要治疗方法是透析和肾移植。透析疗法，尤其是血液透析，由于其设施大多为进口，且其价格的昂贵，在一般基层医院往往较难以推广应用。为此，我们引进国产 MR-100 型便移式血液透析机，对 CRF 终末期患者进行血液透析。现将我们自 1998 年 1~11 月间，采用国产机及进口机对 72 例次 SERD 进行血液透析的结果如下：

1. 材料与方法

1.1 病人来源 72 例分别来自平湖市中医院（42 例）和嘉兴市第一医院（30 例）肾病专科门诊和住院的 CRF 患者。其中男 49 例，女 23 例。年龄最大 72 岁，最小 27 岁，平均 48.64 岁。原发病：慢性肾炎 48 例，肾盂肾炎 10 例，糖尿病肾病 6 例，高血压性肾病 4 例，肾移植后 4 例。发现 CRF 病人的病程 6 个月至 5 年，平均 2.5 年。血肌酐（Scr）最高 2323.0µmol/L，最低 575µmol/L，平均 1138µmol/L，BUN 最高 68.6mmol/L，最低 12.39mmol/L，平均 30.53mmol/L，K^+ 最高 7.38mmol/L，最低 3.76 mmol/L，平均 5.05mmol/L，CO2-CP 最低 8.6mmol/L，最高 38.2mmol/L，平均 10.4 mmol/L。

1.2 分组及观察方法 72 例分为两组，观察组 42 例，男 25 例，女 17 例；对照组 30 例，男 24 例，女 6 例。两组病人病情及肾功能等相关理化检查指标基本相似（$P>0.05$），具有可比性。

1.2.1 一般方法 两组相同，建立 A-V 血路，采用宁波亚太公司产 $1.2m^2$ 血仿膜透析器。

1.2.2 观察组 采用国 MR-100 型便携移式血液透析机。采用 2% 醋酸盐腹膜透析液（上海长征制药厂）1000mL/ 袋，每 2 袋为一组，每组重复使用 7 次，每例次透析用液 30 袋。每例次透析时间为 5 小时。

1.2.3 对照组 采用美国百特公司产 1550 型血液透析机。采用预行配制的碳酸氢盐透析液，每例次透析时间为 5 小时。

1.3 观察项目 重点观察 CRF 患者透析前后的症状、体征及肾功能、电解质、CO_2-CP 等理化检测指标。

1.4 疗效评定标准

1.4.1 显效 症状和体征减轻或消失；Ccr 增加≥ 45%；Scr 下降≥ 45%。以上第 1 条必备，第 2、3 条具备一条即可。

1.4.2 有效 症状和体征减轻或消失；Ccr增加≥10%至<45%；Scr下降≥15%至≤45%。以上第一条必备，第2、3条具备一项即可。

1.4.3 无效 不符合显效和有效判断条件的。

1.5 统计分析 分类计数资料用X^2检验，分组治疗前后对照资料配对用t检验。

2. 结果

2.1 总疗效分析（见附表8-1）

附表8–1 两组总疗效对照

组别	例数	显效	有效	无效	总有效
观察组	42	32（76.19）	10（23.81）	0	42
对照组	30	23（76.67）	7（23.33）	0	30

注：$P>0.05$。

附表8-1提示两组疗效相近（$P>0.05$）表明两种透析机、液、疗效相同。

2.2 症状体征变化比较（见附表8-2）

附表8–2 透析前后症状体征变化比较

症状体征	治疗组					对照组					P
	例数	消失	减轻	无变化	加重	改善率	例数	消失	减轻	无变化	加重	改善率	
浮肿	38	25	13	0	0	100	25	22	3	0	0	100	$P>0.05$
心悸气短	30	24	6	0	0	100	27	24	2	1	0	96.29	$P>0.05$
恶心呕吐	25	23	1	1	0	96.00	15	11	4	0	0	100	$P>0.05$
不能平卧	6	3	3	0	0	100	6	5	1	0	0	100	$P>0.05$
心衰	3	2	1	0	0	100	4	3	1	0	0	100	$P>0.05$

注：P>0.05。

表8-2表明两组透析前后症状和体征的改善率均在96%以上，组别之间无显著差异（$P>0.05$）提示两种机型血透后的症状、体征改善达到同样水平。

2.3 肾功能指标的比较（见附表8-3）

附表 8-3　透析前后 Ccr、Scr、BUN 平均变化比较

项目	观察组		对照组	
	透前	透后	透前	透后
Ccr mL/min	6.71	13.75***	6.37	13.93***
Scr μmol/L	1274.18	622.46***	1004.41	457.31***
BUN mmol/L	34.44	16.55***	28.6	13.7***

注：自身前后对照用 t 检验，*** $P<0.01$，两组间比较用 X^2 检验，$P>0.05$。

透析前后肾功能指标检测结果表明，两组均有非常显著差异（$P<0.01$），但二组间比较，无显著差异（$P>0.05$）

2.4　透析前后的电解质变化分析（见附表 8-4）

附表 8-4　透析前后的电解质平均变化比较

项目 （mmol/L）	观察组		对照组	
	透前	透后	透前	透后
K^+	5.18	3.10*	5.10	3.12*
Na^+	155	130	145	132
Cl^-	110	90	108	95
$Ca2^+$	1.5	1.3	1.8	1.5
CO_2-CP	10.5	19*	10.3	20*

注：*$P<0.05$。

从表中可以了解，两组中血 K^+ 均有明显下降，经统计学处理有显著差异（$P<0.05$），CO_2-CP 均有明显上升，前后对照，同样有显著差异（$P<0.05$）。

2.5　不良反应　本临床观察 72 例中，唯观察组中一例因输血时，出现输血反应，可能为库血温度偏低所致，经对症处理后缓解，其余均无不良反应发生。

3. 小结　运用 MR-100 型便移式透析机及醋酸盐腹膜透析液代替血透液进行血液透析，其效果与进口机及常规血透液效果相同。二者无显著差异（$P>0.05$）。由于其疗效确切，安全性好，使用方便，便于携带，而其价格仅为常规进口机的 1/3，且不需要价格昂贵的水处理装置系统，故为基层医院开展血液透析疗法提供了新的途径。

（周富明　张雪锋　吴海勤等 1998 年 12 月）